W0311288

dr. med. ulrich
strunz

warum macht die nudel dumm?

HEYNE

Impressum

Originalausgabe

in der Verlagsgruppe Random House GmbH
www.heyne.de

Redaktion: Christian Wolf, Ernst Dahlke
Bildredaktion: Christa Jaeger, Anne Jacoby
Layout: Katharina Schweissguth, München
Coverdesign: Martina Eisele, Grafikdesign, München
DTP-Bearbeitung: Buch-Werkstatt GmbH, Bad Aibling / Kim Winzen
Druck und Bindung: Offizin Anderson Nexö, Leipzig

Printed in Germany

MIX
Papier aus verantwortungsvollen Quellen
FSC® C012425
www.fsc.org

Verlagsgruppe Random House FSC® N001967
Das für dieses Buch verwendete
FSC®-zertifizierte Papier *Hello Fat Matt*
liefert Deutsche Papier.

ISBN: 978-3-453-20063-0

Haftungsausschluss

Die Ratschläge in diesem Buch sind sorgfältig erwogen und geprüft. Sie bieten jedoch keinen Ersatz für kompetenten medizinischen Rat. Alle Angaben in diesem Buch erfolgen daher ohne jegliche Gewährleistung oder Garantie seitens des Autors und des Verlages. Eine Haftung des Autors bzw. des Verlages und seiner Beauftragten für Personen-, Sach- und Vermögensschäden ist ausgeschlossen.

Danksagung

Mein herzlicher Dank gilt Anne Jacoby und Dr. Kristina Jacoby für ihre großartige Unterstützung.

Bildnachweis

Buch-Werkstatt GmbH, Bad Aibling: 17, 36, 75, 130, 153, 154, 160, 218 (Kim Winzen)
Fotolia.com: 10, 196 (Subbotina Anna), 14, 98 (Kzenon), 15 (Serj Siz`kov), 25 (Fiedels), 27 (arthurhidden), 29 (iconshow), (Andrea Wilhelm), (Natis), (Xavier) (2), 30 (weseetheworld), 36 (designua), 39 (wong yu liang), 42 (Ivonne Wierink), 44 (Hunta), 47 (OlegD), 57 (Pavel Svoboda), 60 (radopix), 65 (Steven Jamroofer), 68 (photocrew), 70 (fovito), 83 (Kletr), 85 (Giuseppe Porzani), 90 (Bettmann/CORBIS), 91 (Corbis), 94, 133 (corbisrffancy), 100 (detailblick), 104 (vgstudio), 109 (York), 112 (andreas 130), 119 (lfz), 122 (Christian Müller), 124 (Sebastian Kaulitzki), 128 (cityanimal), 130 (Henrie), 142, 164, 242 (drubig-photo), 148 (Volker Witt), 150 (abhijith3747), 153 (freshidea), 154 (blueringmedia), 157 (ra2 studio), 166 (Ferrante Pietro), 172, 201, 213, 223, 226 (Westend61), 174 (ExQuisine), 175 o. (atoss), 175 u. (Malyshchyts Viktar), 176 o. (sommai), 176 M. (exopixel), 176 u. (sarahdoow), 179 (PeJo), 180 (fotoliaxrender), 187 (clownbusiness), 190 (Robert Kneschke), 192, 236 (Maridav), 198 (william87), 208 (agneskantaruk), 216 (rdnzl), 230 (frank peters), 247 (Cello Armstrong), 249 (markus dehlzeit), 251 (Picture-Factory)

dr. med. ulrich
strunz

forever young

warum macht die nudel dumm?

leichter, klüger, besser drauf: no carbs und das geheimnis wacher intelligenz

HEYNE

INHALT

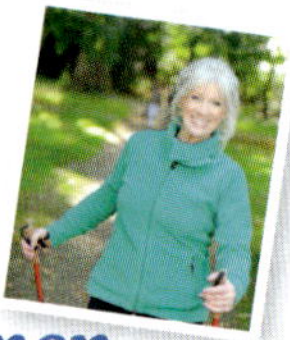

5 Schluss mit Herz-Kreislauf-Problemen

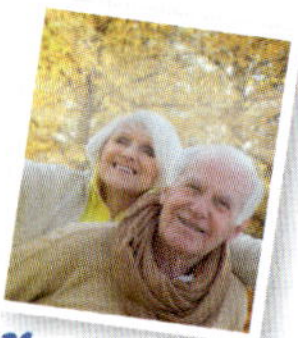

6 Vergessen Sie Alzheimer

7 Step-by-Step-Entwöhnungsprogramm

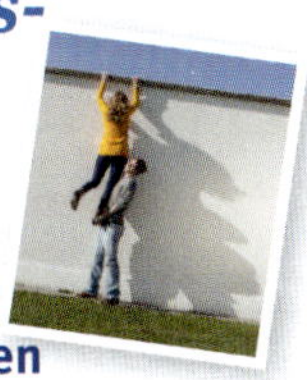

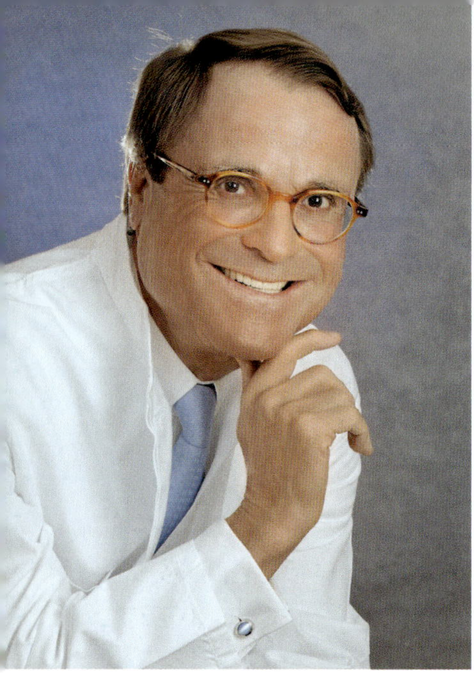

Vorwort

»Nudeln machen glücklich« – diesen Spruch kennen Sie. Er stimmt vordergründig sogar: Kohlenhydrate regen im Gehirn die Produktion von Serotonin an. Aber das ist nur die halbe Wahrheit. Tatsächlich machen Nudeln gerade wegen des Serotonins nicht glücklich, sondern süchtig. Nach immer mehr Kohlenhydraten.

Das Dumme daran: Nudelfans werden gerade deshalb immer, immer dicker. Und auch immer, immer dümmer. Tatsächlich! Viele Forschungsergebnisse weisen darauf hin, dass insbesondere Weizen verheerende Schäden in unserem Gehirn anrichtet. Und dass die Menschen mit den kürzesten Hosengürteln tendenziell mehr Grips im Kopf haben als die mit einem dicken Rettungsring um die Hüften.

Nun: Das möchte man so gar nicht lesen. Es klingt unangenehm, ungerecht, nach Vorurteilen und Klischees. Deshalb habe ich für dieses Buch besonders genau nachgeforscht, habe Studien ausgewertet und sehr kritisch geprüft. Und musste feststellen: Es stimmt. Kohlenhydrate machen uns zwar satt, aber vor allem krank. Und Nudeln machen uns dumm.

Sie kennen mich: Von düsterer Drohmedizin halte ich nichts. Ich bin überzeugter Frohmediziner. Deshalb frage ich Sie jetzt:

- Haben Sie Lust auf ein quirligeres Denkvermögen? Und wollen Sie mit 70, mit 80 und auch noch mit 90 oder 100 Jahren sagen: »Vergesslich? Ich doch nicht!«?

- Wünschen Sie sich einen starken inneren Antrieb – ganz ohne Kampf gegen den »inneren Schweinehund«?
- Möchten Sie leicht, beschwingt und mit einem starken Herzen durchs Leben laufen?
- Ist Diabetes etwas, auf das Sie gerne verzichten können?
- Wie wäre es, wenn Sie Ihren Genen die besten Chancen geben könnten, sogar Krankheiten wie Krebs abzuschalten?

Haben Sie fünfmal »Ja!« gesagt? Ja? Zugegeben: Ich auch. Deshalb habe ich Kohlenhydrate schon lange von meinem Speiseplan gestrichen. Um Nudeln mache ich einen großen Bogen, außerdem um Brot, um Kartoffeln, um Zucker sowieso.

Das Erstaunliche daran: Das ist kein Verzicht. Im Gegenteil: Keine Kohlenhydrate sind ein Geschenk. Eine Bereicherung. Plötzlich kommen Köstlichkeiten auf den Tisch, an die wir schon lange nicht mehr gedacht hatten. Und die viel spannender schmecken als die ewig gleichen Spaghetti und unser täglich Brot. Und mehr noch: Plötzlich verschwinden sogar Krankheiten wie Migräne, Darmkrämpfe, Diabetes. Sogar multiple Sklerose und Krebs können erfolgreicher behandelt und sogar verhindert werden, wenn wir minderwertige Kohlenhydrate einfach nicht mehr essen. Und nicht zuletzt: Übergewicht verschwindet von selbst. Ohne Kalorientabellen, ohne knurrenden Magen. Klingt fast zu schön, um wahr zu sein? Es ist aber so. Viele *forever-young*-Leser haben es ausprobiert. Testen Sie es auch. Dann sind auch Sie überzeugt.

Auf Ihrem Weg zum nudelfreien Glück wünsche ich Ihnen das Beste!

Herzlichst, Ihr

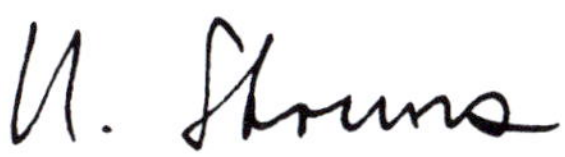

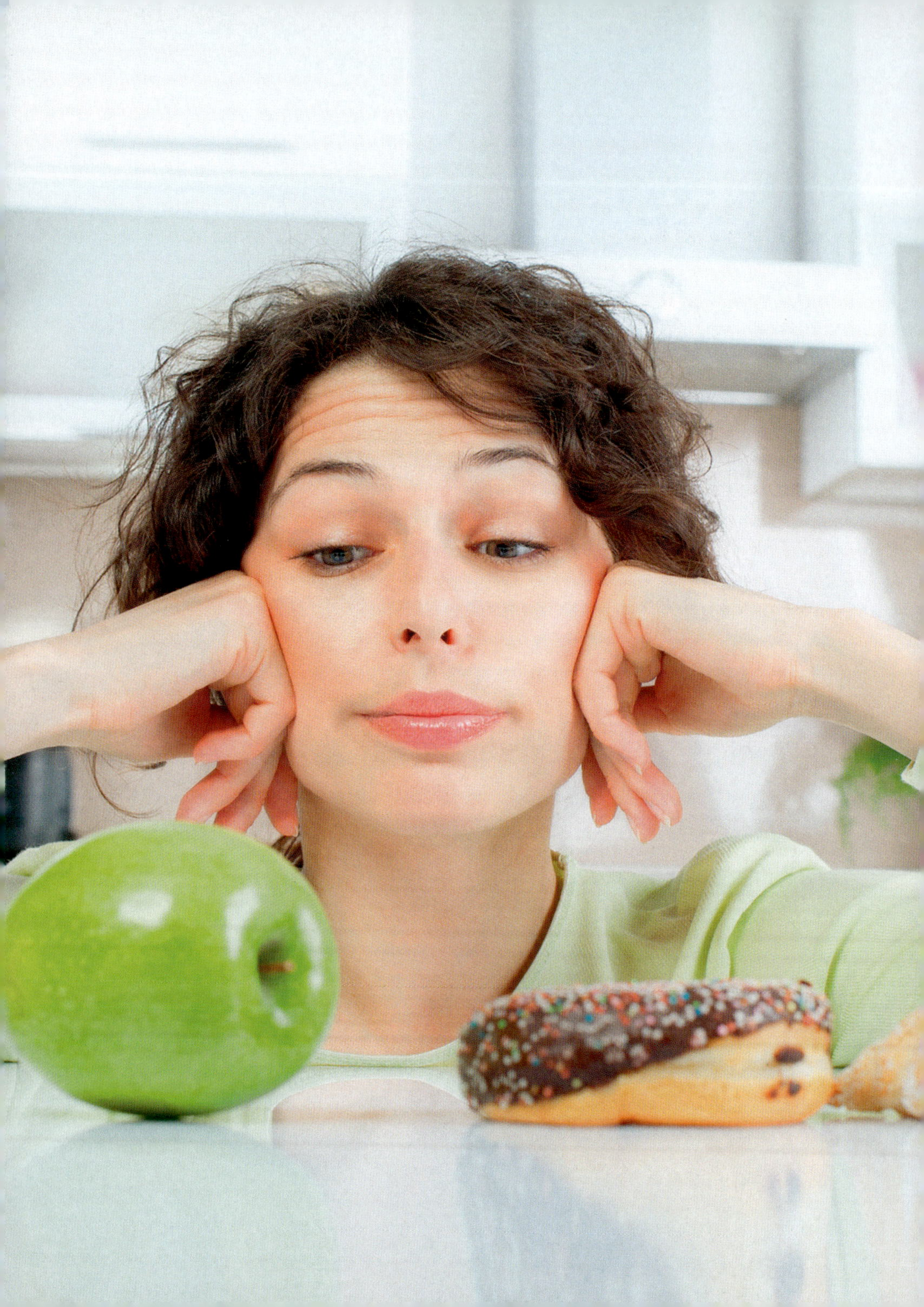

Unser täglich Brot macht uns blöd

1

Brot, Kartoffeln, Nudeln – wenn wir die in der Speisekammer haben, fühlen wir uns sicher. Leider gehen wir mit diesen Nahrungsmitteln nur auf einem sicheren Weg zu Übergewicht, Diabetes und Demenz. Sagen Sie basta zur Pasta! Gönnen Sie sich Gesundheit und einen hellwachen Geist.

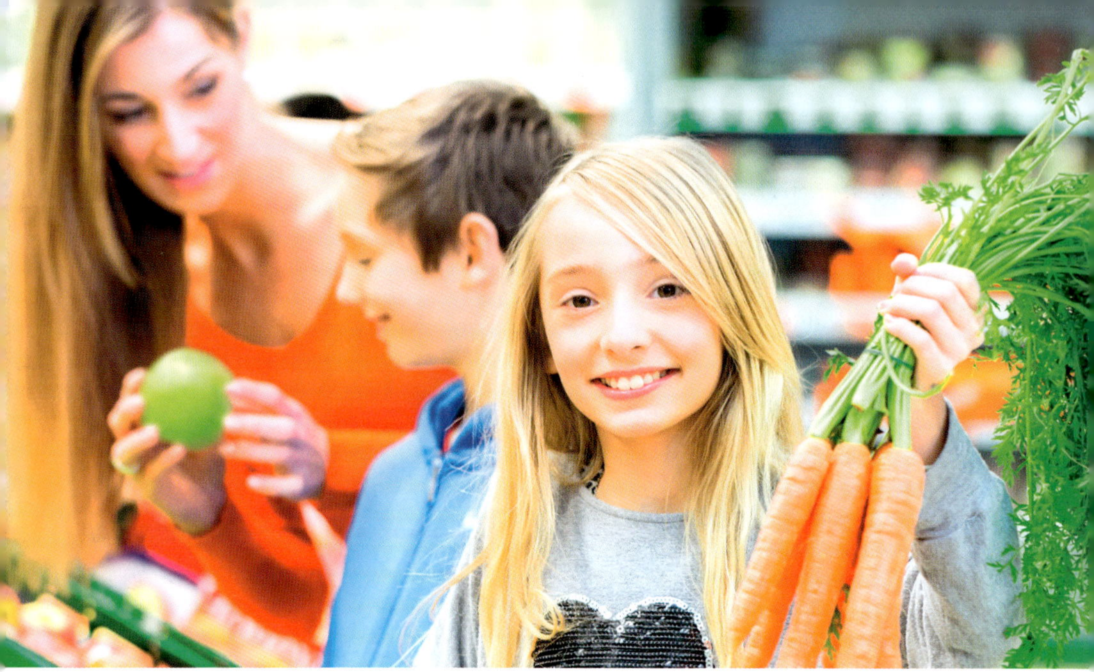

Wir werden immer dicker – und dümmer

Vor Kurzem dachten wir noch, Fette machen uns fett. Unsinn! Tomaten machen uns ja auch nicht rot. Heute wissen wir: Es sind die Kohlenhydrate, durch die wir immer dicker und schlapper, müder und blöder werden. Lassen wir sie weg, purzeln die Pfunde. Dafür fliegt uns vieles zu, mit dem wir gar nicht gerechnet haben: gute Laune, mehr Motivation, besserer Durchblick!

Hallo wach!

Zuerst die gute Nachricht: Es gibt durchaus Menschen, die gegen den Strom schwimmen. Das sind diejenigen, die im Supermarkt *nicht* den kürzesten Weg durch die Mitte nehmen, die *nicht* einfach einen Haufen Backwaren, Fertigsuppen und Pasta in den Einkaufswagen laden und auf dem Weg zur

Kasse eben noch zwei bis sieben Fertigpizzas obendrauf schichten. Es sind diejenigen, die lieber den langen Weg durch die Gemüseabteilung laufen, die in den Kühlregalen nach den wirklich frischen Milchprodukten suchen, die nach frischen Hühnereiern mit Biosiegel fahnden, nach Sojaprodukten und echten Beeren, und sich schließlich bis ganz, ganz nach hinten zu den Frischetheken durchschlagen – um hier reichlich Fisch, Fleisch und Käse zu kaufen.

Klar: Das ist umständlicher, das dauert länger, das kann sogar teurer sein als ein Junk-Food-Einkauf. Und der Transport von frischen Kräutern und rohen Eiern ist auch mühsamer als der von Chips, Cola und Kartoffelsalat im Plastikeimer.

Sicher gehören auch Sie zu den Gegen-den-Strom-Schwimmern, die etwas genauer darüber nachdenken, was sie essen wollen. Und was nicht. Oder Sie stehen schon auf dem Startblock bereit, um sich diesen gleich anzuschließen. Sonst hätten Sie dieses Buch nicht zur Hand genommen. Vielleicht kennen Sie auch schon die lebhaften Diskussionen der im besten Sinne un-bequemen *forever-young*-Fans im Forum unter **www.strunz.com**. Ich lese hier regelmäßig. Und gerne! Denn immer wieder tauchen hier Geschichten auf, die mich elektrisieren. Die mehr motivieren als jede Großgruppenuntersuchung einer Eliteuniversität.

Zum Beispiel die Story von Anette H.

» *In meiner Klasse bekam ich auch gleich den Namen »Hase«, da ich immer rohes Gemüse und Obst (und natürlich einen Eiweißshake) dabeihabe. Der Name wurde jetzt allerdings geändert, da ich (ich bin im Kurs mit vierwöchiger Verspätung gestartet) alles, was die anderen mir schon vorausgelernt hatten, nicht nur aufgeholt, sondern die Tests alle mit gut oder sehr gut bestanden habe! Und da erzähle mir noch mal einer, man müsste das Gehirn mit Kohlenhydraten füttern. Haha ;-)* «

Nachtrag, drei Monate später:

»*Mein Name wurde von »Hase« in »Streber« und dann aber wieder (liebevoll) in »Hase« geändert. Und meine Ernährung fiel auf, sodass sich der ein oder andere mal Gedanken gemacht hat. Auch die Bücher, die ich habe, machen die Runde. Gefällt mir. Und noch etwas: ICH LAUFE! Jeden Morgen eine halbe Stunde auf dem Laufband. Mir geht es einfach gut. Wenn mich ein Arzt fragen würde, was mir fehlt, wäre meine Antwort: mein Vater.*«

Nachtrag, acht Monate später:

»*Seit mehr als einem Jahr lebe ich jetzt nach Forever Young. Mal mehr, mal weniger (gelegentlich eine Scheibe Brot oder zum Abendessen auch mal ein paar Kartoffeln – ich kasteie mich nicht!), aber ich komme immer wieder auf den Punkt zurück. Die Klarheit in meinem Kopf sorgt dafür, dass ich unglaublich aufnahmefähig bin. Und dann passiert es eben, dass ich ungeduldig werde, wenn eben meine Kollegen immer wieder dieselben Fragen stellen, auch wenn ein anderer dasselbe gerade gefragt hat! Ich scharre sozusagen mit den Hufen, da mir das alles viel zu lange dauert. Toleranz – ich werde es versuchen. Laufen wir also locker heute durch den Tag.*«

Da hat jemand sein Gehirn aufgeweckt. Mit ganz einfachen Mitteln. Hallo, wach! Haben Sie Ihr Hirn eigentlich schon wach geklingelt?

»Das war nicht vorhersehbar«

Es ist erschreckend, wie viele Menschen sich mit einem Gehirn im Dämmerzustand zufriedengeben. Sie wollen wissen, wie viele? Das Robert-Koch-Institut in Berlin weiß es genau: Inzwischen ist fast jeder vierte Deutsche adipös, hat sich also einen BMI von über 30 erarbeitet. Kommentar aus dem Institut (vgl. meine News vom 9.10.2012):

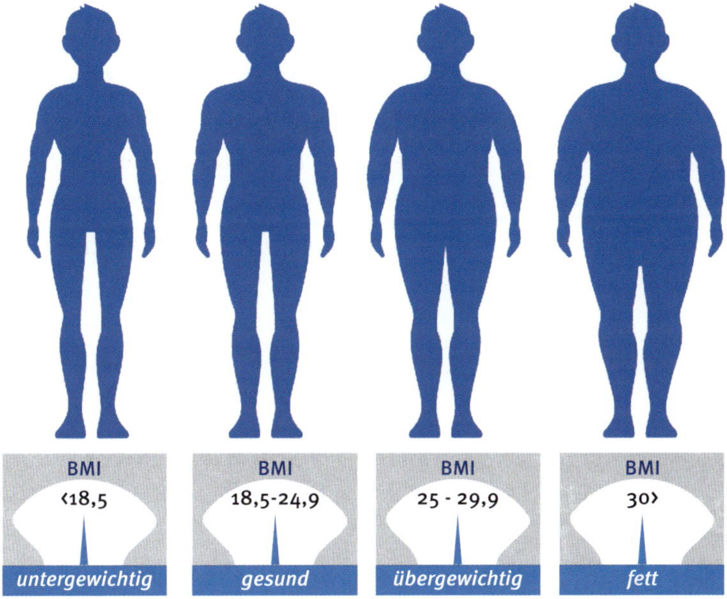

»Das war nicht vorhersehbar. Dass sich das so entwickeln würde, ist ernüchternd.«

Mich amüsiert ganz besonders dieser Überraschungseffekt. »Nicht vorhersehbar.« Wirklich nicht? Schon vor zehn Jahren hat der Präsident der DGE zugegeben, dass die Ernährungsberatung in Deutschland versagt hat. Noch immer stehen die auf Vollkorn fixierten Ernährungsregeln der DGE im Internet. Also ist es doch ganz logisch: Das war vorhersehbar.

Laut Mikrozensus waren schon im Jahr 2005 ganze 27 Prozent der Bevölkerung übergewichtig (BMI 25 bis 30) und 12 Prozent fettleibig (BMI über 30). Dramatische Zunahme in den folgenden vier Jahren: 2009 waren 37 Prozent übergewichtig und 15 Prozent adipös. Fettsüchtig. Oder besser gesagt: nudelsüchtig?

Das klingt noch recht abstrakt. Sehen wir uns deshalb die Unterschiede einmal unverhüllt an, um uns vor Augen zu führen, was das Wörtchen *adipös* tatsächlich bedeutet: Auf Seite 15 finden Sie eine schöne Abbildung dazu.

Wer, glauben Sie, springt beschwingt durchs Leben? Und wer schleppt sich mühsam dahin? Klar.

WAS HEISST EIGENTLICH ...

BMI?

Sie kennen die Formel für den Body-Mass-Index:

$$BMI = \frac{m}{l^2}$$

m steht für Körpermasse in Kilogramm, l für Körpergröße in Metern. Wenn Sie also 1,73 groß und 59 Kilo schwer sind, haben Sie einen BMI von 19,7. Also Normalgewicht. Zur Übersicht: Unter 18,5 gelten Sie als untergewichtig, über 30 als fettleibig.

Schauen wir über die Grenzen, sieht es noch schlimmer aus: Laut einer Studie der Duke University vom Mai 2012 sind rund 36 Prozent aller Amerikaner übergewichtig. Die Wissenschaftler rechnen damit, dass sich diese Zahl bis zum Jahr 2030 auf 42 Prozent erhöht. Eine große Zahl von Menschen mit Gewichtsproblemen findet sich außerdem in Mexiko, in Neuseeland, in Chile, Australien und in Großbritannien. Deutschland hat in der globalen Adipositas-Statistik schon fast das Mittelfeld erreicht. Rank und schlank dagegen zeigen sich die Länder in der Statistik, in denen Pommes, Pizza, Pasta und Burger traditionell nicht auf dem Speiseplan stehen: Korea und Japan.

Hier in Deutschland haben wir übrigens gute Chancen, noch dicker zu werden, als wir es ohnehin schon sind. Warum? *Alle* unsere Lebensmittel sind heute vollgepumpt mit Zucker. Und schauen Sie sich doch einmal in Ihrer Stadt um. An jeder Straßenecke gibt es einen Bäcker. Sogar innerhalb normaler Supermärkte stehen immer mehr Automaten, die mit ihrem intensiven Brötchenduft in unserem naiven Steinzeitgehirn den Alarm »Beute machen!« auslösen. In der Schule lernen die Kinder, dass sie morgens Müsli und in der Pause eine Stulle in sich hineinstopfen sollen. In Ihrer Kantine schaufelt man Ihnen jeden Mittag mindestens die Hälfte Ihres Tellers voll mit Sättigungsbeilagen. Verdickungsmittel sollte es ehrlicherweise heißen. Um nicht gleich zu sagen: Verblödungsmittel.

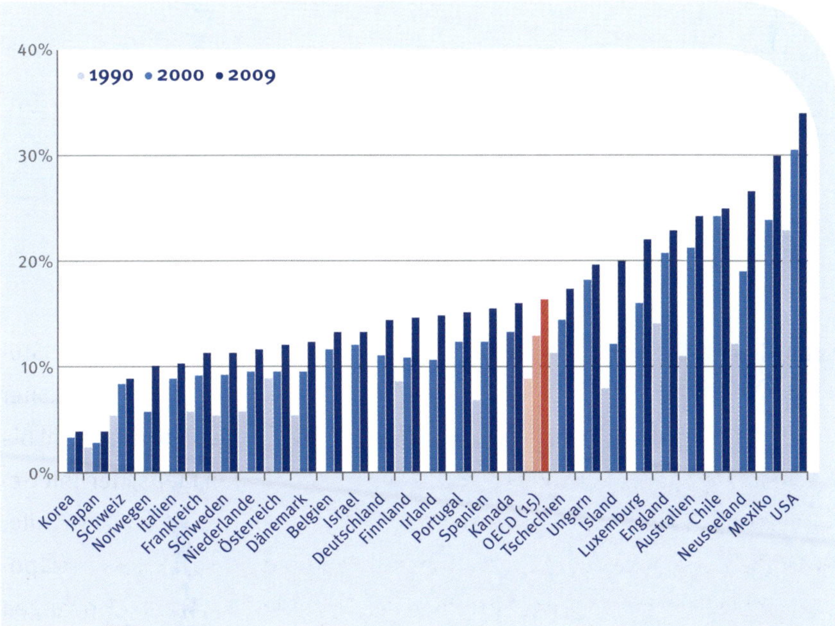

Adipositas (Fettleibigkeit) ist weltweit auf dem Vormarsch. Laut dieser Übersicht der OECD sind die USA Spitzenreiter, Deutschland liegt im Mittelfeld.

GUT ZU WISSEN ★★★★★

Lösen Sie sich vom BMI!

Haben Sie eigentlich schon Ihren BMI ausgerechnet? Und? Fühlen Sie sich besser, als es Ihr BMI erlaubt? Gute Nachricht: Das kann sehr gut sein. Denn der BMI kann Sie auch in die Irre führen. Wenn Sie zum Beispiel sehr viel Muskelmasse, eine hohe Knochendichte oder große Knochen- und Gelenkdurchmesser haben oder wenn Sie mit vergleichsweise breiten Schultern ausgestattet sind, dann sind Sie nach der BMI-Rechnung ganz schnell übergewichtig. Auch wenn Sie ganz offensichtlich nicht so aussehen. Einen besseren Anhaltspunkt gibt Ihnen daher eine Messung Ihres Körperfettanteils – ganz einfach mit einer modernen Körperfettwaage.

Die Sporthochschule Köln empfiehlt folgende Werte:

Körperfettanteil bei Männern

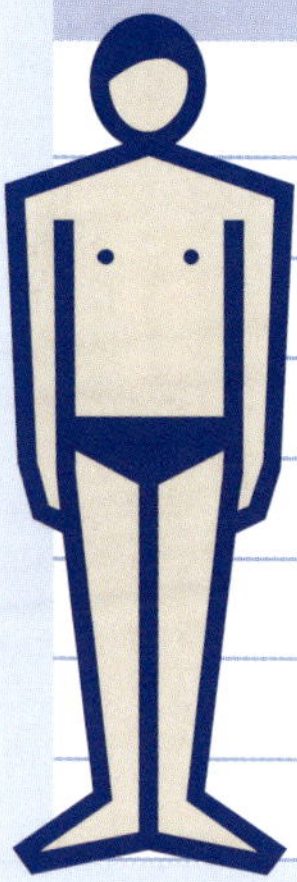

Alter	gut	mittel	hoch
20–24	14,9 %	19,0 %	23,3 %
25–29	16,5 %	20,3 %	24,3 %
30–34	18,0 %	21,5 %	25,2 %
35–39	19,3 %	22,6 %	26,1 %
40–44	20,5 %	23,6 %	26,9 %
45–49	21,5 %	24,5 %	27,6 %
50–59	22,7 %	25,6 %	28,7 %
über 60	23,3 %	26,2 %	29,3 %

Aus meinen News kennen Sie vielleicht meine Faustregel: 15 Prozent Körperfett sind ideal. Wichtig zu wissen: Das gilt für junge Männer, nicht aber für junge Frauen. Es kommt zwar immer auf den Einzelfall an – aus meiner Praxiserfahrung weiß ich aber, dass bei einer Frau die Periode ausbleiben kann, wenn sie zu wenig Körperfett auf die Waage bringt.
Also, liebe Leserinnen: Kasteien Sie sich nicht mit Blick auf ganz bestimmte Werte. Finden Sie lieber das richtige Maß für sich selbst – und leben Sie!

Körperfettanteil bei Frauen

Alter	gut	mittel	hoch
20–24	22,1 %	25,0 %	29,6 %
25–29	22,0 %	25,4 %	29,8 %
30–34	22,7 %	26,4 %	30,5 %
35–39	24,0 %	27,7 %	31,5 %
40–44	25,6 %	29,3 %	32,8 %
45–49	27,3 %	30,9 %	34,1 %
50–59	29,7 %	33,1 %	36,2 %
über 60	30,7 %	34,0 %	37,3 %

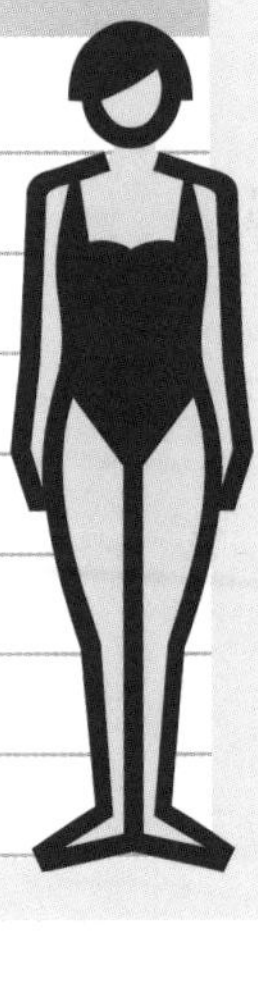

Mit Baguette zum Hirndefekt

»Warum sollen Kohlenhydrate eigentlich dumm machen?«, denken Sie jetzt? Und: »Ich esse seit 40 Jahren Brot und Nudeln. Ich bin doch nicht blöd!« Meine kurze Antwort ahnen Sie schon: »Tja.« Sie haben keinen Vergleich! Wie aufgeweckt wären Sie jetzt, wenn Sie 40 Jahre anders gelebt hätten? Das können wir nur ahnen – doch um Ahnungen soll es hier nicht gehen. Sondern um Fakten. Um Wissenschaftler, die genau gemessen haben, dass es zwischen Übergewicht und Intelligenz Zusammenhänge gibt. Staunen Sie mit mir über die Ergebnisse der internationalen Forschung:

- **Südkorea:** »Unsere Studie zeigte, dass ein hoher BMI mit dem Risiko einer schlechten kognitiven Leistung bei Erwachsenen zwischen 60 und 70 Jahren verbunden ist«, berichten südkoreanische Forscher im Fachjournal *Age and Ageing* (Alter und Altern). Zur Beurteilung des Denkvermögens wurde der sogenannte Mini-Mental-Statustest herangezogen. Dabei werden Testpersonen verschiedene Aufgabenkomplexe zur Lösung vorgelegt.
- **Frankreich:** Ein französisches Team untersuchte Menschen zwischen 30 und 60 Jahren und fand auch hier abnehmende kognitive Leistungen mit steigendem BMI. Dramatischerweise sind dickere Menschen nicht einfach konstant etwas weniger helle im Oberstübchen, sondern die Schere geht mit zunehmendem Alter auseinander.
- **Italien:** Eine italienische Forschungsgruppe fand 2005 heraus, dass Übergewicht und Insulinresistenz (das heißt beginnende, aber nicht voll ausgeprägte Zuckerkrankheit) zu kognitiven Beeinträchtigungen beitragen können. Untersucht wurden hier 523 Personen im Alter von 70 bis 90 Jahren.
- **USA:** Neurowissenschaftler von der Universität Pittsburgh, Pennsylvania, haben das Gehirn von 94 Probanden gescannt, die zwischen 70 und 80 Jahren alt waren – alle Teilnehmer waren geistig fit. Nach einem

Zeitraum von fünf Jahren wurden wieder Hirnscans angefertigt. Ergebnis: Die adipösen und übergewichtigen Teilnehmer hatten im Vergleich zu ihren normalgewichtigen Altersgenossen Gehirnmasse verloren! Je dicker sie waren, desto mehr war ihr Hirn geschrumpft. Probanden mit einem BMI über 30 erlitten Gewebeschwund vor allem in der Region des *Frontallappens* (zuständig für rationales Handeln, Selbstkontrolle, Logik, Kreativität), des *Temporallappens* (zuständig u.a. für Gedächtnis, Sprachverständnis), am *Hippocampus* (wichtig für den Transport von Gedächtnisinhalten vom Kurzzeit- in das Langzeitgedächtnis) und am *Thalamus* (das »Tor zum Bewusstsein«). Sie müssen kein Arzt sein, um zu verstehen, dass der Verlust von Hirnmasse an genau diesen Stellen in einen Teufelskreis führt: Vernunft und Selbstkontrolle werfen das Handtuch, das Gewicht steigt immer stärker an – und das Hirn schrumpft munter weiter.

Ganz gleich also, aus welchem Land die Studien kommen – sie führen immer wieder zu den gleichen Ergebnissen. Denn die medizinischen Hintergründe für die geringeren kognitiven Leistungen sind völlig klar:

Carbs führen zu Entzündungen: Laut Prof. G. Petzold vom Deutschen Zentrum für neurodegenerative Erkrankungen in Bonn führt eine hohe Zuckerkonzentration zu Entzündungsvorgängen, oft eben auch im Gehirn. Aus verschiedenen anderen Studien ist bekannt, dass sich eine chronische Entzündung nachteilig auf das Gedächtnis und die Hirnfunktion auswirkt. Das erklärt auch, weshalb dickere Menschen eher zu Demenz neigen als dünnere und warum der Prozess schleichend ist. Der Körper kämpft kontinuierlich mit den Entzündungen. Deshalb ist der körperliche Zustand mit 75 Jahren nicht so entscheidend dafür, ob jemand im Alter (pardon!) verblödet oder nicht. Wir wissen heute, dass viele derjenigen, die eine Demenz entwickeln, schon in ihren besten Jahren einen dicken Bauch durch die Gegend getragen und unter hohem Blutdruck gelitten haben.

Carbs machen Altersflecken im Hirn: Auch Verbindungen aus Zucker und Eiweiß werden für Demenz verantwortlich gemacht. Sie lagern sich langsam über Jahre hinweg ab, und so entstehen sogenannte Altersflecken im Gehirn. Wie Sie sich davor schützen können? Ganz einfach: weniger Zucker, mehr Eiweiß! Regelmäßig Sport und die grauen Zellen immer schön beschäftigt halten. Wer rastet, der rostet nämlich nicht nur – der wird auch rissig. Hirnrissig.

Carbs können das Gehirn zerstören: Manchmal schaffen es Bücher auf die Spiegel-Online-Bestsellerliste, die auch ich wirklich gut finde. Darunter: *Weizenwampe: Warum Weizen dick und krank macht* von Dr. William Davis. Ein Präventionsmediziner und Kardiologe aus Milwaukee im US-Bundesstaat Wisconsin. Er legt Fakten auf den Tisch, die niemanden kaltlassen können. So warnt er zum Beispiel vor krankhaften Veränderungen des Gehirns, ausgelöst durch Gluten – ein besonderes Klebereiweiß, das zum Beispiel in Weizen vorkommt. Davis warnt vor zahlreichen Hirnschäden mit Kopfschmerzen, Koordinationsproblemen und Demenz. Die Schäden seien sogar im MRT in der weißen Masse des Gehirns zu erkennen. Daraus kann ich nur schließen: Wir bekommen durch Baguette und Pasta also offensichtlich nicht nur eine wabbelige »Weizenwampe«, sondern auch ein ziemlich weiches »Weizenhirn«.

Ein Blick zurück

Vor 1980 gab es das Problem Übergewicht fast gar nicht, nur weniger als zehn Prozent der Bevölkerung der Industrienationen brachten zu viele Kilos auf die Waage. Heute, nur 35 Jahre später, sieht das Bild ganz anders aus, laut OECD sind in Deutschland 45 Prozent der Frauen und 60 Prozent der Männer übergewichtig. Kombinieren wir die Erkenntnisse aus dem ersten Abschnitt mit denen des zweiten, heißt die logische Schlussfolgerung: Im Durchschnitt werden wir immer dümmer. Die Männer offenbar noch schneller als die Frauen ...

Ob die durchschnittliche Intelligenz von uns Menschen tatsächlich langsam in den Keller sinkt, hat übrigens der Entwicklungsbiologe Gerald Crabtree von der kalifornischen Stanford University untersucht. Seine Meinung: Ja, könnte sein. Seit wir Ackerbau betreiben und in großen Gruppen leben, ist Intelligenz nicht mehr so entscheidend für das Überleben. Der Selektionsdruck hat abgenommen. So verschwindet unsere Intelligenz langsam, aber sicher. Und zwar bis heute. Natürlich wurde seine These sofort bezweifelt.

> *» Ich wette, dass ein durchschnittlicher Bürger aus dem Athen vor 3000 Jahren, der plötzlich in unserer Zeit auftauchen würde, einer der hellsten und intellektuellsten Köpfe wäre. Mit einem guten Gedächtnis, einer großen Palette von Ideen und einem klaren Blick für das Wesentliche. «*

Gerald Crabtree, Entwicklungsbiologe, Stanford University

Sind wir wirklich zu blöd zum Essen? Nein!

Dick und doof sind wir also? Und das von Jahr zu Jahr immer schlimmer? Eigentlich ist die Natur doch ziemlich schlau – wie konnte das überhaupt passieren? Da kann ich nur wieder sagen: »Tja!«

Es sind wohl genau die Risiken und Nebenwirkungen unserer hochgezüchteten Kultur und Industrie, denen wir auf den Leim gegangen sind.

Wir sind im falschen Film: Es gab eine Zeit, da wogten keine robusten Hochleistungsweizenfelder im Wind. Nur vereinzelt wuchsen ein paar Wildhaferhälmchen. In dieser Zeit lebte der Steini. So etwa vor 50 000 Jahren. Er hatte sich noch nicht am Acker niedergelassen und Getreide zur Hauptmahlzeit gemacht. Er wusste nichts von Emulgatoren, Säureregulatoren, Stabilisatoren, Farbstoffen, Konservierungsstoffen, Weichmachern,

Säuerungsmitteln, Backhilfsmitteln, Treibstoffen – vor allem nichts von Dextrose, Maltodextrin, Fruktose-Glukose-Sirup ... Das gab es alles nicht in der Steinzeitschüssel.

Der Mensch damals hatte einen Stoffwechsel, der war weder auf Tütensuppen eingestellt noch auf Windbeutel. Auf dem Speiseplan der Jäger und Sammler standen: ein paar fette Maden, viele magere Frösche, Vogeleier, jede Menge Nüsse, Pilze, Wurzeln und Blätter, Beeren und andere süße Früchte, Samen und ab und zu ein Antilopensteak – und vor 20 000 Jahren schmorte schon Fisch im Tontopf. Mit etwas Glück fand der Steini auch alle paar Wochen mal ein Bröckchen Bienenwaben mit Honig.

Der Mensch heute hat nun immer noch den gleichen Stoffwechsel. In seinem Darm lebt immer noch die gleiche Flora und Fauna (sie versucht es zumindest), und in seinem Gehirn bestimmen Dopamin und Serotonin noch immer, ob er grimmig knurrt oder freudig grinst. Aber sein Wald ist weg, seine Wurzeln und seine Antilopen. So schlägt er, wenn er hungrig oder mies gelaunt ist (zu wenig Serotonin im Hirn!) seine Zähne in die nächste Torte. Oder Pizza. Und wundert sich dann, wenn ihm das nicht bekommt.

Wir leben im falschen Film! Das hat Philipp Weber in seinem lesenswerten Buch *Essen kann jeder* sehr schön auf den Punkt gebracht. Ein Chemiker übrigens. Einer mit Humor:

> *»Gewissermaßen irren wir mit knurrendem Magen auf der Suche nach Beeren, Wurzeln, Wild und Aas durch den Supermarkt. Und ständig wird unser armer, alter Steinzeitdarm mit Errungenschaften der modernen Lebensmittelchemie traktiert, die selbst einer Kläranlage Verdauungsprobleme bereiten würden.«*

Philipp Weber, »Essen kann jeder«

Gemerkt? Er erklärt nicht nur, warum wir (leider, leider!) instinktiv oft das Falsche essen, sondern auch, warum 42 Prozent der Deutschen ihr Essen nicht mehr vertragen. Täglich an Blähungen, Bauchkrämpfen und Durchfall leiden. Der arme, alte Steinzeitdarm ist auf die Beute aus dem Supermarkt nicht eingerichtet. Und blöd sind wir eigentlich auch nicht. Wir sind nur im falschen Film unterwegs und können deshalb nicht vernünftig mit den Requisiten umgehen. Stellen Sie um auf Steini-Essen – dann sind Sie zurück im richtigen Programm.

Wir sind ferngesteuert von Fettzellen: Wir haben nicht nur Programme im Hirn, die uns an die falschen Supermarktregale treiben, sondern auch am Bauch. Wie das schon wieder? Die Fettzellen in unseren Speckröllchen in der Leibesmitte sind hochaktive Produzenten von Zytokinen. Diese Stof-

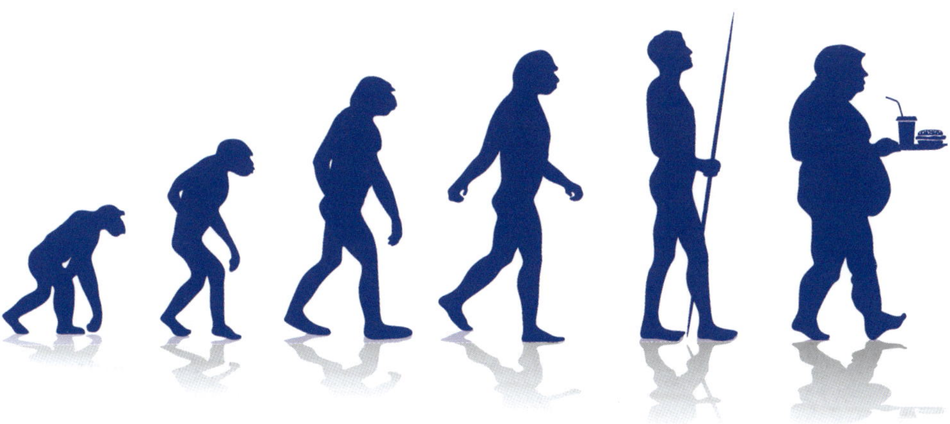

Schritt für Schritt zum homo sapiens – dem wissenden Menschen. Über artgerechte Ernährung weiß er offensichtlich noch nicht genug.

fe lösen Entzündungen aus: Interleukin 6, Interleukin 1, Interleukin 8, Tumornekrosefaktor Alpha, Interleukin 18. Außerdem produzieren Fettzellen gemeinerweise noch spezielle Zytokine, genannt Adipokine, die die feine Knochenhaut in den Gelenken entzünden. Die außerdem Enzyme stimulieren, die den Knorpel abbauen. Die sogar Knochensubstanz, das Grundgerüst, beeinflussen. Es kommt noch schlimmer: Unsere Fettzellen stimulieren außerdem und zu allem Unglück noch Neuropeptide wie zum Beispiel Substanz P und Nervenwachstumsfaktoren, die den Appetit regulieren. Natürlich in die falsche Richtung!

Das heißt: Es sind die Fettzellen, die Sie immer wieder zum Kühlschrank treiben. So erhalten diese Zellen zwar nicht Ihre Gesundheit, aber sich selbst. Klar: Langfristig ist das dumm für Sie.

Wir sind süchtig nach dem Weizen-Kick: Weizenwampen-Experte Davis erklärt, dass Weizen »morphinähnliche Wirkungen« zeigt und über den Glukose-Insulin-Kreislauf tatsächlich unseren Appetit anregt. Klare Folge: »Deshalb sinkt die Kalorienaufnahme, sobald jemand den Weizen streicht.« Und zwar messbar: Laut einer Studie der Mayo Clinic der Universität Iowa verloren 215 fettleibige Patienten, die zusätzlich unter Zöliakie litten, nach dem »Entzug« von Weizen innerhalb von sechs Monaten im Schnitt 12,5 Kilo (Seite 62 f.). Immerhin zwei Kilo pro Monat. Meiner Erfahrung nach ist das ein guter Schnitt, weit mehr ist aber auch möglich, wenn Sie nicht nur um Weizen einen Bogen machen, sondern um alle Kohlenhydrate.

Wir sind gefangen in der Stimmungsachterbahn: Zuerst ganz einfach: Nach jeder Zuckermahlzeit schnellt Ihr Blutzuckerspiegel in die Höhe, dann stürzt er rapide ab und signalisiert: »Hilfe, schlechte Laune! Sofort mehr Zucker!« Der Effekt tritt nach einem Schokoriegel genauso wie nach einem Teller Pasta mit zuckerhaltiger Tomatensauce. So essen und essen wir immer weiter, um unsere Stimmung hoch zu halten. Risiko und Nebenwirkung sind bekannt: eine wachsende Wampe.

GUT ZU WISSEN ★★★★★

Die Sache mit dem Blutzuckerspiegel

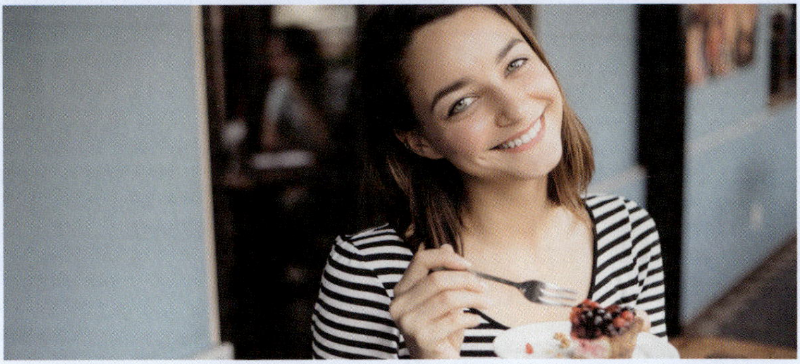

Ja – Genießen Sie ruhig, denn Genuss macht glücklich. Und wenn Sie das Richtige richtig genießen, hält Genuss sogar gesund!

Wenn Sie Kohlenhydrate essen – das kann eine Torte sein, ein Teller Nudeln oder ein Stück Brot –, spaltet Ihr Körper diese Kohlenhydrate auf, bis er mit dem Einfachzucker Glukose arbeiten kann. Dieser Einfachzucker führt zu einem schnellen Anstieg des Blutzuckerspiegels. Dem wirkt unser Körper entgegen, indem er Insulin ausschüttet und den Blutzucker in der Leber in Glykogen verwandelt. So kommt es zu einem großen Vorrat an Energie in der Leber. Gute Idee, denn bei Bedarf kann aus Glykogen ganz schnell wieder Glukose hergestellt und dieses wieder in das Blut eingeschleust werden. Die Leber kann aber nicht unendlich viel speichern. Deshalb wird überschüssige Glukose in Fett umgewandelt und an allen möglichen und unmöglichen Stellen im Körper eingelagert. Schon gewusst? Im Schnitt essen wir bei jeder »normalen« Mahlzeit ungefähr zehnmal mehr Kohlenhydrate, als wir verarbeiten können.

Raus aus der Achterbahn!

Der Blutzuckerspiegel ist nicht die einzige Stimmungsachterbahn, die uns gefangen hält. Wir haben noch eine zweite: Unser Immunsystem sitzt hauptsächlich im Darm. 95 Prozent des Glückshormons Serotonin werden genau hier hergestellt. Wenn wir aber unseren Darm mit Gluten unter Beschuss nehmen, also viel Weizen essen, dann reagiert er mit Entzündungen. Die will er natürlich wieder loswerden, und dazu braucht er Tryptophan. Er nimmt sich also so viel Tryptophan wie möglich, um die Entzündungen zu heilen. Der Effekt: Tryptophan fehlt für die Produktion von Serotonin! Das ist der Grund, warum unsere Laune in den Keller sinkt, wenn wir mit chronischen Entzündungen zu kämpfen haben – also mit Rheuma, Neurodermitis oder entzündlichen Darmkrankheiten wie Morbus Crohn. Das kann bis zu depressiven Verstimmungen führen.

Wenn Sie immer wieder von Stimmungsschwankungen in Verbindung mit heftigen Heißhungerattacken geplagt werden oder vielleicht sogar unter einer Essstörung leiden, dann könnte das auch an einem schwankenden Serotoninspiegel liegen. Experten vermuten, dass es sich hier nicht nur um ein psychologisches Problem handelt, sondern dass eine »Fressattacke« eigentlich dazu dient, mit massiver Zuckerzufuhr den Serotoninspiegel nach oben zu drücken. Das Problem dabei: Werden nur Kohlenhydrate geschaufelt, steigt der Blutzuckerspiegel zwar wie gewünscht an. Weil aber die wichtige Aminosäure Tryptophan in 500 Gramm Pasta genauso wenig vorkommt wie in Brot oder Torte, kann Serotonin gar nicht produziert werden. Der Effekt: Bestenfalls ein sehr kurzes Hochgefühl. Dann aber kommt es dicke: Der Heißhunger auf Käsesaucenspaghetti oder Nuss-Nougat-Creme-Toast kehrt zurück. Die schlechte Stimmung wird noch mieser. Und damit nicht genug: Immer mehr Bauchspeck und immer schlimmere Essstörungen treiben den Betroffenen noch den letzten Funken Lebensfreude aus.

Lassen Sie es so weit nicht kommen! Steigen Sie aus der kohlenhydratgetriebenen Stimmungsachterbahn aus. Steigen Sie ein in das gute Lebensgefühl mit ausreichend Tryptophan! Mit dem richtigen und ausreichend Eiweiß. So einfach ist das.

Was ich mit dem Wörtchen »richtiges« Eiweiß meine? Eiweiß ist nicht Eiweiß, was diese mentale Komponente angeht. Da gibt's gewaltige Unterschiede, messbare Unterschiede im Gehirn von Ratten. Die mit fünf verschiedenen Eiweißen gefüttert wurden, nämlich Protein aus Mais, aus Weizen, aus Soja, aus Käse (Casein), aus Milch (Lactalbumin). Je nach Grundstoff wurden im Gehirn bis zu achtmal mehr Tryptophan und folgerichtig bis zu achtmal mehr Serotonin gemessen. Interessiert? Gucken Sie mal:

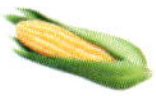	Mais-Eiweiß	Tryptophan sinkt deutlich	↘
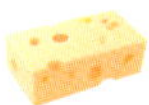	Käse-Eiweiß	Tryptophan sinkt mäßig	↘
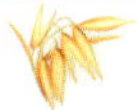	Weizen-Eiweiß	Tryptophan sinkt mäßig	↘
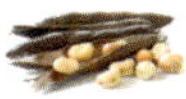	Soja-Eiweiß	Tryptophan steigt an	→
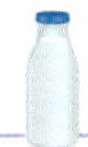	Milch-Eiweiß	Tryptophan nimmt stark zu	↗

GUT ZU WISSEN ★★★★★

Der Darm braucht Tryptophan

Damit in Ihrem Darm munter Serotonin aus Tryptophan gebaut werden kann, brauchen Sie die Vitamine B6 und B3, außerdem Folsäure, Eisen und Kupfer. Wenn Sie vegetarisch oder vegan leben, kann es hier zu Mangel kommen – und über diesen Weg sogar zu Depressionen. Füllen Sie diese Schwachstellen auf mit Vitamin-B-Präparaten. Tryptophan gibt es rezeptfrei in jeder Apotheke.

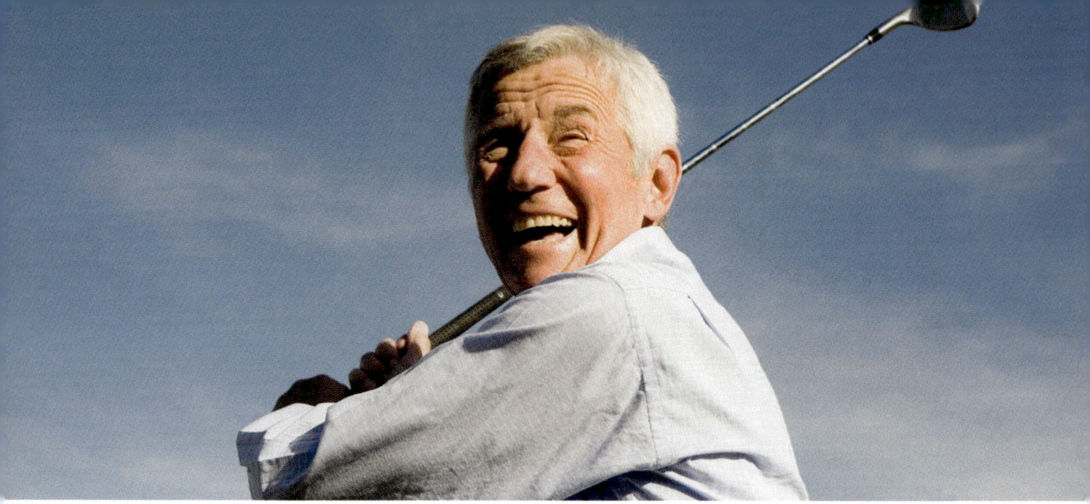

Lieber forever young und forever smart

»Lasst wohlbeleibte Männer um mich sein!« – diese Worte hat Shakespeare dem großen Cäsar in den Mund gelegt. Eine schöne Idee. Vielleicht hatte der römische Staatsmann schon vor mehr als 2000 Jahren den ganz einfachen Zusammenhang geahnt: Dicke Männer sind nicht so schnell im Kopf, nicht so wendig unterwegs, und sie sterben früher. So stellten sie weniger Gefahr für den Herrscher mit dem unersättlichen Machtanspruch dar. Gehören Sie auch zu den besten »wohlbeleibten Männern« Ihres Chefs? Na, dann denken Sie mal nach.

Nudeln machen alt

Ganz schnell alt wird der Mensch übrigens, wenn der entscheidende Jungbrunnen, das Wunderhormon HGH, das Wachstumshormon, fehlt. Genauer gesagt: wenn Sie einen niedrigen HGH-Blutspiegel haben. Denn wirklich ganz fehlen wird es nie: Dann wären Sie tot.

Auffällig knappe Hormonspiegel messe ich überraschend häufig bei Ihnen. Wie kommt es dazu? Ich sage nur: Nudeln!

- Die Ausschüttung des Wunderhormons HGH wird durch einen erhöhten Blutzucker verhindert. Den jeder von uns nach jeder Mahlzeit hat. Besonders natürlich nach einer großen Portion Pasta.
- Auch zu viel Blutfett macht dem Wunderhormon zu schaffen. Denn nach zu fettem Essen genauso wie nach Alkohol steigen die Triglyceride massiv an. Macht uns ganz schnell ganz alt.
- Unser Jungbrunnen versiegt außerdem bei Stress. Dann haben Sie zu viel Kortisol im Blut. Wie Sie dieses ganz schnell loswerden können, lesen Sie gerne nach in meinem Büchlein *Laufend gesund*.
- Erstaunlich: Auch Kälte tut HGH nicht gut!
- Doch zurück zum Thema Nudel: Die Ausschüttung unseres Jungbrunnen-Hormons wird massiv verhindert durch Übergewicht.
- Das Problem kann aber auch umgekehrt vorliegen: Patienten mit einer auch Jahre zurückliegenden Schädelverletzung (bei Autounfällen kommt es häufig dazu) können unter Hirndefekten leiden, die zum Zusammenbruch der gesunden Regulation des Körperstoffwechsels führen können. Wenn dabei ausgerechnet HGH unter die Räder kommt, kann der Körper insbesondere während der Schlafphasen nicht mehr mithilfe des HGH Energie aus den Körperdepots anfordern und umsetzen, er kann sich deshalb nicht mehr ausreichend um Zellerneuerungen und Heilungsprozesse kümmern und auch nicht – jetzt kommt's – die Prozesse des Gedächtnisaufbaus unterstützen. Zu wenig HGH macht also nicht nur alt, sondern auch blöd.

Wenn unser Alter hormonell bestimmt wird, wenn das wichtigste Hormon in diesem Zusammenhang unser Wachstumshormon (HGH) ist, dann haben wir soeben gelernt, was uns ganz schnell ganz alt macht. Falls Sie hier nicht mehr mitmachen möchten ... machen Sie basta mit der Pasta. Klingt doch logisch, oder?

Übergewicht ist ungerecht

Vielleicht entspricht das aber nicht Ihren Erfahrungen. Vielleicht kennen auch Sie Menschen, die viele Kohlenhydrate vernaschen und trotzdem gesund und munter sind. Wie kann das sein?

Tatsächlich ist Übergewicht ungerecht. Weil wir ganz verschiedene Gene erben. Mit der Folge, dass zwei Menschen das Gleiche essen, sich gleich

WAS HEISST EIGENTLICH …

Low Carb?

Kohlenhydrate heißen auf Englisch *carbohydrates* – abgekürzt wird *Carb* daraus. »Low Carb« heißt nichts anderes als »wenige Kohlenhydrate«. Nachdem in den USA und auch in Europa sowohl eine Welle mit zuckerreduzierten »Light«-Produkten als auch eine Welle mit fettreduzierten Diäten (»Low Fat«) nicht zu mehr Gesundheit geführt hat, sondern bei vielen Menschen zu noch mehr Gewicht, haben sich einige Mediziner und immer mehr Verbraucher – anfänglich gegen große Widerstände – auf eine Ernährung zurückbesonnen, die unserer ursprünglichen, in der Steinzeit entstandenen Form der Ernährung entspricht.

Eine Ernährung, die weitgehend (»Low Carb«) oder komplett (»No Carb«) auf Kohlenhydrate verzichtet, führt bei vielen Menschen zu einer relativ raschen Gewichtsabnahme. Außerdem zum Verschwinden typischer Wohlstandskrankheiten wie Allergien, Diabetes oder Herz-Kreislauf-Erkrankungen. Vor allem dann, wenn sie kombiniert wird mit einem gesundheitsförderlichen Sportprogramm und Meditation bzw. meditativem Laufen.

bewegen – und dennoch wird der eine dick, und der andere bleibt schlank. Entscheidend scheint die genetische Disposition zu sein, die bestimmt, wie wir auf Kohlenhydrate in unserem Essen reagieren: wie viel Insulin wir ausschütten (ganz verschieden!), wie empfindlich unsere Muskelzellen oder Fettzellen auf Insulin reagieren (ganz verschieden!).

So erklärt sich, dass die einen ohne Anstrengung schlank bleiben, dass sie viel Energie übrig haben zum Laufen und zum Krafttraining und dabei im Idealfall alle Kohlenhydrate restlos verbrennen. Und andere die gegessenen Kohlenhydrate in ihre Fettzellen stopfen. Und dann auch noch weniger Energie übrig haben zum Laufen. Zum Krafttraining. Und nicht nur das: Wegen des höheren und länger anhaltenden Insulin-Kicks haben sie schon wieder viel früher neuen Appetit. Und so geht das endlos weiter. Die einen werden immer fitter, die anderen immer dicker.

Wirklich ungerecht. Die Lösung? Heute kennen wir sie. Zurück zur Steinzeiternährung. *Low Carb!* Oder für Fortgeschrittene: *No Carbs at all.*

Je dicker der Bauch, desto kürzer das Leben

Wenn es stimmt, dass Nudeln schneller alt machen, dann müssten doch die Menschen vor der Erfindung der Nudel länger gelebt haben als wir, oder? Erstaunlich: Das stimmt sogar.

Die Steinis wurden steinalt! Diese Erkenntnis ist relativ neu. Bis dato dachten wir, unsere Vorfahren hätten kurz gelebt. Kurz und deftig. Etwas Wahres ist daran: Etliche Steinis sind wahrscheinlich in harten Wintern erfroren. Verhungert. Wurden von Raubtieren zerrissen. Waren einer Lungenentzündung hilflos ausgeliefert. Stimmt alles. Darum dachte ich mir: Nehmen wir doch alle Vorteile des 21. Jahrhunderts, also warme Häuser, Supermärkte, Schutz vor wilden Tieren, Antibiotika. Und dazu die Vorteile der Steini-Ernährung. So könnten wir doch sehr gesund sehr viel älter werden als jeder Steini.

So falsch war meine Einschätzung nicht. Die Zusammenhänge stimmten. Doch Jeff Leach weckte mich im Oktober 2010 mit einem Beitrag in der Zeitschrift *Public Health Nutrition* jäh auf. Mit einer kleinen Mathe-Stunde. Staunen Sie mit:

Wenn ein Statistiker ein Paar vor sich hat, das 76 und 71 Jahre alt ist, mit zwei Kindern, die im Alter von wenigen Wochen und zwei Jahren gestorben sind, dann ermittelt er schlicht und ergreifend eine durchschnittliche Lebenserwartung von 37,25 Jahren. Unsere Vorstellung vom kurzen Leben unserer Vorfahren ist also ein simpler Rechenfehler!

Leider wissen wir nicht ganz genau, wie alt die Menschen in der Steinzeit wurden. Wir können nur vermuten, dass die Lebenserwartung mit der Erfindung des Ackerbaus erst einmal gesunken ist. Heute rechnen uns die Statistiker eine Lebenserwartung um die 80 Jahre vor. Doch Sie wissen so gut wie ich, dass viele Menschen heute trotz schwierigster Lebensumstände (Hungerjahre!) gut und gerne 100 Jahre alt werden. Und darüber hinaus.

Nun aber kommt eine Studie unter der Leitung des amerikanischen Demografen Jay S. Olshansky an der Universität von Illinois in Chicago zu dem Ergebnis, dass die durchschnittliche Lebenserwartung sinken könnte. Und zwar um zwei bis fünf Jahre in den nächsten fünf Dekaden. Den wichtigsten Grund dafür kennen Sie bereits: Übergewicht. Lesen Sie das Fazit selbst, das das Berlin-Institut für Bevölkerung und Entwicklung daraus ableitet:

» *Damit würde die Fettleibigkeit die Auswirkungen aller Krebsarten übertreffen. Die jüngeren Generationen würden nach diesen Ergebnissen erstmals in der modernen Geschichte ein kürzeres und weniger gesundes Leben als ihre Eltern führen.* «

Es gibt keine angeborene Lebensspanne

Heute kann im Prinzip jeder froh und munter sehr, sehr alt werden – zumindest in der westlichen Welt und bei einem durchschnittlichen Einkommen, das eine Ernährung mit hochwertigen Nahrungsmitteln erlaubt, idealerweise mit den richtigen Nahrungsergänzungsmitteln, mit viel Bewegung und einer gesunden Psychohygiene. Also: Gedanken aufräumen, Ärger klären, Stress abbauen, im Idealfall regelmäßig meditieren. Jeder zweite heute geborene Mensch wird möglicherweise seinen 100. Geburtstag feiern können, wenn er es sich selbst und seinen Genen gut gehen lässt.

Die Vorstellung, es gebe für jeden Menschen eine angeborene Lebensspanne, ist schlicht und ergreifend falsch. Der Grund: Jede Zelle beinhaltet Chromosomen, das sind aufgewickelte DNA-Stränge, die wiederum aus Genen bestehen. Wir Menschen haben in jeder einzelnen Zelle einen Zellkern, in dem diese 23 Chromosomenpaare gelagert sind. Auf ihnen finden sich alle Informationen für den Organismus, also quasi die Festplatte des Körpers.

Nur in den Spermien und in den Eizellen liegen die Chromosomen in einem einfachen Satz vor, so können sich die Gene von Mann und Frau bei der Schaffung neuen Lebens wieder zu einem neuen und vollkommen einzigartigen doppelten Chromosomensatz verbinden.

Am Ende eines jeden Chromosoms befinden sich eine Art Ausgangsschilder – Telomere genannt. Wozu das gut ist? Weil in unserem Körper wunderbare Enzyme arbeiten, die ständig prüfen, ob die DNA-Stränge noch in Ordnung sind. Diese Enzyme sind allerdings »blind«. Sie sind nicht in der Lage, auf einen Blick das ganze Chromosom zu prüfen, sondern tasten sich von Molekül zu Molekül vor. Wenn sie eine Lücke entdecken, dann aktivieren sie Reparaturmechanismen, die den gebrochenen DNA-Strang wieder vervollständigen. Das funktioniert fantastisch. Nur weiß das Enzym nicht, wo Feierabend ist. Damit es also nicht endlos weiterrepariert, muss es erfahren, wo das Chromosom endet. Deshalb hat die Natur die Telomere eingebaut. In diesen sind bestimmte Moleküle in einer genauen Reihenfolge angeordnet, die sich ständig wiederholen. Das »versteht« das Enzym als Ausgangsschild und weiß, dass der Strang hier aufhört. Zusätzlich stabilisieren die Telomere auch die Form der Chromosomen. Obwohl sie keine Bauanleitungen für Enzyme enthalten, spielen sie also eine wichtige Rolle.

Große Aufregung in der Wissenschaft: Forscher hatten festgestellt, dass mit jeder Zellteilung die wiederholten Molekülsequenzen etwas kürzer werden. Wenn eine bestimmte Länge unterschritten wird, kann sich die Zelle gar nicht mehr teilen und stirbt. Da liegt der Gedanke nahe: Es gibt eine vorgegebene Lebensdauer – dann sind die Telomere weg, und es heißt Ende Gelände. Doch so einfach ist es nicht.

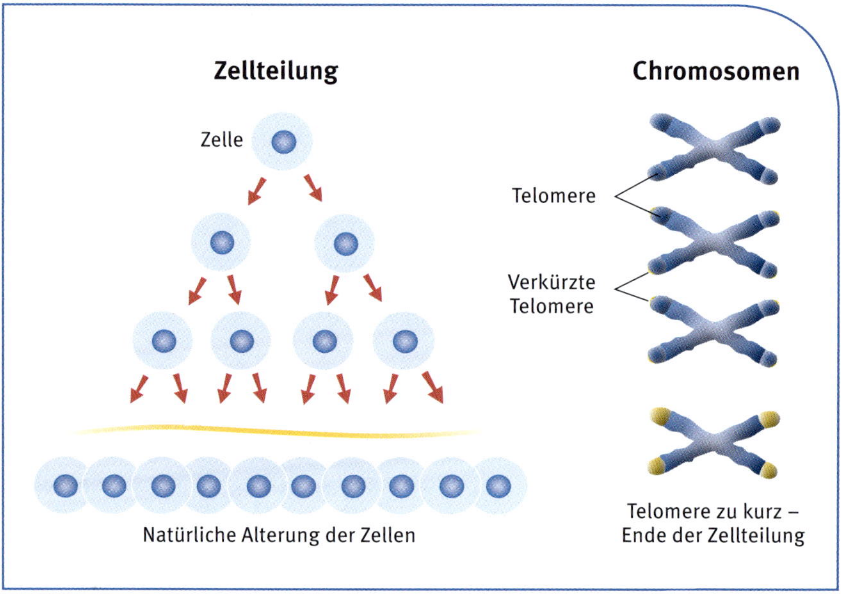

Mit jeder Zellteilung werden die Telomere kürzer – sind sie zu kurz geworden, stirbt die Zelle ab.

GUT ZU WISSEN ★★★★★

Täglich frische Zellen!

Als Erwachsener wachsen Sie zwar nicht mehr – jedenfalls nicht in die Höhe –, aber dennoch teilen sich Ihre Zellen ständig weiter. Einige häufiger, andere langsamer. Ihr Körper wird ständig neu aufgebaut! Das ist der Grund, warum ich Ihnen immer wieder empfehle, sich von hochwertigen Proteinen zu ernähren. Proteine sind die Baustoffe der Zellen.

Relativ neu ist die wissenschaftliche Erkenntnis, dass Telomere nicht nur immer kürzer, sondern auch wieder länger werden können. Durch ein anderes Enzym, das die verlorenen Teile wieder aufbaut. Dieses Enzym können Sie durch Ihren Lebensstil beeinflussen. Es ist eindeutig bewiesen, dass Menschen mit einem entspannten und sportlichen Leben, die sich mit allen nötigen Nährstoffen versorgen, längere Telomere haben und dass diese Menschen sich über ein längeres und gesünderes Leben freuen können.

Fakt ist: Je kürzer Ihre Telomere, desto älter sind Sie – und zwar unabhängig davon, welches Alter in Ihrem Pass steht. Natürlich gilt das Gleiche auch umgekehrt: Je länger Ihre Telomere, desto jünger sind Sie! Sie haben es in der Hand, werden Sie aktiv!

Klingt zu abstrakt? Dann gehen Sie doch mal zu einem Treffen Ihres Schuljahrgangs. Vergleichen Sie diejenigen, die begeistert von ihren jüngsten Erfolgen im Marathon erzählen, mit denjenigen, die sich kontinuierlich in die Breite entwickelt haben, bis hin zur Marke Risikopatient. Wenn Sie etwa zwischen 40 und 50 Jahre alt sind, ist es nicht ungewöhnlich … dass Erstere aussehen, als hätten sie ihre Ausbildung noch nicht lange hinter sich, und Letztere so, als stünden sie kurz vor der Rente.

100 Jahre jung

Besonders dünn braucht man gar nicht zu sein, um gesund alt zu werden. Das zeigte eine Studie in den USA, bei der mehr als zehn Jahre lang 1,46 Millionen Menschen begleitet wurden. Mit dem Ergebnis, dass die Sterblichkeitsrate für Menschen mit einem BMI zwischen 20 und 24,9 am niedrigsten ist und sie mit zunehmendem BMI deutlich ansteigt. Zu einem vergleichbaren Ergebnis kommt eine Studie aus Korea an 1,2 Millionen Menschen, die sich über einen Zeitraum von zwölf Jahren erstreckte. Es gibt weitere Studien, die zu ähnlichen Ergebnissen kommen.

Dabei müsste man gar nicht über so lange Zeiträume Daten von Millionen von Menschen erfassen. Der Clevere schaut sich einfach Hundertjährige an. Die meisten Hundertjährigen findet man auf den Okinawa-Inseln. Deren BMI liegt zwischen 18 und 22. Und zwar ihr ganzes Leben. Clever ist auch Prof. Derwahl (Berlin): Er hat den durchschnittlichen BMI von 102 über Hundertjährigen errechnet, er liegt bei 21.

»In Japan laufen noch 100-Jährige um die Wette« – unter diesem Titel zeigte *Die Zeit* am 28.8.2014 auf ihrer Internetseite, dass sich in Japan Tausende von Senioren regelmäßig zu Leichtathletikveranstaltungen treffen. Ein 103-Jähriger (!) lief die 100 Meter in 29 Sekunden und ist damit Weltrekordhalter in seiner Altersklasse. Er verrät sein Fitnessrezept: Achtsam essen! Er achtet nicht nur darauf, was er isst, sondern kaut auch alles 30-mal.

Auch die Weltrekordhalterin im Marathon in der Altersklasse der über 70-jährigen Frauen kommt aus Japan. Eine durchtrainierte Athletin – keine Frage. Respekt! Über Falten machen sich solche Ausnahmeathleten übrigens keine Gedanken. Warum auch?

» *Es geht nicht darum, jung auszusehen, sondern um ein großartiges Lebensgefühl.* «

Ein zweites Immunsystem

Was machen diese athletischen »grauen Panther« richtig? Ganz einfach: Sie haben den richtigen Knopf gedrückt. Und zwar einen Genschalter mit dem schönen Namen FOXO.

FOXO schaltet die Gene für Abwehrproteine auf der Haut, in der Lunge, auf der Darmschleimhaut ein. Das sind Abwehrproteine, die direkt am Tatort, also zum Beispiel direkt auf der Lungenschleimhaut, Krankmacher wie Bakterien oder Viren zerstören. Deren Zellwände auflösen. FOXO nennt man daher das »zweite Immunsystem«.

Mit viel FOXO kommen also nur noch ganz wenige Bakterien durch die Lungenschleimhaut, durch die Darmschleimhaut, durch die Haut in Ihren Körper. Sie schonen plötzlich Ihr eigentliches Immunsystem. Das braucht

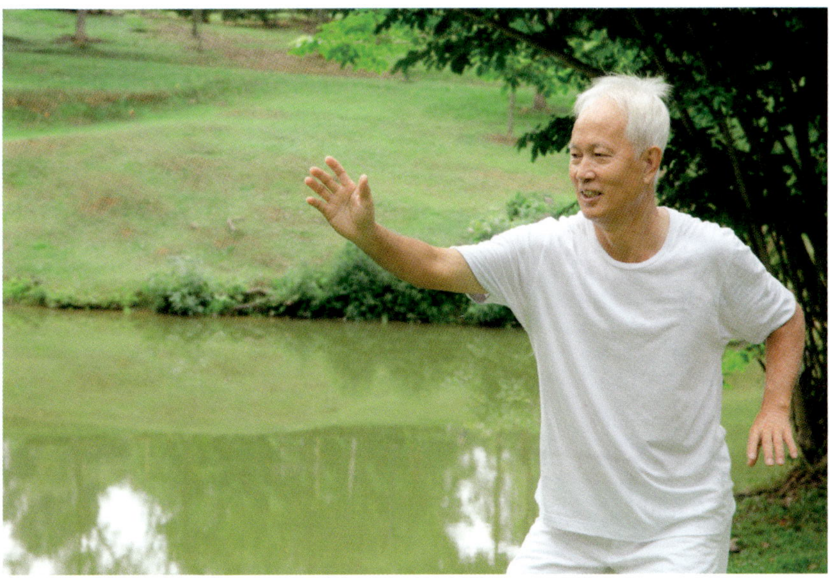

Vorbild Japan: Hier treiben Senioren im Alter von 70, 80, 90 und sogar 100 Jahren noch regelmäßig Sport. Auf ihre Art.

nicht mehr zu kämpfen. Die Energie haben Sie dann zum Denken (!). Oder zum Marathonlaufen. Wo steckt dieser Genschalter? Sie können ihn ganz leicht finden. Dazu brauchen Sie nur eine einzige Information. Und zwar:

FOXO wird bei niedrigem Insulinspiegel aktiviert.

Veröffentlicht wurde diese sensationelle Neuigkeit in *Nature* 2010, immer noch hochaktuell. FOXO wird also hergestellt, wenn Sie Kohlenhydrate weglassen. Und wenn Sie FOXO haben, bekommen Sie Grippe und viele andere Krankheiten nicht mehr.

Eine ähnliche Spur verfolgt auch der Kölner Professor Jens Claus Brüning, ein Molekularbiologe, Genetiker und hochgescheiter Mensch. Er hat laut nachgedacht über Krankheiten, über Medizin, über Behandlungsstrategien:

> »Es ist doch ein bisschen altmodisch, hinter all den verschiedenen Krankheiten des Menschen hinterherzurennen. Hinter dem Herzinfarkt, dem Krebs, dem Diabetes, dem Alzheimer. Ich habe eine völlig neue Idee: Wir sollten uns nicht um Krankheiten kümmern, sondern um die Verlängerung des Lebens, dann würden doch automatisch diese in der Regel tödlichen Krankheiten viel weniger oder gar nicht mehr auftreten.«

Ein genialer Gedanke.

Professor Brüning weiß auch, wie es geht, er hat es auch schon an Mäusen bewiesen: Der Insulinspiegel muss so tief wie möglich gehalten werden. Heißt übersetzt: null Kohlenhydrate. Plus Laufen. Kommt auch Ihnen irgendwie bekannt vor ... oder? Bewege dich ein bisschen, iss genetisch korrekt, also Eiweiß, Vitamine und Co. und Omega 3 und träume ab und zu.

Entspanne dich. Meditiere. Bewegung – Ernährung – Denken. Die Ratschläge gibt es schon lange. Aber heute erst, erst heute zeigt uns modernste Genforschung, was wir da wirklich tun:

» *Wir umschmeicheln unsere Gene. Und unsere Gene verwöhnen uns.* «

Ist das nicht ein wundervolles Bild?

»fazit

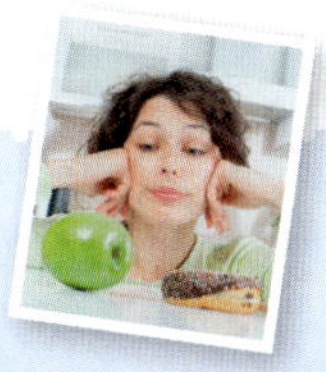

In den vergangenen 20 Jahren sind viele Menschen in den Industrieländern viel, viel zu dick geworden.
Studien zeigen: Ein entgleister Stoffwechsel führt zu einer schlechteren Versorgung des Gehirns *und* zu einer Gewichtszunahme.
Unser Stoffwechsel entgleist durch billige Kohlenhydrate: Süßigkeiten, billige Fertiggerichte und Backwaren, ein Übermaß an Nudelgerichten, Brot, Pommes. Nicht zu vergessen Softdrinks und Alkohol.
Diese Kohlenhydrate lösen Stimmungsschwankungen aus, machen uns süchtig, führen bei einseitiger Ernährung zu einem Mangel an Aminosäuren (Tryptophan!), Wachstumshormonen (HGH!), Abwehrkräften (FOXO!) und damit zu degenerativen Krankheiten, zu mieser Laune und mangelndem inneren Antrieb.
Machen Sie Schluss mit der Stimmungsachterbahn. Ganz einfach: mit Low Carb. Oder sogar: mit No Carb. ✕

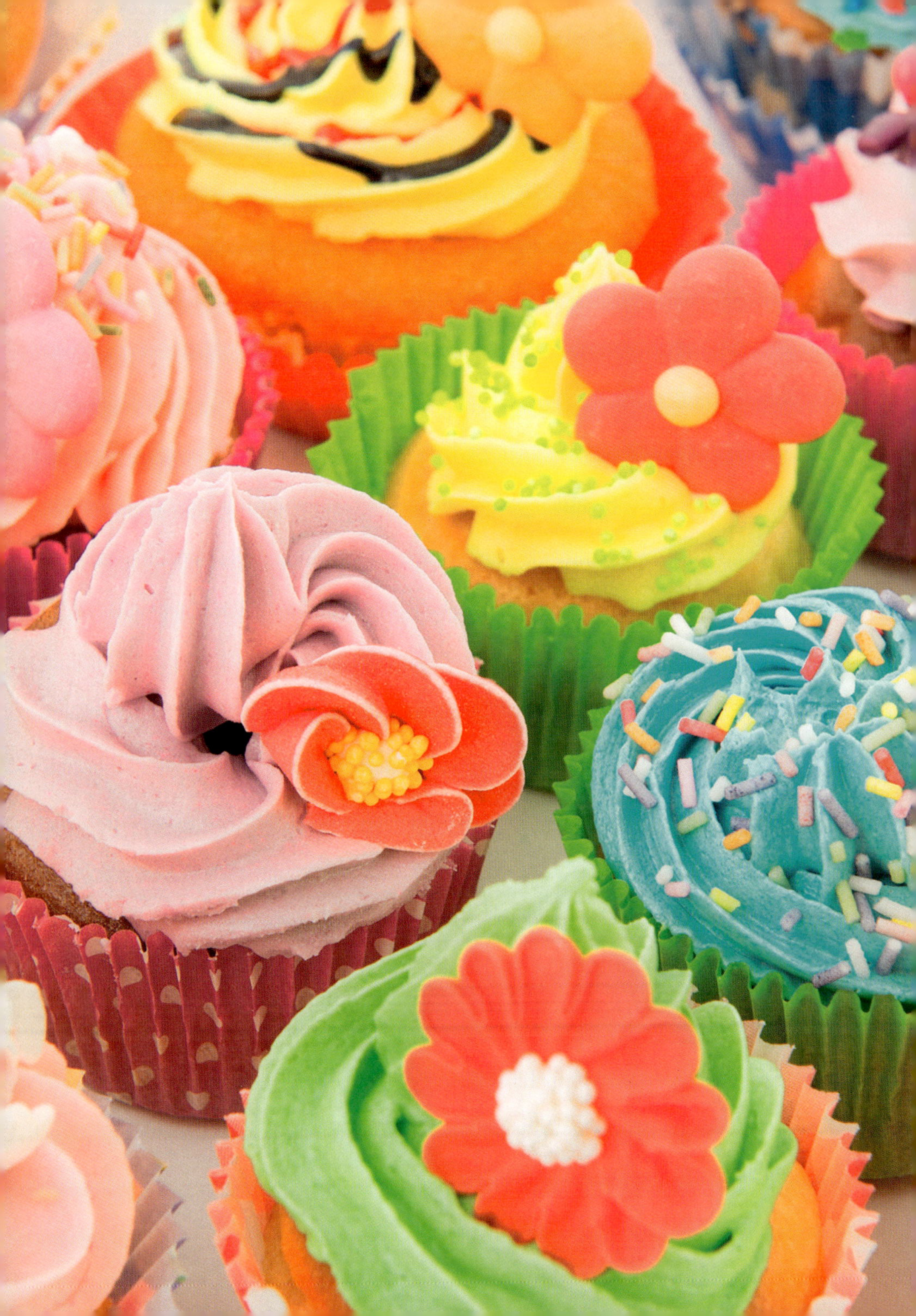

Schluss mit krank im Schlaraffenland

2

Es ist paradox: Wir müssen nicht mehr stundenlang zotteligen Mammuts hinterherlaufen, um satt zu werden. Wir müssen nicht mühsam Beeren suchen, Eier sammeln, Frösche fangen. Doch seit wir Berge von Billignudeln ganz einfach im Supermarkt finden, geht es uns schlechter denn je.

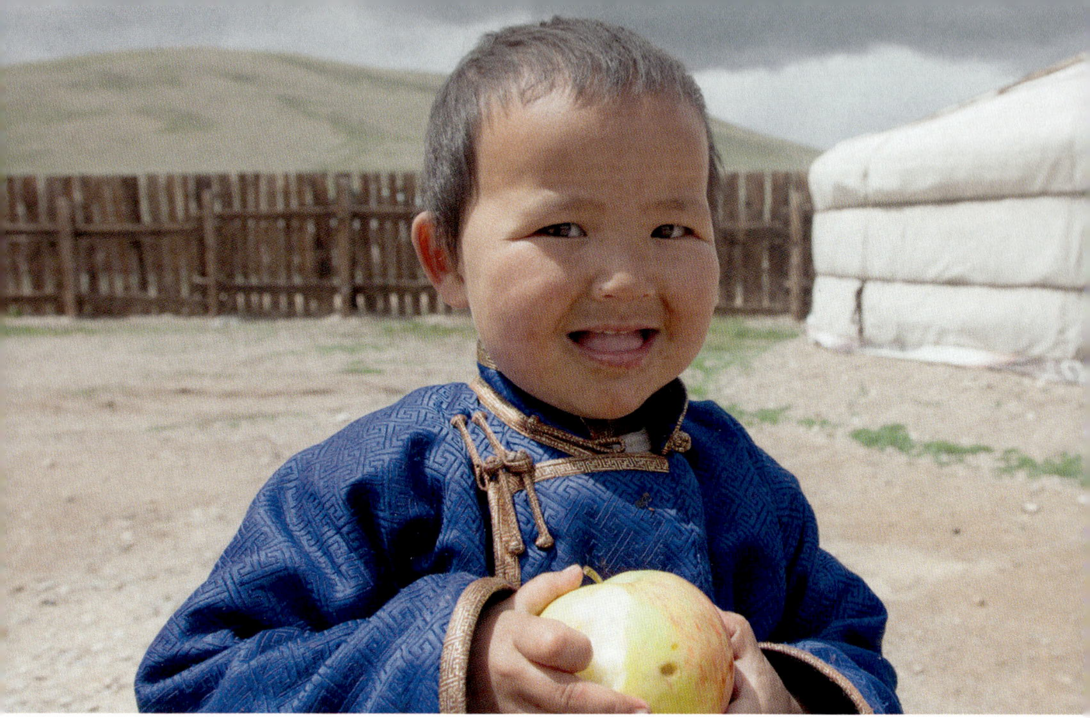

Vom Wildbeuter zum Nudelzieher

Es geht uns gut heute, denken wir. Hierzulande muss kaum jemand frieren. Brot und Nudeln gibt es für sehr wenig Geld in jedem Discounter. Selbst Cola und Chips kann sich so gut wie jeder leisten. Das Ergebnis dieses Fortschritts können Sie an jedem Samstag in öffentlichen Hallenbädern besichtigen. Es ist schockierend. Und es ist nur zu verstehen, wenn wir einen kurzen Blick zurück in die Geschichte unserer Ernährung werfen.

Als die Gazellen verschwanden

Vor ungefähr 200 000 Jahren haben sich unsere Vorfahren zu dem entwickelt, was wir heute sind: »homo sapiens« – eigentlich also »der weise Mensch«. Klar: Zu dieser Zeit hatte der »homo sapiens« noch keinen Nudelsalat im Reisegepäck. Er zog als Jäger und Sammler umher, breitete sich mit seinen Familien von Afrika her immer weiter über die Erde aus und überlebte in Europa sogar die letzte Eiszeit. Fleisch und Fisch, Maden und Schnecken, Eier, Beeren, Pilze, Wurzeln, Samen und Kräuter standen auf seinem Speiseplan. Brot noch nicht. Dass man ausgerechnet Körner eines Tages zu langen, gelben Fäden verarbeiten würde, die man auf Gabeln gewickelt, in gezuckerte Tomatensauce getunkt und mit Käse bestreut in rauen Mengen verdrücken würde – daran war überhaupt nicht zu denken.

Wie kamen nun die unseligen Nudeln auf unsere Teller? Ganz langsam. Die Landwirtschaft ist wahrscheinlich in drei unterschiedlichen Regionen entstanden: im Nahen Osten, in Südchina und in Mittelamerika – und das jeweils unabhängig voneinander. Von dort aus hat sie sich weltweit ausgebreitet. Und immer mehr Nomaden dazu verführt, sesshaft zu werden, zu säen, zu ernten, Getreide zu trocknen, zu lagern und immer feiner zu verarbeiten.

Ein wichtiger Motor dieser Entwicklung war ein Klimawandel im Vorderen Orient vor etwa 11 500 Jahren. Vor diesem Wandel konnten sich die frühen Menschen darauf verlassen, immer ausreichend Gazellen fangen und essbare Pflanzen finden zu können. Dann aber wurden die Winter feuchter und die Sommer heißer. Die Folge: Im Frühjahr gab es reichlich Beute, im trockenen Hochsommer aber leider zu wenig zu essen. Und irgendwann verschwanden die Gazellen komplett.

Da kam der »weise Mensch« auf die Idee, Vorräte anzulegen. Gar nicht so leicht ohne Gefrierschrank und Einweckglas. Die Samen von Gräserpflanzen ließen sich aber recht gut sammeln und ohne Schaden aufbewahren. So nahm das Getreide Einzug in unsere Ernährung – und mit dem Getreide kam es zu einem einschneidenden Umbruch in der Geschichte der Menschheit – zumindest in unseren Breitengraden. Es kam zur Neolithischen Revolution. Wobei Neolithikum nichts anderes heißt als Jungsteinzeit.

Der Jung-Steini schrumpft

Mit der Neolithischen Revolution betritt der moderne Steini erstmals die Bühne. Dieser Steini beschließt also, nicht mehr als Wildbeuter, Beerensammler und Fischfänger durch Wiesen und Wälder zu streifen, sondern stattdessen sesshaft zu werden. Und zwar als Bauer, der seine Felder bestellt. Und außerdem als Züchter von Schafen, Ziegen und Rindern.

Bis sich diese Lebensweise durchgesetzt hatte, vergingen gut und gerne 5000 Jahre. Von einem plötzlichen Umbruch kann man deshalb eigentlich nicht sprechen – weil der Einschnitt aber derartig gravierende Auswirkungen brachte und weil 5000 Jahre Umbruch im Verhältnis zu den 2,5 Millionen Jahren der Alt- und Mittelsteinzeit doch relativ kurz sind, bleiben wir beim Wörtchen »Revolution«.

Der Umstieg von der alten, eiweißreichen Steinzeiternährung auf die damals ganz moderne Form des kohlenhydratreichen Speiseplans vom Acker führte zu einer Explosion der Bevölkerung. So viele Menschen hätten sich nur schwer vom Sammeln und Jagen ernähren können – die Landwirtschaft aber machte es möglich, dass die Familien in kürzerem Abstand Kinder bekommen konnten und stark wuchsen.

Überall auf der Welt, wo sich die Menschen für Ackerbau und Viehzucht entschieden, wurden die noch nomadisch lebenden Familien zurückgedrängt. Es blieben ihnen einige Wälder am Amazonas, einige Savannen in Afrika, die mongolische Steppenlandschaft, einige einsame Inseln in Südostasien und die eiskalte Tundra in der Arktis – hier leben Nomaden bis heute.

In allen anderen Gegenden sind sie verschwunden. Dort setzten sich »modernere« Lebensformen durch, die für die Gesundheit der Menschen in vielerlei Hinsicht schlechter waren (und bis heute sind): Mit dem Ackerbau schrumpfte das reichhaltige Angebot der Steini-Ernährung auf wenige »Kulturpflanzen« zusammen. Außerdem waren die Bauern extrem abhängig vom Erfolg ihrer Ernten. Verhagelte das Wetter die Felder, drohte Hunger. Erstmals wichen die Familien diesem Hunger nicht mehr aus, indem sie einfach weiterzogen. Nein, Haus und Hof wollten die Jung-Steinis nicht mehr verlassen, stattdessen entwickelten sie neue Formen, Getreide noch haltbarer zu machen.

Zum Beispiel Nudeln! 4000 Jahre alt sind die ältesten Nudeln, die Forscher in einer versiegelten Steingutschale in China gefunden haben. Sie

GUT ZU WISSEN ★★★★★

Unser täglich Brot ...

»Vielen Dank, ich esse kein Brot« – sobald Sie das sagen, schauen Sie in schreckgeweitete Augen. Brot gilt als *das* Grundnahrungsmittel. Sie kennen das Gebet »Unser täglich Brot gib uns heute ...«. Dass es sich hier um einen Übersetzungsfehler handelt, wissen die wenigsten. In den altgriechischen Versionen des »Vaterunsers« ist von Brot keine Rede, sondern von »artos«. Das heißt schlicht: »das Zubereitete«.

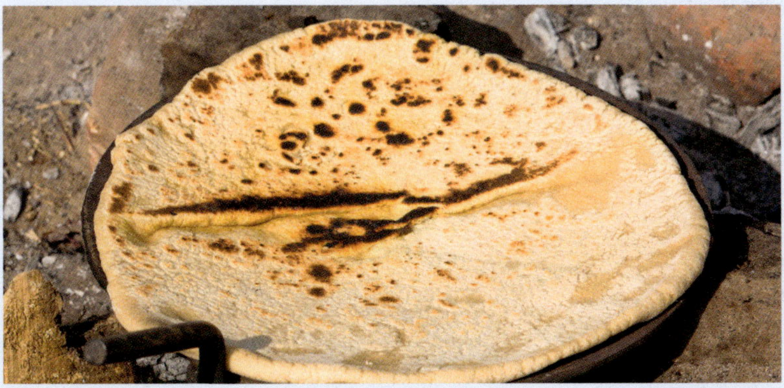

Brot gibt es heute überall auf der Welt: vom traditionellen Fladen in Afrika bis zum gezuckerten Hot-Dog-Brötchen in den Industrienationen.

waren immerhin glutenfrei: Statt Weizen nutzten die frühen Nudelhersteller Hirse als Grundlage. In Europa zeigten diverse Funde, dass Nudeln bereits im antiken Griechenland und bei den Etruskern bekannt waren.

Die Nudel – ein großer Fortschritt für die Menschheit. Aber auch ein immenser Rückschritt für die Gesundheit. Skelettfunde aus der Jungsteinzeit beweisen, dass der moderne, der Jung-Steini deutlich kleiner war als seine Vorfahren im Paläolithikum, dass er wahrscheinlich nicht mehr so alt wurde und häufiger an Infektionen erkrankte.

Nudelfreie Naturvölker

Allerdings hat sich der Ackerbau bis heute nicht über die ganze Welt ausgedehnt. Zum Glück gibt es noch immer Regionen, in denen sich die überwiegend minderwertigen industriell hergestellten Ackerbau-Nahrungsmittel unserer westlichen Welt (noch!) nicht komplett durchgesetzt haben. Die Menschen, die hier leben, sind gesund, kerngesund! Deshalb bemühen sich Forscher, jetzt noch so viel wie möglich über deren Ernährungsweise herauszufinden. »Uns läuft die Zeit weg«, sagte Alyssa Crittenden, Ernährungsanthropologin von der Universität Nevada in Las Vegas, gegenüber der Zeitschrift *National Geographic.* »Wenn wir genauer wissen wollen, wie diese Menschen leben und was sie essen, müssen wir das jetzt festhalten.« (Sept. 2014, S. 116)

Der US-amerikanische Gesundheits- und Trainingswissenschaftler Loren Cordain macht sich schon seit den 1990er-Jahren für eine Rückkehr zur »Steinzeiternährung« stark. Er wollte wissen: Wie ernährten sich die Steinis genau? Um das herauszufinden, hat er 13 bekannte Ernährungsstudien mit Naturvölkern zusammengefasst (*Eur J Clin Nutr 2002 Mar, 56 Supl I: S 42*). Sein Ergebnis:

- 65 Prozent tierische Nahrung,
- 35 Prozent pflanzliche Nahrung.

Sie wundern sich? Sie haben auch gehört, dass Vegetarier länger leben? Dass viel Fleisch auf dem Teller unweigerlich zum Herzinfarkt führt? Ja, das habe ich auch gehört. Es gibt aber Fakten, die dagegen sprechen.

So zeigte eine Großuntersuchung an 229 Naturvölkern, dass auch deren Nahrung zu etwa zwei Dritteln aus tierischen und zu einem Drittel aus pflanzlichen Quellen stammte. Um uns eine Vorstellung zu geben, wo solche – uns hier in Deutschland ja kaum bekannte – Naturvölker noch leben, folgende Tabelle:

Bevölkerung	Region	tierische Nahrung (%)	pflanzliche Nahrung (%)
Aborigines	Australien	77	23
Ache	Paraguay	78	22
Anbarra	Australien	75	25
Efe	Afrika	44	56
Eskimos	Grönland	96	4
Gwi	Afrika	26	74
Hadza	Afrika	48	52
Hiwi	Venezuela	75	25
!Kung	Afrika	33	67 (Befund 1968)
!Kung	Afrika	68	32 (Befund 1977)
Nukak	Kolumbien	41	59
Nunamiut	Alaska	99	1

Ja, richtig: Nur die Nomaden in der Arktis leben praktisch No Carb. Kein Wunder – in der Arktis wächst eben nichts. Alle anderen essen Kohlenhydrate, vor allem die afrikanischen Völker. Allerdings handelt es sich dabei *nicht* um hochgezüchtetes Getreide mit einem völlig unnatürlich hohen Anteil an Gluten. Es handelt sich *nicht* um industriell hergestellten weißen Zucker. Es handelt sich *nicht* um den für unseren Körper hochproblematischen Glukose-Fruktose-Sirup. Und auch nicht um hübsches Obst und Gemüse aus der Frischeabteilung, die durch Zucht, Düngung und Lagerung praktisch nur noch *aussehen* wie Obst und Gemüse, die aber kaum noch Vitamine enthalten – dafür aber viel zu viel Fruktose.

Die Pflanzen auf dem Speiseplan der Naturvölker sind mehr »Bio« als jedes Biogemüse in unseren Supermärkten. Sie sind reif, frisch, enthalten sehr, sehr viel mehr Antioxidantien, Vitamine, Ballaststoffe und Bioflavonoide. Sie werden gesammelt und sofort zubereitet. Und das Fleisch ist kein Ergebnis von hochgezüchteten und billig gemästeten Massenhaltungstieren. Sie hatten ein Höchstmaß an Bewegung, wenig Stress und bestes Futter. Deshalb enthält dieses Fleisch sehr viel mehr Omega 3 als jedes Sonderangebot im Discounter.

Von einer solchen Ernährung bekommt man keinen Bluthochdruck, keinen Diabetes, keine Arteriosklerose, keinen Herzinfarkt, wahrscheinlich auch keinen Krebs. Vor allem dann nicht, wenn man den ganzen Tag lang mit Pfeil und Bogen, mit Hacke und Machete unterwegs ist – und abends am Feuer immer noch hackt, stampft, knetet und rührt, statt sich das Leben mit zahlreichen Küchenmaschinen zu erleichtern.

Aber Ernährung ist ja nicht alles. Es liegt auf der Hand, dass ein Leben ohne stundenlangen hektischen Stillstand im Auto und im Büro, ein Leben ohne Smartphone und übervollen Terminkalender, ohne Finanzierungsdruck und Steuererklärung sehr viel weniger stressig ist als unser Leben. Und dass es der Gesundheit auch nicht schadet, wenn keine Zigaretten, kein Bier und keine billigen Discounterkekse da sind. Ernährungsphilosoph Harald Lemke hat dazu etwas sehr Vergnügliches geschrieben:

> »*Die meisten Zeitgenossen zahlen lieber mehr für einen Liter Motoröl für ihr Auto als für das Salatöl, das sie sich selbst einverleiben. Zweifelsohne würde die Welt und unser Leben ganz anders aussehen, wenn wir ab morgen die Gewohnheit ablegten, ausgerechnet an unserem Essen zu sparen.*«

Die Erklärung, weshalb Naturvölker mit über 50 Prozent Fleischanteil in ihrer Nahrung eben gerade keinen Herzinfarkt bekommen, ist also eine vielschichtige. Aber – stimmt das überhaupt? Kein Herzinfarkt bei Steinzeiternährung?

Bis heute zäh, schlank und gesund

Zum Glück gibt es Forscher, die ganz genau wissen wollen, wie gesund Naturvölker mit ihrer speziellen Ernährungsweise eigentlich leben. So hat sich in der Zeitschrift *Diabetes, Metabolic Syndrome and Obesity: Targets and Therapy (2012:5, S. 175)* ein Experte die Mühe gemacht, Fakten über Naturvölker aus verschiedenen Untersuchungen zusammenzuschreiben. Die Tabelle motiviert so sehr, dass ich sie auf Seite 52 gekürzt wiedergebe.

Für strikte No-Carb-Verfechter vielleicht erstaunlich, wie viele Völker durchaus viele Kohlenhydrate essen. Aber noch einmal: Es sind Carbs in natürlicher Form, mit vielen Faserstoffen, und nicht mit Überzüchtung, Frittierfett und Aromastoffen verhunzt. Ursprüngliche Kohlenhydrate also – völlig in

Population	Ernährung	Kurzfassung	Resultat
Kitava 1990	Stärkehaltiges Wurzelgemüse, Obst, Fisch und Fleisch, Kokosnüsse	ca. 65 % Kohlenhydrate, faserreich, 17 % gesättigte Fette	Kein Schlaganfall, Diabetes oder Herzinfarkt. Keine Gewichtszunahme und Bluthochdruck im mittleren Lebensalter
Masai 1971	Kuhmilch und Blut, Fleisch	66 % Fett, ähnliche Cholesterinaufnahme wie in den USA	Selten Arteriosklerose
Kavirondo Kenyans 1929	Überwiegend Fleisch	Viel Eiweiß, viel Fett	Weniger Arteriosklerose als in den westlichen Ländern, kein Bluthochdruck im mittleren Lebensalter
Kung 1972	ca. 70 % hauptsächlich Pflanzen (Nüsse, Früchte, Wurzeln, Zwiebeln, Blätter), Fleisch	Nüsse: ca. 60 % Fett, 25 % Eiweiß	Kein Bluthochdruck im mittleren Lebensalter
Solomon Islanders 1974	Wurzelgemüse, Obst, Fisch, wenig Fleisch, Fischkonserven	Gemischt	Kein Bluthochdruck oder Herz-Kreislauf-Erkrankung.
Turkana 1980–83	Überwiegend Milch, Blut, Fleisch	Viel Eiweiß, viel Fett	Kein Gewichtsanstieg im mittleren Lebensalter

Ordnung! Vor allem, wenn die Menschen alle Kohlenhydrate restlos in den Muskeln verbrennen.

So wie die legendären Marathonläufer aus Kenia. Beobachtet von der deutschen Laufhoffnung Marcel Fehr, Jahrgang 1992, Deutscher Jugendmeister über 3000 und 5000 Meter, der mit kenianischen Profiläufern trainieren durfte (Quelle *Spiegel Online Sport* vom 3.2.2012):

> »*Mein Trainer und ich haben noch nie so viele große und nach unseren Maßstäben fast untergewichtige Menschen gesehen wie in Kenia. Die sind fürs Laufen geboren. Kein Gramm Fett und den ganzen Tag auf den Beinen. Die Läufer haben keine Ablenkung. Kein Kino, keine Discos. Die stehen morgens auf und laufen.*«

Die Milch-Frage

Nach der Neolithischen Revolution passierte noch eine kleinere – allerdings eine, über die sich Ernährungsexperten bis heute gerne streiten. Es geht um Milch. Als der Mensch vor ungefähr 10 000 Jahren begann, Kühe zu halten, stellte sich sein Organismus erstaunlicherweise darauf ein. Rinderzüchter in Europa, im Nahen Osten und in Afrika entwickelten plötzlich die Fähigkeit, Milchzucker in einfache Zuckermoleküle aufzuspalten. Und das auch nach der Babyphase. Ihr Organismus behielt die Fähigkeit, das Enzym Laktase zu produzieren.

Heute gibt es auch hierzulande viele Menschen, die Milch als Erwachsene nicht mehr gut vertragen. Es gibt Fans der Steinzeiternährung, die klar sagen: Milch gehört *nicht* auf den Steini-Speiseplan. Andere sagen: Warum nicht auch Milch? Meine Antwort: Machen Sie aus dem Milchgenuss keine Glaubensfrage. Lassen Sie's, wenn Sie Milch nicht vertragen. Und genießen

Sie Milch, wenn Sie Milch vertragen. Aber nehmen Sie die hochwertigste, die Sie finden können – zum Beispiel »Heumilch«.

Zurück zu den Naturvölkern. Die ersten sechs der sieben genannten Völker waren ausdrücklich schlank. Nur nicht die Pima. Bedrückend: Das Volk der Pima gibt es nicht nur in Arizona/USA, wo es sich von Big Macs ernährt, sondern auch in Mexiko. Dort essen die Pima viele Bohnen, Tortillas, Kartoffeln, kennen deshalb Fettsucht (sieben Prozent sind betroffen) und Diabe-

GUT ZU WISSEN ★★★★★

Regionales vertragen wir gut!

Wie gut oder schlecht Sie Kohlenhydrate, Fette oder Eiweiße verdauen können, hängt von Ihrer genetischen Disposition ab. Die ist nicht nur von Familie zu Familie verschieden, sondern auch von Land zu Land. Denn die Verdauung passt sich in einem evolutionären Prozess dem an, was vor Ort wächst. So vertragen zum Beispiel Chinesen keine Milch. Die Hadza in Tansania sind gut im Verdauen von Kohlenhydraten, die Jakuten in Sibirien vertragen sehr viel Fleisch, die Menschen auf Kreta sind bestens auf große Mengen Olivenöl eingestellt.

Das heißt: Regionale Diäten, die die Menschen vor Ort gesund und munter machen, lassen sich nicht einfach in andere Regionen übertragen. Es kann also sein, dass Sie sich mit No Carb hervorragend fühlen – fit und gut gelaunt ohne Ende. Es kann aber auch sein, dass Sie Kohlenhydrate restlos und problemlos verarbeiten – und es Ihnen auch mit einer geringen Menge an Carbs sehr gut geht. Wissen Sie eigentlich, woher Ihre Vorfahren stammen?

tes (sieben Prozent). Aber eben nicht, wie ihre Verwandten in den USA, 64 Prozent Fettsucht und über 30 Prozent Diabetes.

Fazit: Genetisch korrekte Kost, präzise das Gleiche wie Paläo-Diät, bedeutet also im Wesentlichen: keine billigen industriell hergestellten oder hausgemachten Kohlenhydrate. Also kein Zucker oder Mehl. Das war's eigentlich schon. Gesund essen ist leicht. Wenn man den entscheidenden Punkt einmal verstanden hat.

Gesunde Sache: Eskimo auf Zeit

Den wohl aufregendsten Ernährungsreport, der mit je in die Finger gekommen ist, stammt vom November 1935. Verfasst von Vilhjálmur Stefánsson (1879 bis 1962), einem in Kanada geborenen Polarforscher, Ethnologen und Ernährungswissenschaftler isländischer Abstammung. Er hatte von 1906 bis 1918 gemeinsam mit Inuit gelebt; fünf der elf Jahre hat sich Stefansson ausschließlich von Fleisch, Fisch und Wasser ernährt. In dieser Zeit verbesserte sich sein Gesundheitszustand von Monat zu Monat. Bitte erlauben Sie mir, ein paar seiner Beobachtungen zu zitieren:

- 1. Eskimos haben eine hervorragende Zahngesundheit.
- 2. Dabei verwenden sie keine Zahnpasta, kein Zahnpulver, keine Zahnbürsten, keine Mundspülflüssigkeit. Niemals im ganzen Leben reinigen sie ihre Zähne oder Mundhöhle.
- 3. Sie besuchen keinen Zahnarzt.
- 4. Sie essen ausschließlich Fleisch.

Ähnliche Berichte gibt es sogar aus noch früheren Zeiten:

Frederick Schwatka, ein Kavallerieoffizier, hat mal eine verschollene Expedition in der Hudson Bay gesucht. Zwei Jahre lang, von 1878 bis 1880. Hat dort mit seinen Eskimobegleitern auf Schlitten 5000 Kilometer zurückgelegt. Am Tag durchaus 120 Kilometer. In seinem Expeditionsbericht lesen

WAS HEISST EIGENTLICH …

Mental wirksame Aminos?

Unserer innerer Antrieb und unsere gute Laune sind direkt abhängig von zwei mental wirksamen Aminosäuren: Tryptophan und Phenylalanin.

- **Tryptophan** ist eine Vorstufe unseres Glückshormons Serotonin.
- Aus **Phenylalanin** wird Noradrenalin. Das positive Stresshormon. Glückhafter, innerer Antrieb.

Genau das, was Menschen suchen, wenn sie rauchen (Nikotin), wenn sie Amphetamine schlucken oder sogar Drogen (wie Kokain). All diese Stoffe produzieren nichts weiter als Noradrenalin.
Das haben Adler, Tiger, Hai nicht nötig – allesamt ungekrönte Könige in ihrem Reich. Die fressen Fleisch und produzieren sich dieses Wunderhormon selbst.

wir ganz genau, was er gegessen hat: Robbenfleisch, Karibufleisch, Fisch. In den ersten zwei Wochen war er sehr schlapp unterwegs, dann aber »zäh, unermüdlich und mit beneidenswertem Antrieb«. Sonst hätte er das gar nicht geschafft. Wenn Sie mich fragen: Das hat etwas mit Phenylalanin zu tun. Mit mental wirksamen Aminosäuren.

Das Fleisch macht's …

Weil das Prinzip so wichtig erscheint, noch eine kleine Story von 1929. Da haben sich zwei Forscher in einer Klinik in New York einsperren lassen. Ein Jahr in Quarantäne. Und sie haben sich ausschließlich von Fleisch ernährt. Fleisch pur. Sonst nichts. Natürlich kam die Professorenwelt, auch aus Europa, zusammen, um nach dem Motto »haben wir doch gleich gesagt« mitzubekommen, wie die zwei kläglich starben.

Taten sie aber nicht. Die wurden immer gesünder. Das ganze Jahr hindurch. Wurden selbstverständlich penibel untersucht. Der Abschlussbericht enthält den Satz:

» *Health was at its maximum.* «

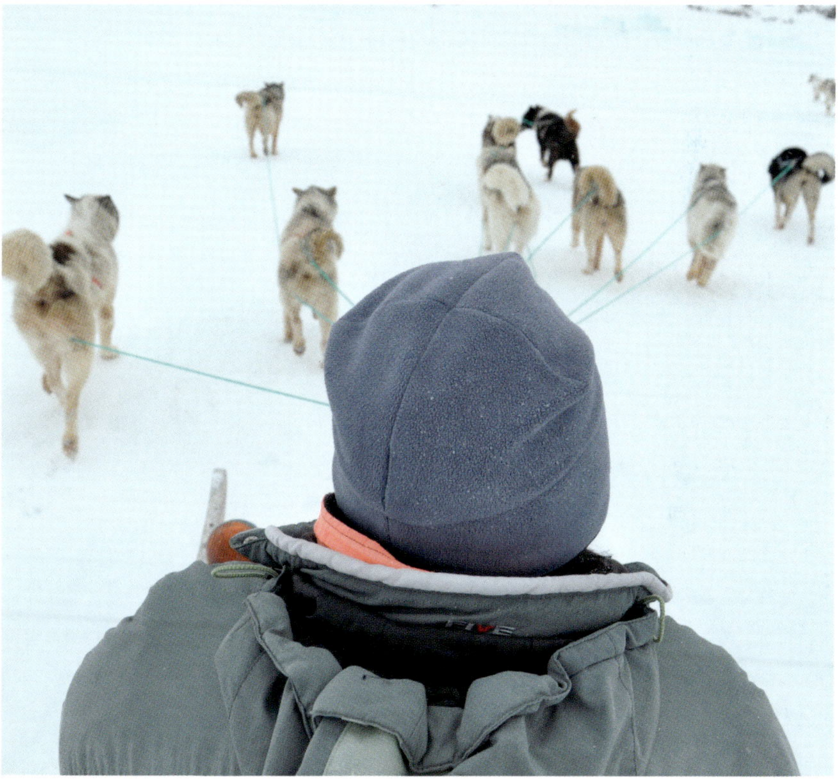

Gesund und fit im ewigen Eis: Eine Ernährung mit viel Robbenfleisch, Karibufleisch und Fisch macht's möglich.

Für Sie heißt das: Wenn Sie sich für eine gesunde Steinzeiternährung entscheiden, können Sie guten Gewissens viel Fleisch essen. Aber wählen Sie ausschließlich hochwertiges Fleisch – sonst schaden Sie sich mehr, als dass Sie davon profitieren. Warum? Weil das Verhältnis von Omega 3 und Omega 6 bei Billigfleisch schlecht ist. Sogar krank macht. Das gute Omega 3 nämlich wirkt gegen Entzündungen. Zu viel Omega 6 macht uns und unsere Kinder dick, es fördert sogar Entzündungen im Körper. Und Fett und Entzündungen begünstigen die Entstehung von Krebs. Ideal ist es, wenn Sie bei lokalen Fischereibetrieben, Wildhändlern oder Bauern direkt einkaufen. Hier gilt: garantiert ohne Zuckerzusätze.

Haben Sie keinen Zugang zu Biofleisch oder Wild, dann steigen Sie lieber auf hochwertiges Eiweiß aus anderen Quellen um. Das können tatsächlich einfach Hühnereier sein (auch hier gilt: Bio-Qualität!), natürlich aber auch Sojaprodukte und hochwertige Eiweißdrinks.

GUT ZU WISSEN ★★★★★

Selbst mal Steini sein ...

Haben Sie schon einmal darüber nachgedacht, selbst zu fischen oder zu jagen? Das ist gar nicht so schwer – und das Steini-Gefühl ist unbeschreiblich. Wunderbarer Nebeneffekt: Während Sie auf dem Hochsitz oder am Fluss geduldig auf Ihre Beute warten, beobachten Sie die Natur. Stundenlang. Auch das senkt Ihren Stresspegel ab – und weniger Stress heißt: weniger Pfunde rund um den Hosengürtel.

Informationen zum Jagdschein: **www.jagdverband.de**

Und zum Fischereischein: **www.anglerverband.com** oder die offizielle Seite des Bundes und der Länder: **www.portal-fischerei.de**

... und nicht die Nudel

Auf dem Weg vom Wildbeuter zum Nudelzieher haben wir einen großen Fortschritt gemacht: Wir haben erreicht, dass wir mehr Menschen billiger ernähren können. Wir können problemlos große Vorräte anlegen und harte Winter überleben. Wir haben uns das Kochen erleichtert – und Nudeln schmecken auch noch gut!

Aber: Wir haben uns aber dadurch auch eine Menge neuer Probleme eingehandelt.

- Wir sind kleiner, um nicht zu sagen mickriger geworden.
- Wir bekommen leichter Infekte.
- Insgesamt sind wir hochgradig anfällig geworden für degenerative Krankheiten wie Diabetes, Krebs und Demenz.
- Bei einer rein vegetarischen oder veganen Ernährung mit vielen Kohlenhydraten (Nudeln!) kommt es leicht zu einer drastischen Unterversorgung mit Aminosäuren. In der Folge kann sich unser innerer Antrieb verabschieden und unsere Stimmung in den Keller stürzen.
- Wenn wir uns mit viel zu vielen Kohlenhydraten ernähren, uns gleichzeitig viel zu wenig bewegen und auch noch unter chronischem Stress stehen, kann unser Stoffwechsel massiv entgleisen. Die Folge: Wir werden immer dicker und – durch die schlechte Versorgung unseres Gehirns – auch noch immer dümmer.

Wollen Sie das? Nein. Ich auch nicht. Gut, dass wir heute so viel über die Ernährung der Steinis wissen, dass uns eine gute und gesunde Alternative offensteht:

» *Paläofit statt nudeldick.* «

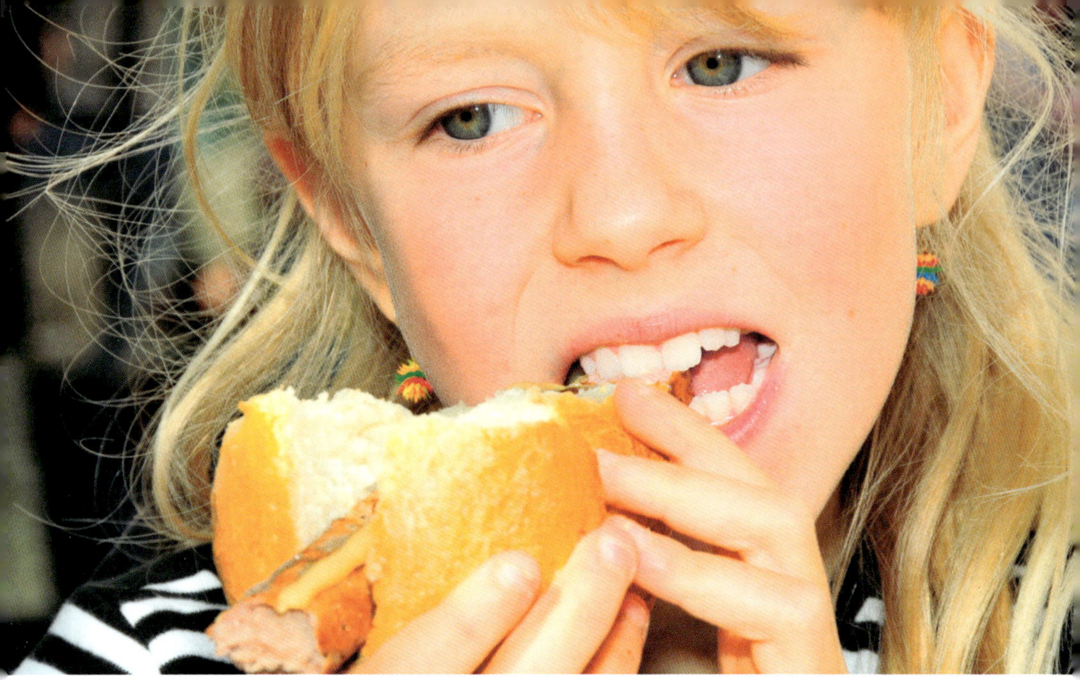

Warum wir Kohlenhydrate lieben

Eigentlich wissen wir es: Hochgezüchteter Weizen macht unser Gehirn kaputt und zerstört unseren Darm. Der Zucker in allen Lebensmitteln macht uns fett, krank und dämlich. Trotzdem lassen wir uns von der Nudel einwickeln und gehen den Verführungen unseres Schlaraffenlandes immer wieder auf den Leim. Warum? Wir sind doch nicht blöd? Stimmt. Und wir bleiben schlau, wenn wir unsere Intelligenz gegen die überzuckerten Verführungen der Lebensmittelindustrie und gegen den Dauerstress in unserem Leben verteidigen. Machen Sie mit – das macht sogar Spaß!

Mit der Muttermilch fängt es an

Die Muttermilch ist die erste Süßigkeit in unserem Leben. Sie ist tatsächlich sehr süß – und wenn man Babys beobachtet, die gerade gestillt werden, scheint auch das Trinken an sich ein ziemlich angenehmer, sogar glücksbringender Vorgang zu sein. So merkt sich unser kluges Gehirn: Süß = Glück.

Eigentlich ein guter Gedanke. Der aber vor mit Industriezucker berstenden Supermarktregalen leider nicht mehr funktioniert – was unser Gehirn aber »von Natur aus« leider nicht weiß.

Muttermilch besteht vor allem aus Wasser, das macht, wenn Sie es genau wissen wollen, 87,2 Prozent aus. In 100 Milliliter Muttermilch enthalten sind außerdem

- 4,2 g Fett,
- 1,1 g Proteine,
- 7 g Kohlenhydrate,
- Mineralstoffe und Vitamine,
- Wirkstoffe des mütterlichen Immunsystems,
- und fettspaltende Enzyme.

Der Stoffwechsel von Babys läuft viel schneller als der von Ihnen und mir. Im Turbotempo wachsen neue Nervenzellen im Gehirn. Die Energie für den Aufbau der Gehirnzellen liefern – nein, nicht Kohlenhydrate! –, die Energie liefern Ketonkörper. Daraus wird die Energie synthetisiert.

Das geht so: Kurz nach der Geburt wird die Aktivität der Enzyme hochgekurbelt, die Ketonkörper verwerten. So kann der hohe Fettanteil der Muttermilch optimal ausgenutzt werden. Das funktioniert wunderbar! Leider bricht dieses Wunderwerk des Lebens zusammen, sobald das Kind statt der Muttermilch Rosinenbrötchen bekommt. Oder die von der Industrie eigens hergestellten Kinderkostgläschen, gefüllt mit herrlich süßer Pasta in Tomatensauce. Sie öffnen die Tür hinein in die Kohlenhydratfalle, aus der zu entkommen vielen so schwerfällt.

GUT ZU WISSEN ★★★★★

Was sind Ketone?

Als **Ketose** bezeichnet man einen besonderen (eigentlich: den ursprünglich für Menschen normalen!) Zustand Ihres Stoffwechsels. In diesem Zustand steigt die Konzentration von Ketonkörpern (genauer: Acetoacetat, 3-Hydroxybutyrat, Aceton) im Blut und zwischen den Zellen an. Dabei können die Ketonkörper zur primären Energiequelle des Organismus werden – und damit die Glukose aus dem Abbau von Kohlenhydraten ablösen. Energie stellt der Körper her, indem er in der Leber Fettsäuren zu Ketonkörpern abbaut und diese nun als Energielieferant verwendet. Die Ketose steigert also die Fettverbrennung. Das Geheimnis schlanker Menschen.
Die Ketone wandern auch in Ihr Gehirn und ernähren dieses sehr schonend, effektiv – und ohne Zucker. Diese neue, diese andere, diese natürliche Gehirnnahrung verändert Ihr Denken: Sie werden hellwach, Sie werden kreativ, Sie erleben eine neue Welt. Buchstäblich. Das weiß jeder, der schon einmal eine Fastenkur hinter sich gebracht hat.

» Sie wechseln in die Ketose, wenn Sie möglichst keine Kohlenhydrate mehr essen, zumindest täglich weniger als 50 Gramm. «

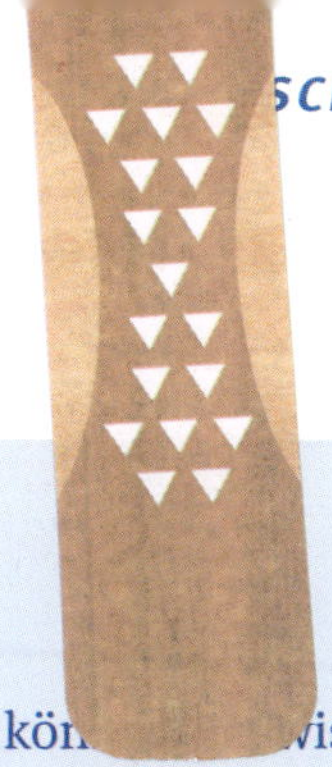

Doch wie kön[illegible] wissen, dass Ihr Stoffwechsel in Ketose gewechselt ist? Ganz einfach: Das können Sie messen mit einem Teststreifen (z.B. Ketostixs, gibt es in der Apotheke). Manche Menschen nützen die als Kontrolle dafür, ob die Menge Kohlenhydrate, die sie essen, gering genug ist und dass sie sich in Ketose befinden. Das ist richtig, allerdings sollte man wissen, dass nach einer Anpassungsphase oft keine Ketone mehr über den Urin ausgeschieden werden, auch wenn man sie im Blut hat. Man kann also sehr wohl in Ketose sein, ohne dass der Urinteststreifen etwas anzeigt.

Noch einfacher: Die Umstellung auf Ketose kann kurzfristig mit Kopfschmerzen und Müdigkeit einhergehen, auch bekannt als »Keto Flu« oder »Atkins Flu«. Dies klingt jedoch nach wenigen Tagen von allein ab. Und dann sind Sie mit hoher Wahrscheinlichkeit in der Ketose gelandet.

Wichtig zu wissen: Sie werden immer wieder dem Argument begegnen (auch von Medizinern!), dass eine Ketose gefährlich ist. Das ist Unfug: Sonst wären alle Naturvölker, die sich hauptsächlich von Fleisch ernähren, schon längst ausgestorben. Richtig ist aber, dass eine »diabetische Ketoazidose« lebensgefährlich sein kann. Das aber ist etwas völlig anderes als die ganz normale Ketose. Ein Zustand, den Sie mit großer Wahrscheinlichkeit nicht mehr missen möchten, wenn Sie ihn einmal erreicht haben.

Die Ketose ist der Normalzustand, bereits vom Baby erlebt. Wenn der menschliche Körper niemals mit Kohlenhydraten konfrontiert wird, dann erfreut sich auch im Erwachsenenalter das Gehirn an der schonenden Energie aus den Ketonkörpern. Schlechte Laune und Leistungsschwäche kommen erst vor, wenn der Körper einmal auf den dauerhaften Kohlenhydratstoffwechsel umgeschaltet hat und ihm diese dann wieder entzogen werden. Im Körper fehlen nämlich dann zunächst die Enzyme zur Herstellung der Ketonkörper – aber er ist ja klug, unser Körper. Nach ein paar Tagen hat er die Produktion längst wieder gestartet, und Sie verbrennen munter so viel Fett wie nie zuvor.

In Kombination mit viel Sport (gegen Ihren Dauerstress!), regelmäßiger Psychohygiene oder Meditation (noch einmal: gegen Ihren Dauerstress!), einer ausgewogenen Paläo-Ernährung und hin und wieder ein paar Stückchen dunkler Schokolade dürften Sie auch kaum mehr von Heißhungerattacken auf Süßes heimgesucht werden.

Von der Milch zum Honig

Die Prägung auf Süß bereitete dem Steinzeitmenschen wenige Probleme, denn Süß gab es in seiner Welt kaum. Nachdem er als Baby die Muttermilch genießen durfte, war erst einmal Schluss mit Süß. Später allerdings fand er gelegentlich etwas Honig oder auch Beeren. Die Evolution hat es so eingerichtet, dass Menschen Süßes lieben und dass die süße Mangelware im Körper in Form von Fett verwahrt werden kann – als Vorrat für schlechte Zeiten. Eigentlich eine gute Idee.

Die Rehe vor meinem Fenster haben die gleiche Prägung. Auch sie trinken zuerst süße Muttermilch, die Laktose enthält. Danach besteht ihre Diät nur noch aus Gräsern, Knospen, Laub, Kräutern, Schachtelhalmen und Farnen, vielleicht finden sie auch die ein oder andere Wilderdbeere und Brombeere. Wie viele Wilderdbeeren und Brombeeren sehen Sie im Wald? Sehr wenige. Wie viele übergewichtige Rehe sehen Sie im Wald? Richtig: gar keine.

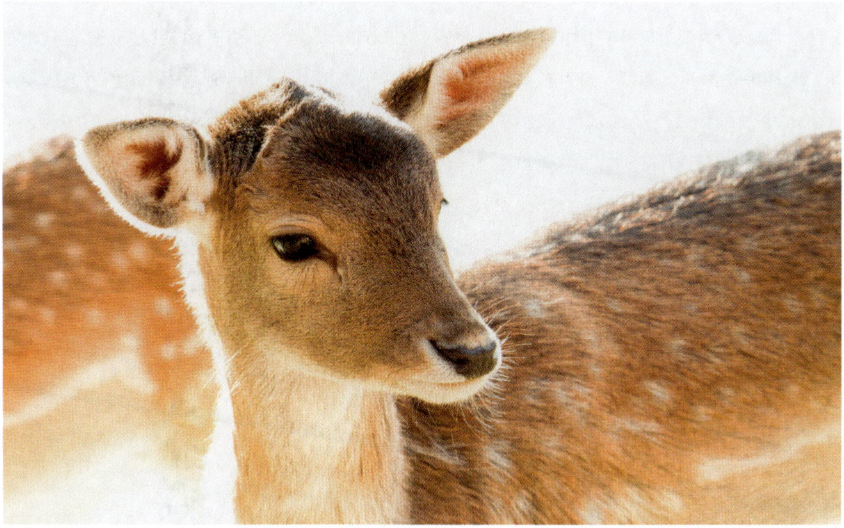

Rehe werden in der Natur nicht übergewichtig. Warum? Sie bewegen sich den ganzen Tag lang und knabbern Rinde statt Brot.

Auch Vögel lieben Süßes. Kein Problem eigentlich. Doch auch sie lassen sich leicht von billiger Marktplatzernährung verführen. Schauen Sie sich einmal um in Ihrer Stadt: Spatzen picken mit Vorliebe Kuchenkrümel und Tauben Pommes! Kein Wunder, dass auch der Stoffwechsel der eigentlich kerngesunden, wild und frei fliegenden Vögel unter dieser Kost zusammenbricht. Lesen Sie dazu eine eigentlich tragische, aber sehr amüsant geschriebene

Beobachtung von Walter I.

» *Auf unserer Urlaubsrückreise machten wir zwecks Kaffeepause halt bei einer berühmten Fast-Food-Kette. Mit dem Kaffee nach draußen, dort wo die Kinder spielen und essen. Oh Schreck: Was sind das für Vögel? Spatzen ... Die sehen sonst anders aus. Schlank und quirlig. Diese waren fast doppelt so groß, hatten aufgeplustertes Gefieder, schwerfällig, Schwierigkeiten beim Fliegen. Tatsächlich: Spatzen mit Übergewicht. Monster-*

spatzen. Sie picken die heruntergefallenen Pommes auf, den ganzen Tag! 15 haben wir gezählt. Immer lauerten sie und pickten sofort. Sie näherten sich auch den Gästen und pickten fast aus der Hand. Nur Kohlenhydrate den ganzen Tag. Wir haben noch nie so viele schlecht aussehende Vögel gesehen. Manche Eltern mit Kindern sahen ähnlich aus. So bequem, faul und krank werden Vögel bei Fast Food. Dümmlich ... «

Wie kommt es dazu? Wir sind doch nicht von Natur aus dümmlich? Natürlich sind wir das nicht. Aber unsere natürliche Vorliebe für Süß führt dazu, dass wir uns von un-natürlichen Carbs allzu leicht verführen lassen.

Unsere Supermärkte sind Zuckermärkte

Die Geschichte unserer Verführung zu immer mehr Nudeln, zu immer mehr Zucker beginnt 1971. US-Präsident Nixon stand vor der Wiederwahl. Seine Popularität war aber auf dem Tiefpunkt, nicht zuletzt wegen des Krieges in Vietnam. Also suchte er ein »großes« Thema. Ein Thema, für das ihn das Volk lieben würde. Er hatte die zündende Idee: Preise senken. Essenspreise senken. Dafür brauchte er die Farmer und fand als Fachmann Dr. Earl Putz.

Putz subventionierte den Maisanbau. Nicht im großen, sondern im gigantischen Stil. Die Maispreise sanken und damit die Preise für Nahrungsmittel wie Müsli, Biskuits, Mehl. Dann lief die Sache aber aus dem Ruder. Mais überschwemmte den Markt. Was tun? Putz flog nach Japan und brachte eine wissenschaftliche Innovation mit: High Fructose Corn Sirup, kurz HFCS. Ein Glukose-Fruktose-Sirup, gewonnen aus dem überflüssigen Mais. Dieser Sirup löste mehrere Probleme auf einmal: Seine Produktion half, die Maisberge abzutragen. Und er war so billig, viel billiger als Zucker, sodass die Lebensmittelindustrie günstiger produzieren und fortan wirklich jede Speise versüßen konnte: Ganz gleich, ob Pizza, Krautsalat, Zwieback, Brot, Wurst oder Nudelsoße: HFCS wurde überall hineingepumpt – und die amerikanische Bevölkerung wurde immer fetter. Kränker. Eine schlimme Entwicklung. Die sich aber 1984 weiter verschärfte. In diesem Jahr nämlich stellte Coca Cola auf HFCS um. Weil die Produktion so billiger wurde. Prompt schlossen sich weitere Unternehmen aus der Getränkebranche an. In Zahlen:

- In den USA ist der Verzehr von fruktosehaltigem Maissirup in einem Zeitraum von 20 Jahren um mehr als 1000 (!) Prozent angestiegen.
- 80 Prozent der Lebensmittel in den USA werden heute gesüßt – selbst solche, bei denen man dies nicht vermuten würde: Fleisch und Brot.
- 1966 hatten einen BMI über 30 (vollfett) nur 1,2 Prozent der Männer und 1,8 Prozent der Frauen. 1989, also 23 Jahre später, waren schon 10,6 Prozent der Männer und 14 Prozent der Frauen vollfett. BMI über 30.

Große Überraschung im Kleingedruckten

Wenn Sie im Supermarkt einen Blick auf das »Kleingedruckte« werfen – also auf die Zutatenliste, die auf jeder Verpackung irgendwo versteckt ist –, dann werden Sie sich wundern: Auch unsere Lebensmittelindustrie setzt Zucker zu, wo es nur geht. Aber sie nennt diese Zucker nicht immer Zucker. Versteckt die Carbs hinter schönen Worten. Für Ihren besseren Durchblick hier ein kleiner Vokabeltrainer:

- **Agavendicksaft:** Wird aus der Agavenpflanze gewonnen. Der eingekochte Dicksaft enthält Glukose und Fruktose. Je nach Hersteller enthält Agavendicksaft bis zu 80 Prozent mehr Fruktose als Haushaltszucker – und ist damit in der Lage, den Stoffwechsel ähnlich gefährlich durcheinanderzubringen wie aus Mais gewonnener Glukose-Fruktose-Sirup (HFCS).
- **Ahornsirup:** Dickflüssige, braune Süße aus dem Saft des Ahornbaumes. Wird durch mehrmaliges Kochen hergestellt und enthält 65 Prozent Zucker.
- **Birnendicksaft:** Ebenfalls dickflüssige, braune Süße aus dem eingekochten Saft der Birne. Enthält 78 Prozent Zucker.

- **Brauner Zucker:** Sieht brauner aus, ist aber – anders als das geliebte Recyclingpapier der 1980er-Jahre – kein bisschen naturnäher oder besser als weißer Zucker. Um braunen Zucker herzustellen, mischt die Zuckerindustrie den weißen Zucker zum Beispiel mit Zuckerrohrsirup, oder sie erhitzt weißen Zucker, bis er karamellisiert und auf diese Weise braun wird.
- **Demerara-Zucker:** Klingt so elegant wie Carrara-Marmor, ist aber genauso ungesund wie weißer Zucker. Demerara-Zucker ist eine spezielle Art von braunem Rohrzucker. Sein Name leitet sich von einer niederländischen Kolonie ab, in der dieser Zucker produziert wurde.

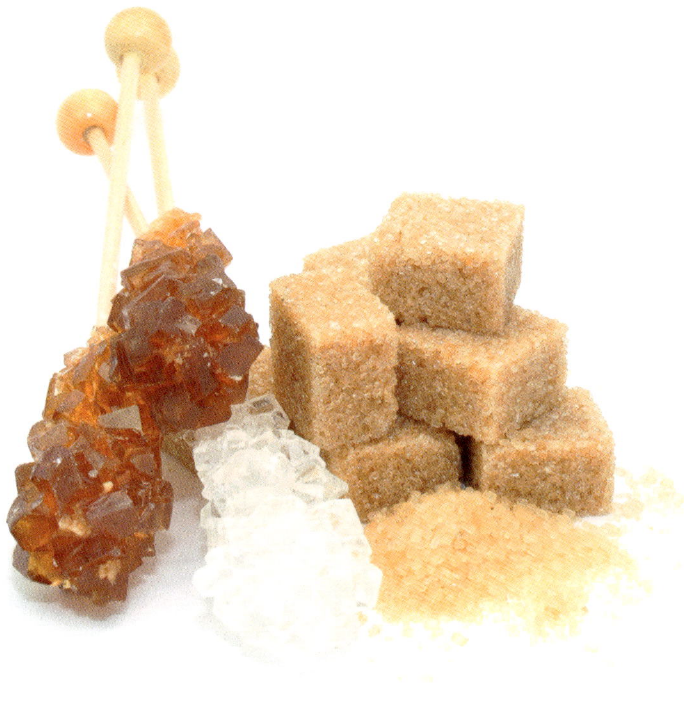

Ob als Würfel oder Stick, ob braun oder weiß: Zucker bleibt Zucker. Und »guten« Zucker gibt es nicht.

- **Dextrose:** Ein Einfachzucker. Ein älteres Wort, heute spricht man häufiger von Glukose oder einfach von Traubenzucker.
- **Fruktose:** Auch Fruchtzucker genannt. Auch dies ist ein Einfachzucker, der in vielen Mehrfachzuckern steckt. Im Verhältnis 1:1 zum Beispiel in normalem Haushaltszucker. Bei Fruktose-Glukose-Sirup liegt der Anteil höher.
- **Galaktose:** Einfachzucker. Ist ein wichtiger Bestandteil der Muttermilch.
- **Glukosesirup:** Ein anderes Wort für Bonbonsirup.
- **Invertzucker:** Wässrige Lösung aus Saccharose.
- **Glukose-Fruktose-Sirup:** Sehr süßer Sirup mit hohem Fruktoseanteil, der aus Maisstärke, manchmal auch aus Weizenstärke gewonnen wird. Der Fruktoseanteil beträgt bei HFCS55 genau 55 Prozent Fruktose, entsprechend enthält HFCS90 also 90 Prozent Fruktose.
- **Laktit:** Aus Milchzucker gewonnener Zuckerstoff.
- **Maltodextrin:** Ein wasserlösliches Gemisch aus Maltose und Dextrose. Auch dies also: Carbs pur!
- **Maltose** oder **Malzzucker:** Aus Stärke hergestellter Zucker.
- **Milchzucker:** Auch Laktose genannt. Ein Zweifachzucker aus Glukose und Galaktose.
- **Rohrzucker:** Aus Zuckerrohr hergestellter Zucker, auch Saccharose genannt. Vollrohrzucker ist der getrocknete Saft der Zuckerrohrpflanze, der nicht weiterverarbeitet wird.
- **Rübensirup:** Dickflüssiger, eingekochter Rübensaft. Enthält 62 Prozent Zucker.
- **Traubenzucker:** Gleichbedeutend mit Glukose oder Dextrose. Im menschlichen Stoffwechsel ist dies der Zuckerstoff, der den Blutzuckerspiegel ausmacht.
- **Zuckerkulör:** Sehr dunkler Karamellzucker, der zum Färben von Lebensmitteln verwendet wird – schauen Sie doch mal auf das Kleingedruckte bei dunklem Vollkornbrot.

Warum kaufen wir so etwas eigentlich? Warum lieben wir es sogar? Und warum lassen wir es zu, dass wir davon derartig fett werden? Ganz einfach: weil Zucker den Nahrungsmitteln dieses leckere »Wie-frisch-gebacken«-Aussehen verleiht, weil Zucker den meisten Menschen gut schmeckt und weil wir, wenn wir Zucker auf dem Teller haben, keine Ahnung mehr haben, wann wir eigentlich satt sind. Gut für die Industrie: So essen wir mehr, so kaufen wir mehr, so steigen die Umsätze. Leider schlecht für uns Verbraucher.

Sonderfall Süßstoffe

Über Süßstoff kursieren die merkwürdigsten Geschichten. Manche verteufeln diese überwiegend völlig harmlosen Stoffe, andere sehen darin eine herrliche Chance, ungebremst zu »sündigen«, ohne von ihrem eigenen

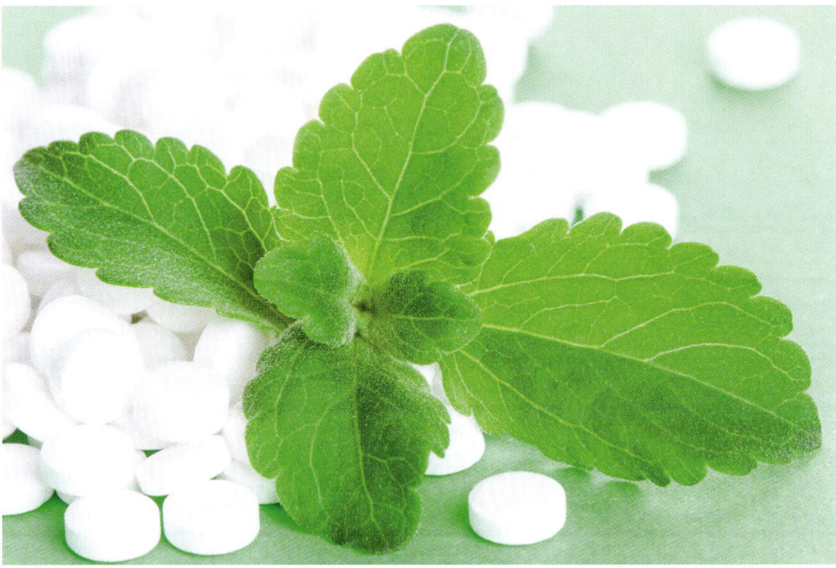

Steviablätter sind als Süßungsmittel in Deutschland leider nicht erlaubt – Stevia in Form von Dragees gibt es aber überall zu kaufen.

Körper dabei erwischt zu werden. Beide Vorstellungen sind, pardon, leicht schräg. Deshalb hier der Versuch, etwas Licht ins Dickicht der Süßstoffdebatte zu bringen:

Stevia: Ist ein Süßstoff, der nach Natur klingt und der sogar aus einer Pflanze gewonnen wird. Eine wunderbare Sache. Die Blätter der Steviapflanze werden bei indigenen Völkern in Brasilien oder Paraguay seit jeher in der traditionellen Küche verwendet. Leider ist in Deutschland der Verzehr der Pflanze selbst nicht erlaubt. Zugelassen sind nur Steviolglycoside – die nicht besonders gut schmecken. Da schaue ich skeptisch Richtung Zuckerlobby ...

Aspartam: Aber zum Glück gibt es ja auch Aspartam, das zwar nicht direkt aus einer Pflanze gewonnen wird, aber trotzdem pure Natur ist. Es besteht nämlich aus zwei Aminosäuren: Asparaginsäure und Phenylalanin. Das sind Stoffe, die in jedem Bissen Fisch und jedem Schluck Milch vorkommen. Im Darm wird dieses Dipeptid in kleinste Teile zerlegt. Bei der Verstoffwechslung entsteht dann elf Prozent Methanol. Ein Alkohol. Von einigen Aspartamgegnern wird das als eine Gefahr für die Gesundheit angesehen. Allerdings lässt auch der Verzehr von Äpfeln den Methanolspiegel im Blutplasma ansteigen, und zwar viel stärker als bei der Aufnahme von Aspartam. 0,75 Kilogramm Äpfel erzeugen im Laufe der Verdauung genauso viel Methanol in Ihrem Körper wie sieben Gramm Aspartam. Nur: Wer nimmt schon sieben Gramm Aspartam am Tag zu sich? Eher üblich sind drei Milligramm. Das SCF – *Scientific Commitee on Food* der Europäischen Kommission – kommentiert das so:

> *»Aspartam ist unter den intensiven Süßstoffen einzigartig, da die Aufnahme seiner Bestandteile mit der Aufnahme derselben Substanzen in natürlichen Nahrungsmitteln verglichen werden kann.«*

GUT ZU WISSEN ★★★★★

Die 15 wichtigsten Süßstoff-Irrtümer

1 Süßstoff ist krebserregend: falsch

2 Süßstoffe sind gesundheitsschädlich: falsch – bei Einhaltung der täglichen Höchstaufnahmemenge

3 Süßstoffe beeinflussen die Insulinproduktion: falsch

4 Süßstoffe nehmen Einfluss auf die Hunger-Sättigungs-Regulation und lösen Hunger oder Appetit aus: falsch

5 Süßstoffe machen schlank: falsch – Übergewichtige werden nicht durch, aber gegebenenfalls mit Süßstoffen schlanker

6 Süßstoffe sind chemische Kunstprodukte: falsch – die Süßstoffe Aspartam, Thaumatin und Neohesperidin-Dihydrochalcon haben einen natürlichen Ursprung (Pflanzenteile) oder werden aus Eiweißbausteinen (Aminosäuren) hergestellt

7 Süßstoffe sind Mastmittel für Tiere oder in solchen enthalten: falsch

8 Süßstoffe lösen den cephalischen Insulinreflex aus: falsch

9 Süßstoffe erhöhen das Verlangen nach Süßem und Süßigkeiten: falsch

10 Süßstoff ist teuer: falsch – im Vergleich zu Zucker ist Süßstoff unglaublich preiswert und wird daher reichlich von der Industrie eingesetzt

11 Süßstoff eignet sich nicht zum Backen – falsch, aber im Gegensatz zu Zucker liefern Süßstoffe keine Masse und unterstützen nicht die Backeigenschaften von Teigen

12 Saccharin löst Blasenkrebs beim Menschen aus: falsch – aber möglicherweise in Maximaldosis bei der Ratte

13 Süßstoffe sind gesund: – falsch Süßstoffe sind bei Einhaltung der ADI-Werte sicher unschädlich, aber gesundheitsförderlich eher nicht – auch wenn sie beim Abnehmen helfen und die Diabetestherapie erleichtern können

14 Süßstoffe lösen Blähungen und Durchfall aus: falsch – dafür sind Zuckeraustauschstoffe wie Isomalt, Sorbit, Xylit oder Mannit verantwortlich

15 Der Hinweis »enthält eine Phenylalaninquelle« bedeutet eine Gefahr: falsch – der Süßstoff Aspartam enthält den natürlichen Eiweißbaustein (die Aminosäure) Phenylalanin – der Hinweis ist nur für Patienten relevant, die unter der Stoffwechselerkrankung Phenylketonurie leiden, und das ist etwa einer unter 8000

Süßstoffe sind kein Wundermittel. Wenn Sie sich zur Buttercremetorte Kaffee mit Süßstoff bestellen, können Sie natürlich nicht erwarten, dass Sie auf diese Weise abnehmen. Klar: Süßstoff ist kein Ausgleich für Fehlernährung! Wie alle Zusatzstoffe sollten auch Süßstoffe maßvoll eingesetzt werden. Und grundsätzlich gilt: Es ist durchaus möglich, sich die Sucht nach Süß ein wenig abzutrainieren. Für Low-Carb- oder No-Carb-Genießer durchaus empfehlenswert.

Doch vor allem Diabetiker und Menschen, die unter Fettleber sowie erhöhten Blutfettwerten (Hypertriglyzeridämie) leiden, können von Süßstoffen profitieren: Sie belasten ihre Körper nicht mehr mit der schädlichen Wirkung der Kohlenhydrate. Das kann gesundheitliche Vorteile bringen oder auch zum Halten des Idealgewichtes beitragen.

Fakt ist: Süßstoffe sind per se nicht gefährlich, sie sind aber auch kein Wundermittel. Wie fast bei allem, was die Ernährung betrifft, sind Sie bei diesem Thema letztendlich auf sich selbst angewiesen. Auf Ihre eigenen Recherchen und auf Ihre eigene somatische Intelligenz.

Warum Glukose-Fruktose-Sirup so gefährlich ist

Normaler Haushaltszucker besteht jeweils zur Hälfte aus Fruktose und aus Glukose. Im Unterschied dazu enthält Glukose-Fruktose-Sirup (HFCS) viel mehr Fruktose. Wenn wir Zucker oder Zuckersirup verdauen, spalten wir ihn in seine beiden Bestandteile auf: Glukose und Fruktose. Interessant: Bei der Verdauung von Glukose brauchen wir Insulin. Ein erhöhter Insulinspiegel führt zu einem erhöhten Serotoninspiegel im Gehirn. Und dieser Spiegel sorgt letztendlich dafür, dass das Gehirn irgendwann meldet: »Satt! Nicht mehr weiteressen, bitte!«

Fruktose verarbeitet unser Körper ohne Insulin. Klingt eigentlich gut, hat aber gravierende Nachteile: Wird also die Süße über Fruchtzucker zugeführt, kann das Gehirn keine Sättigungssignale produzieren. Es weiß nicht einmal von dem vielen Zucker im System. Ohne Insulin bleibt also das »Ich-bin-satt!«-Gefühl aus.

Prof. Elizabeth Parks von der Universität in Texas hat mit ihren Kollegen herausgefunden, dass der Umwandlungsprozess von Zucker in Fett durch Fruktose extrem beschleunigt wird und der Körper unter dem Einfluss von Fruktose zusätzlich auch noch größere Mengen des erzeugten Fetts einlagert.

Glukose wird hauptsächlich in der Leber umgewandelt, die eine Art »Zuckerkontrollfunktion« im Körper innehat. Unter der Aufsicht der Leber wird je nach Bedarf die Glukose direkt zur Energiegewinnung eingesetzt oder in eine Fettsäure verwandelt, die für den späteren Energiebedarf gespeichert werden kann.

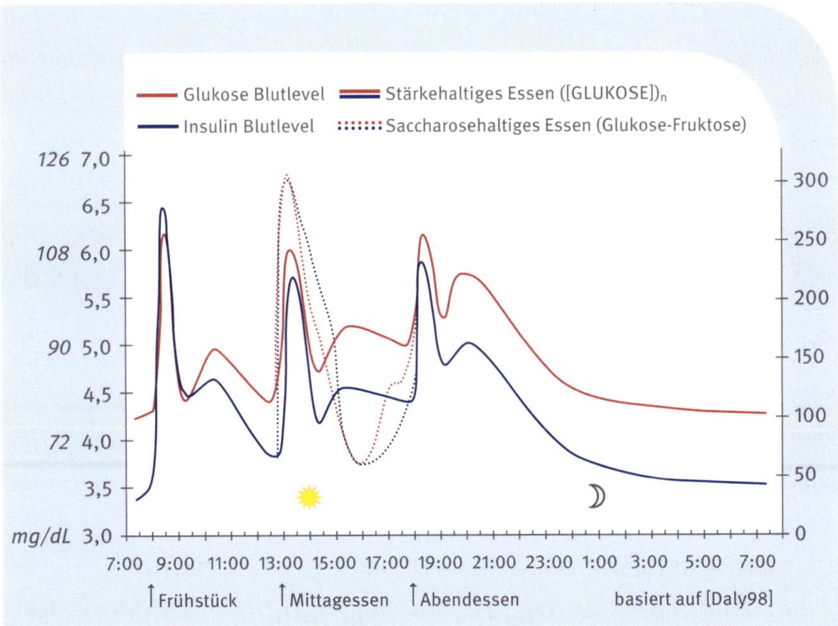

Berg- und Talbahn: Blutzuckerspitzen nach dem Frühstück, nach dem Mittagessen und nach dem Abendessen.

Anders die Fruktose: Auch sie wird zwar größtenteils in der Leber umgesetzt, aber der Kontrollmechanismus greift hier nicht. Fruktose wird einfach in Fett umgewandelt.

Fruktose macht also nicht satt. Damit verstärken sich auch die Probleme: HFCS verführt uns dazu, bis weit über das Sättigungsgefühl hinaus Süßes zu verputzen. Die Folgen sind Bluthochdruck und viele andere degenerative Krankheiten. Laut einer Studie der University of California kann Fruktose sogar das Wachstum von Bauchspeicheldrüsenkrebs begünstigen. Fett werden wir übrigens noch über einen anderen, durch Fruktose ausgelösten Irrweg:

Der Satt-Schalter geht kaputt: Das mithilfe der Fruktose eilig angesammelte Bauchfett fährt die Produktion des Sättigungshormons Leptin hoch und höher – während der hohe Anteil von Fruktose in der Nahrung die Wirkung des Hormons gleichzeitig hemmt. Wenn die Nervenzellen nun viel zu oft mit viel zu viel Leptin überschüttet werden, dann machen die Rezeptoren irgendwann schlapp. Der über Leptin gesteuerte Schalter zwischen »Ich bin satt – bitte alle Energie, die jetzt noch kommt, in die Körperdepots einlagern« und »Ich habe Hunger – bitte alle Energie sofort ins Gehirn liefern« geht kaputt. Die Leptinresistenz führt damit zu Hunger ohne Ende. Das ist doppelt schlimm: Denn erstens wird so gut wie alles, was die Betroffenen essen, sofort in den Fettzellen eingelagert. Und zweitens bekommt das Gehirn trotzdem nicht die Energie, die es eigentlich braucht. Achim Peters schreibt in seinem Buch *Das egoistische Gehirn: Warum unser Kopf Diäten sabotiert und gegen den eigenen Körper kämpft* den bemerkenswerten Satz (S. 169):

> »*Obwohl massenhaft Energie im Körper vorhanden ist, hat das Gehirn kaum mehr Zugriff darauf. Es kann in dieser Situation nur noch an sich selbst sparen, wenn es nicht untergehen will.*«

Kein Wunder, dass diejenigen, die von Leptinresistenz betroffen sind, immer dicker und dicker werden. Und diejenigen, denen sogar ein Leptindefekt zu schaffen macht, zusätzlich unter einem schlecht versorgten Gehirn leiden. Das heißt für Sie:

- Kümmern Sie sich um das Kleingedruckte auf allen Ihren Lebensmitteln. Kaufen Sie nichts (nichts!) mehr, was HFCS enthält. Und das, was in Ihrem Vorratsschrank steht, das entsorgen Sie am besten heute noch. Besonders häufig finden Sie HFCS in süßen Getränken, in Marmeladen und auch in Joghurt.
- Sollten Sie bereits eine Leptinresistenz entwickelt haben – hier eine gute Nachricht: Der Schalter kann sich regenerieren, wenn Sie Ihr Bauchfett abschütteln. Wie das? Ganz einfach: Basta mit der Pasta. Basta mit Zucker. Und vor allem: Basta mit Glukose-Fruktose-Sirup. Und dann loslaufen.

GUT ZU WISSEN ★★★★★

Wie viel Fruktose darf's sein?

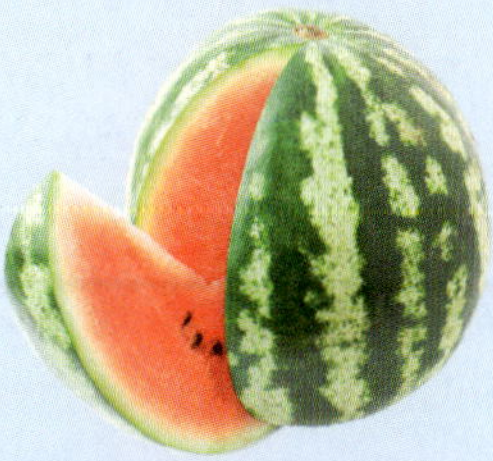

Wenn Sie gesund leben wollen:
weniger als 25 Gramm Fruktose pro Tag

Wenn Sie abnehmen möchten:
weniger als 15 Gramm Fruktose pro Tag

Wenn Sie Krebs haben (Krebszellen lieben Fruktose):
weniger als 10 Gramm Fruktose pro Tag

Die Angst vor Fett hat uns fett gemacht

Die Erfindung von Glukose-Fruktose-Sirup in den 1970er-Jahren fiel unglücklicherweise genau in die Zeit, als Fett plötzlich in Ungnade fiel. Weltweit. Und sich die Verbraucher vor lauter Angst vor dem »bösen Fett« mit immer mehr gezuckerten Kohlenhydraten vollstopften. Und gerade deshalb immer fetter wurden. Im Rückblick erscheint diese Entwicklung geradezu irrsinnig:

1977 gab die US-Regierung Ernährungsrichtlinien heraus, die eigens von einem Senatskomitee erarbeitet worden waren. Wichtigste Aussage: Gesättigte Fette und cholesterinreiche Speisen verstopfen die Arterien. Teufelszeug! Lieber »leichte« (!) Kohlenhydrate essen und mehrfach ungesättigte Fettsäuren aus industrieller Produktion.

Prompt kauften die Amerikaner weniger Fleisch, Milch, Eier, Butter, Käse, Kokosöl und Palmöl. Dafür Margarine, hydrogenisierte Pflanzenfette (gefährliche Transfette!), völlig übertriebene Mengen von Vollkornprodukten – und außerdem auch noch Medikamente gegen erhöhte Blutfettwerte. Ein Milliardengeschäft für die Pharmaindustrie.

GUT ZU WISSEN ★★★★★

Carbs treiben Cholesterin hoch

Wer mit hohen Cholesterinwerten zu tun hat, hört oft vom Hausarzt: Vorsicht mit Eiern und Schweinefleisch. Das ist Unsinn. Wenn Sie Ihre Cholesterinzufuhr herunterschrauben und gleichzeitig viele Carbs essen, glaubt Ihr Steini-Körper: »Kein Fleisch da! Trockenzeit! Vielleicht sogar Hungersnot!« Sofort beginnt Ihre Leber, aus den Kohlenhydraten reichlich Cholesterin zu produzieren – bis hin zu einer gefährlichen Überproduktion. Was dagegen hilft, schreibt Dr. David Perlmutter in seinem lesenswerten Buch *Dumm wie Brot* (S. 109):

> *Die einzige Möglichkeit, diese innere Fehlschaltung zu stoppen, ist die Aufnahme von ausreichend Cholesterin über die Ernährung und das weitgehende Meiden von Kohlenhydraten.*

Keine Nudeln: eine gute alte Idee

Low Carb oder No Carb gilt ja als hochmodern. Nichts falscher als das. Da gab's mal einen William Banting. Der schon 1863 sein Büchlein *Letter on corpulence* veröffentlichte. Blieb im Druck bis 2007 (!). Dort finden Sie so nette Tipps wie:

- Reichlich Bewegung wie beispielsweise Rudern auf der Themse.
- Zum Frühstück 140 Gramm Rindfleisch, Hammel, Leber, gerösteten Fisch, Speck oder Aufschnitt sowie eine große Tasse ungesüßten Tee ohne Milch und einen kleinen Keks. (Ist das nicht süß? Der kleine Keks?)
- Mittags 150 Gramm Fisch, Fleisch, Gemüse, eine Unze (28 Gramm) getrocknetes Toastbrot, Geflügelfleisch oder Wildbret. Dazu drei Gläser Rotwein, Sherry oder Madeirawein.

Sie haben längst verstanden: Extremes Low Carb. Fast ketogene Diät. 1863 schriftlich festgelegt. Er fasst das Ganze zusammen mit den goldenen Worten: »Ich kann nun mit gutem Gewissen sagen, dass die Menge der Nahrung am besten dem natürlichen Appetit überlassen bleibt und dass es nur die Qualität ist, die entscheidend für die Verringerung und die Heilung von Fettleibigkeit ist.«

Das war die erste kohlenhydratarme, proteinreiche Diät in der Geschichte der Medizin. Eine Diätform, die nach heftigsten Attacken der Ärzteschaft erst Anfang des 20. Jahrhunderts als Grundlage für die ketogene Diät bei Anfallsleiden (Epilepsie) erfolgreich eingesetzt wurde …

Und Sie haben immer geglaubt, um schlank, gesund und geistig hochfit zu werden, müsse man hungern? Müssen Sie nicht! Sie müssen sich nicht einmal zu der oben erwähnten englischen Kost durchringen. Lassen Sie einfach billige Zucker- und Mehlprodukte weg. Und staunen Sie mit mir: Es klappt.

Warum es bei den einen klappt und warum wiederum andere immer und immer dicker werden, das versuchten Mediziner auch nach William Balting herauszufinden. Mehr oder weniger erfolgreich. Hier ein kurzer Überblick:

- **1880:** Die erste Hypothese stammte vom Physiologen Max Rubner, und zwar aus dem Jahr 1880. Rubner hatte als Erster die Gesetze der Thermodynamik auf lebende Organismen angewandt, also auf uns. In aller Kürze: Die Kalorien sind schuld. Wenn wir also mehr Energie in uns reinstecken, also mehr Nudeln essen, als wir verbrennen können, werden wir dick.
- **1920:** Dieser Ansatz wurde von Louis Newburgh an der Medical School der University of Michigan präzisiert: Alle dicken Menschen haben eines gemeinsam: »Sie überessen sich buchstäblich.« Seine Entdeckung: »Das ganze Problem des Übergewichts liegt in der Regulation zwischen Einfuhr und Ausfuhr von Kalorien.« Er war übrigens schon 1920 an einer Studie beteiligt, die eine Ernährung von Diabetikern ohne Kohlenhydrate, dafür mit ausreichend Proteinen und viel Fett untersuchte – und für gut befand. War also eigentlich schon auf der richtigen Spur. Hing aber dennoch an der Idee, dass Übergewicht vor allem mit mangelnder Disziplin, mit Ignoranz und »menschlicher Schwachheit« zu tun hat.
- **1923:** Die zweite Hypothese entstand, als der Wiener Endokrinologe Wilhelm Falta die Bedeutung des Hormons Insulin erforschte. Er meinte, Insulin sei der entscheidende Faktor bei der Entstehung von Übergewicht. Seine Idee: Der Mensch ist etwas komplexer gebaut als eine Dampfma-

schine. Übergewicht ist daher kein reines Problem von zu viel Brennstoff. Sondern ein Speicherproblem – das etwas mit Insulin zu tun hat.

- **1940** fragte der US-amerikanische Endokrinologe Hugo Rony von der Northwestern University School of Medicine, was denn nun der wahre Grund sei für den angeheizten Appetit der Übergewichtigen. Welcher Mechanismus ist da gestört? Und klug hielt er fest, dass der Überschuss an gegessenen Kalorien wohl eher das Resultat und nicht die Ursache dieser Störung sei. Wie das? Wenn zu viel Energie in den Zellen gespeichert wird, haben andere Zellen im Körper zu wenig Energie. Sie sind es, die dann »Hunger!« melden.
- **1945 bis 1960:** In der Nachkriegszeit geschah etwas geradezu Tragisches: Die weit fortgeschrittenen Forschungsergebnisse aus Deutschland und Österreich wurden hier kaum weitergetrieben und in den USA vergessen – mit Texten in deutscher Sprache wollte man sich offensichtlich nicht mehr beschäftigen. So setzte sich die eigentlich überholte These aus den 1920er-Jahren wieder in den Köpfen fest.

Übergewicht galt wieder als psychologisches Problem mit der Frage:
»Warum können Sie sich nicht besser zusammenreißen!?«

Statt als physiologisches Problem mit der viel besseren Frage:
»Warum lagert Ihr Körper nur so viel Fett ein!?«

- **Um 1960** nahm durch das Studium des Hormons Insulin die zweite Hypothese erneut Gestalt an. Die Nudel-Junkies seien also nicht einfach disziplinlose Zu-viele-Kalorien-Verputzer, sondern litten unter einem Hormon, das die Nudeln gewissermaßen ungefragt in die Fettzellen schleust und dort einsperrt. In Europa war man sich zu dieser Zeit recht einig: »Jede Frau weiß, dass Kohlenhydrate fett machen. Das gehört zum Allgemeinwissen, das wenige Ernährungsspezialisten abstreiten würden.« (*British Journal of Nutrition* 1963). In Europa. Nicht aber in den USA.

- **In den 1960er- und 1970er-Jahren** wurden Forschungsergebnisse aus Europa in den USA nicht mehr zur Kenntnis genommen. Stattdessen zählte Amerika wie besessen Kalorien und kultivierte eine neue, geradezu irrationale Angst: zum einen eine Angst vor »unkontrolliertem Essen«, zum anderen eine Angst vor Fett. Was doppelt hinderlich war: No-Carb-Diäten nämlich erlauben es, so viel zu essen, wie man möchte. Vor allem auch so viel Fett, wie man möchte. Diese Freizügigkeit musste aus Sicht amerikanischer Ernährungsexperten unbedingt unter Kontrolle gebracht werden. Interessant: Die Fett- und Kalorien-Paranoia beschäftigte die USA zeitgleich mit einer allgemeineren, politischen Paranoia im Rahmen des Kalten Kriegs. Kein Wunder also, dass Robert Atkins 1972 mit seiner sensationell erfolgreichen Low-Carb-Diät auf größte Widerstände stieß. Da kamen die akademischen Ernährungsexperten und Fettsuchtforscher wie etwa Prof. Fred Stare von der Harvard University, der 1972 verlauten ließ: Ärzte, welche die Low-Carb-Diät verschrieben, seien »guilty of malpractice« – begingen also Kunstfehler. Fett war in dieser Zeit der Teufel persönlich. Siehe die offiziellen Empfehlungen der US-amerikanischen Regierung von 1977.

Was lernen wir daraus? Das Problem Übergewicht war 1960 gelöst. Eigentlich. Theoretisch. Dank der zweiten Hypothese. Dann aber vergaß die medizinische Wissenschaft einen guten Teil der (leider in Deutsch publizierten) Forschungsergebnisse.

- Stolperte zurück ins Jahr 1920.
- Verteufelte die Energieverschwendung gemäß dem Gebot der Sparsamkeit: »Bitte nicht mehr Kalorien verbrennen als nötig!«

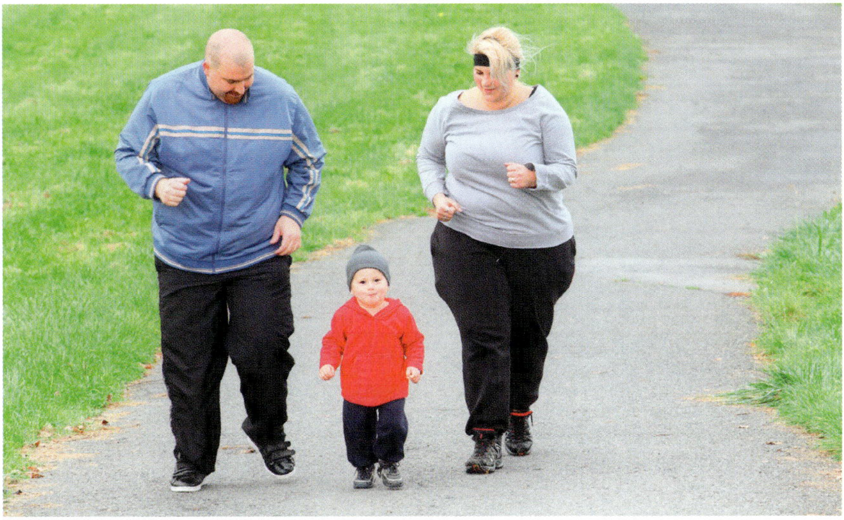

Paradox: Die Angst vor Kalorien und die Angst vor Fett machen uns und unsere Kinder immer dicker. Dabei ist die Lösung so einfach: Möglichst wenige Kohlenhydrate und möglichst viel Bewegung.

- Verteufelte das Fett gemäß dem puritanischen Gebot der Selbstdisziplin: »Bloß nicht nach Lust und Laune essen!«
- Verteufelte das Fett gemäß dem Kinderglauben: »Fett macht fett!«
- Und verliebte sich in den neuen, hochmodernen, amerikanischen Industriezucker aus Mais.
- Und natürlich in die tägliche Nudel.

Dass wir Menschen dazu neigen, in Sachen Ernährung auf dem Holzweg zu wandern, hierzulande auch noch unterstützt durch die nach wie vor sehr fragwürdigen Empfehlungen von Ernährungsgesellschaften und Behörden, das ist allerdings keine neue Erkenntnis. Schon der Philosoph Friedrich W. Nietzsche (1844–1900) schrieb dazu den bemerkenswerten Satz:

» Durch den vollkommenen Mangel an Vernunft in der Küche ist die Entwicklung des Menschen am längsten aufgehalten, am schlimmsten beeinträchtigt worden. «

Wundermittel Eiweiß

Jetzt stehen wir vor einer paradoxen Situation: Vor Fett haben viele Menschen Angst. »Vollmilch? Um Himmels willen!« – diesen Ausspruch haben Sie sicherlich auch schon mehr als einmal verwundert zur Kenntnis genommen. Um Zucker schlagen zum Glück heute schon etliche Menschen einen großen Bogen. Trotzdem wissen immer noch viele nicht, auf welches Essen sie sich überhaupt noch freuen dürfen. »Salat?« O.k, das fällt vielen noch ein. Vielleicht noch »Gemüsesuppe«. Das war's dann aber auch schon. Und nach einigen Monaten Salat und Suppe wundern sie sich dann, wenn die Stimmung im Keller sitzt und von der Abwehrkraft auch nicht mehr viel übrig ist. Was ist also die Lösung?

» Die Antwort heißt: Eiweiß. «

Mediziner und Sportler sprechen von Proteinen. Sind selbstverständlich enthalten in

- Eiern,
- Fleisch,
- Fisch,
- Milchprodukten (Milch, Joghurt, Käse etc.),
- Sojaprodukten
- und – schon gewusst? – auch in Hülsenfrüchten wie Erbsen.

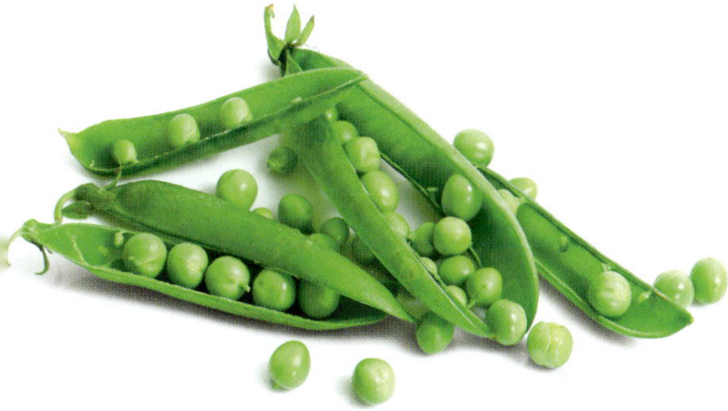

Erbsen enthalten zehn essenzielle Aminosäuren.

Es ist der Erbsenstoff ... Dass in der Erbse ein ganz besonderer Stoff steckt, hatte schon der Philosoph und Anthropologe Ludwig Feuerbach (1804 bis 1872) vermutet – einer der wichtigsten Denker und Zukunftsforscher des 19. Jahrhunderts. Das ist genau der Feuerbach, dessen Bonmot Sie ganz bestimmt schon mehr als einmal gehört haben: »Der Mensch ist, was er isst.«

Er hatte recht: Erbsen enthalten 25,7 Prozent Protein, 1,4 Prozent Fett, 53,7 Prozent Kohlenhydrate (für heutige No-Carb-Fans also zu viel ...), 18,7 Prozent Ballaststoffe und 2,9 Prozent Mineralstoffe. Die Erbse enthält sogar zehn essenzielle Aminosäuren. Kein Wunder also, dass sie zu einem der ältesten industriell hergestellten Lebensmittel wurde: zur Erbswurst – keine Wurst im Wortessinne, sondern eine wurstförmige Stange aus getrockneter Erbsensuppe, die in der preußischen Armee als »eiserne Ration« Verwendung fand.

Ludwig Feuerbach also versprach sich vor weit mehr als 150 Jahren große Erfolge durch eine Optimierung der Ernährung aller Bürger. Staunen Sie mit mir über diesen frühen Geistesblitz des Revolutionärs:

> *» Ja, es gibt einen Stoff, der der Bürger einer besseren Zukunft ist, den Keim zu einer neuen, wenn auch langsamen und allmählichen, aber um so solideren Revolution enthält: Es ist der Erbsenstoff. «*

Erbsen! Feuerbach hatte nichts anderes im Sinn als einen gezielten Einsatz von pflanzlichen Proteinen. Sehr intelligent, dieser Mann.

Erbsenstoff macht schlank. Das konnte Feuerbach im 19. Jahrhundert natürlich noch nicht wissen. Heute aber wissen wir – den Irrungen und Wirrungen der Ernährungswissenschaften zum Trotz – eine ganze Menge. Fassen wir noch einmal zusammen:

- **Übergewicht ist nicht in erster Linie eine Folge von disziplinlosem Essen.** Vielmehr kommt es zu Übergewicht, wenn wir Nudeln oder andere Kohlenhydrate essen – vor allem aber, wenn wir Zucker oder mit Glukose-Fruktose-Sirup vollgepumpte Nahrungsmittel essen.
- **Kohlenhydrate schicken unseren Blutzuckerspiegel auf die Achterbahn.** In der Folge entgleist unser natürlich regulierter Appetit.
- **Dann läuft unsere Bauchspeicheldrüse und mit ihr unser Insulinhaushalt aus dem Ruder.** Wenn wir Pech haben, wird auch das Sättigungshormon Leptin im Körper plötzlich nicht mehr verstanden. Und so gerät auch unsere Fähigkeit aus den Fugen, in vernünftigem Maße Fett zu speichern. Fakt ist also:

» *Wir werden nicht dick, weil wir zu viel essen, sondern weil wir zu viele Kohlenhydrate essen, die unseren Stoffwechsel durcheinanderbringen.* «

Wie essen schlank macht

So weit, so klar. Doch es kommt noch besser. Und zwar, wenn wir die Tatsache betrachten, dass unser Stoffwechsel selbst auch Energie braucht, um überhaupt arbeiten zu können. Wir müssen also essen, um unser Essen verdauen zu können. In Zahlen heißt das:

- **Wenn wir Fett essen,** braucht unser Körper 2,5 bis vier Prozent der gegessenen Kalorien, um dieses Fett zu verarbeiten.
- **Wenn wir Kohlenhydrate essen,** braucht er drei bis sechs Prozent. Und jetzt wird es richtig interessant:
- **Nach der Zufuhr von Reineiweiß verbrennen wir Zusatzkalorien.** Wie viele genau, darüber streiten sich die Gelehrten. Manche sprechen von 16 Prozent, andere von 20 oder 30 Prozent. Wieder andere sogar von 50 bis 60 Prozent.

Das heißt: Wenn Sie zum Beispiel 210 Gramm Eiweiß genießen, verbrauchen Sie allein für die Verstoffwechslung dieser Proteine 400 bis 500 körpereigene Kalorien. Sie essen sich so praktisch mit jeder Mahlzeit immer schlanker. Weil Eiweiß selbst ja nicht zu Speckpolstern wird. Das ist das wahre Geheimnis hinter dem »Geheimplan« (Interessiert? Schauen Sie mal unter **www.strunz.com** das Stichwort »Geheimplan« nach oder in mein Buch *Die neue Diät*): Die effektivste, die schnellste Art abzunehmen ist eben nicht Nulldiät. Auch keine Erbsendiät. Sondern heißt Reineiweiß. Leben Sie doch mal ein paar Tage nur von Eiweißshakes. Der Effekt ist verblüffend. Und Sie haben noch nicht einmal Hunger … Lassen Sie sich dazu von einer Geschichte aus dem Forum faszinieren. Auch ich habe gestaunt über das

Beispiel von Günter Z.

» *Nach zwei Wochen durchgeführter Diät: Mein Körpergewicht hat um knapp 6 kg abgenommen. Subjektiv ist mein Zustand außerordentlich gut. Ich bin wieder leistungsfähiger, bin aus dem Tal der Tränen herausgekommen, kann nachts wieder toll schlafen und dergleichen mehr. Einer meiner Höhepunkte war, dass ich nach knapp zehn Tagen mein komplettes Konglomerat an Tabletten weglassen konnte und die Werte – trotz*

Nachlassen der Tablettenwirkung – nur geringfügig angestiegen sind, was ich dem Eiweiß wie auch dem L-Arginin in erster Linie zuschreibe. Den Höhepunkt des Ganzen habe ich jedoch bei meiner Herzinsuffizienz erfahren (Grad II), die mich in der Vergangenheit dazu verdonnerte, dass ich mein Jogging weitgehend einstellen und walken musste: Ich konnte plötzlich wieder joggen. Meine angebliche fehlerhafte Kontraktion beim Ausatmen war bzw. ist wie weggeblasen!«

Herzinsuffizienz ist kein Vergnügen. Hier müssen Betroffene sehr vorsichtig vorgehen und eng mit den hoffentlich gut informierten Ärzten zusammenarbeiten. Ein Plus an wertvollen Proteinen und vernünftiger Bewegung ist grundsätzlich aber immer eine sehr einfache und sehr gute Idee. Wie viele Patienten habe ich schon bewundert, die mit dieser simplen Kombination aus eigener Kraft ganz erstaunliche Heilungsgeschichten zustande gebracht haben ... (Interessiert? Dann schauen Sie doch einmal in mein neues Buch »Wunder der Heilung« – erschienen Ende 2014).

Das Wunder ist möglich!

Ich bin leidenschaftlicher Frohmediziner. Das heißt: Ich lebe dafür, Sie dabei zu unterstützen, gesund, munter und im besten Falle sogar glücklich, gesund und munter zu leben. Mit ganz einfachen Mitteln:

- Ernährung mit viel hochwertigem Eiweiß (statt nur mit billigen Kohlenhydraten und noch billigeren Fetten),
- viel Bewegung und
- mit gesunden Gedanken.
- Dies ergänzt durch einen professionellen Blick auf die wichtigsten Bestandteile Ihres Blutes wie Vitamine, Spurenelemente, Mineralien oder Hormone, die, sollten sie fehlen, intelligent aufgefüllt werden.

Das ist Molekularmedizin. Das ist alles. Und nur damit habe ich im Laufe meines Berufslebens schon eine Menge medizinischer Wunder erlebt. Aber auch Menschen, die auf ihrer Suche nach dem Wunder die Frohmedizin vergessen haben. Deshalb:

Bleiben Sie fröhlich und gelassen! Dass Wunder sehr oft möglich sind, heißt nicht, dass Sie die Frage nach der richtigen Ernährung mit einem verbissenen, quasireligiösen Eifer verfolgen sollten. Sie haben ja schließlich nicht nur Verstand und Vernunft im Kopf, sondern auch eine Körperintelligenz. Genießen Sie es, auch auf diese Intelligenz zu hören, statt starr und »drohmedizinisch« an selbst auferlegten Regelwerken festzuhalten.

Dass Wunder sehr oft möglich sind, heißt auch nicht, dass Sie dem lieben Gott (oder an wen oder was auch immer Sie glauben) das Heft komplett aus der Hand nehmen können. Das Leben kann jeden Tag anders kommen, als Sie es geplant haben. Wenn Sie als Triathlet auf nasser Straße mit hohem Tempo Rennrad fahren, dann wissen Sie das besonders gut ... Eine »Selbsterlösung durch Ernährung« – so hat es der Theologe Kai Funkschmidt in einem Interview mit der ARD einmal sehr schön zugespitzt – ist jedenfalls nicht möglich. Und das haben Sie auch gar nicht nötig.

Leben Sie Ihr Leben! Nehmen Sie die Herausforderungen fröhlich und gelassen an, die Ihnen Ihr Leben zuspielt. Ernähren Sie sich möglichst gesund, bewegen Sie sich nach Ihren Möglichkeiten und schrauben Sie Ihren Stresspegel regelmäßig herunter – dann haben Sie Ihr Möglichstes getan. Damit können Sie zufrieden sein und staunen, was dann passiert. Wusste übrigens schon Wilhelm von Humboldt.

» Die meisten Menschen machen sich selbst bloß durch übertriebene Forderungen an das Schicksal unzufrieden. «

GUT ZU WISSEN ★★★★★

Warum ausgerechnet Eiweiß?

Vielleicht sind Sie skeptisch ... Nachdem wir jahrelang »Light«- und »Low Fat«-Produkten auf den Leim gegangen sind und dadurch ganz offensichtlich unserer Gesundheit geschadet haben – wie können wir jetzt sicher sein, dass wir mit »Low Carb« oder »No Carb« auf dem richtigen Weg sind?

Die Antwort gibt uns ein Blick in die Ursuppe. Richtig verstanden: die Ursuppe. Im Jahr 1958 hatte Stanley Miller an der Columbia-Universität ausprobiert, wie das Leben auf die Erde gekommen sein könnte. Dazu mischte er in einem abgeschlossenen Versuchsbehälter Gase aus der Uratmosphäre wie Methan, Ammoniak, Wasserdampf, Wasserstoff und Schwefelwasserstoff. Dieses Gemisch setzte er mit künstlichen Blitzschlägen unter Strom. Das Ergebnis: Es waren Aminosäuren entstanden! Die ersten und bis heute wichtigsten Lebensbausteine unserer Erde waren also Proteine. Und keine Nudeln. Schon in den 1950er-Jahren bewiesen.

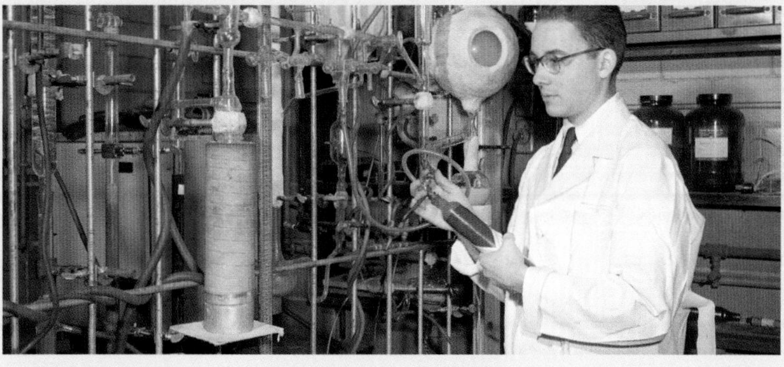

Stanley Miller: In den 1950er-Jahren auf der Suche nach den Aminosäuren der Ursuppe.

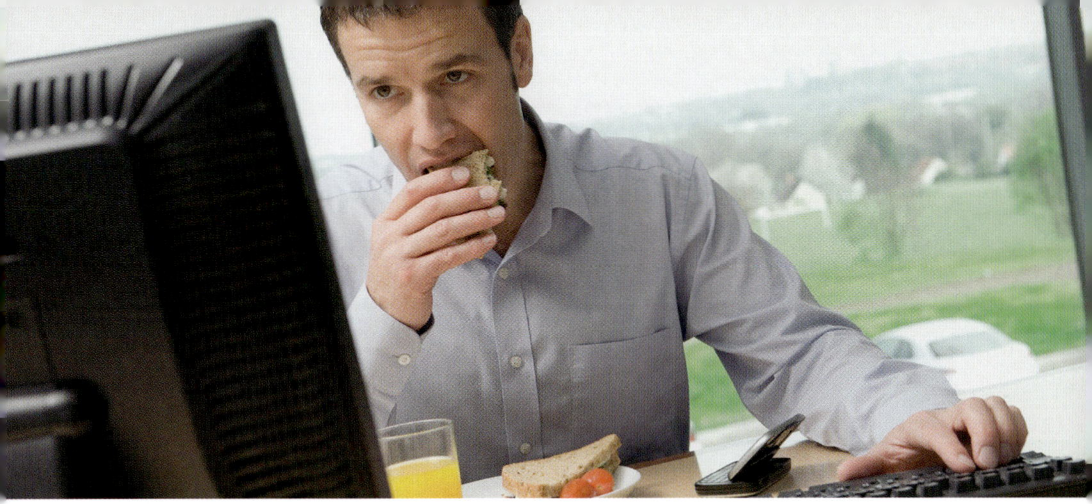

Stress macht Hunger auf Carbs

Warum greifen wir dann nicht automatisch zu Eiweiß? Sondern landen immer wieder am Regal mit den bunten Süßigkeiten? Oder am Automaten mit der gekühlten Cola?

Weil die meisten von uns – anders als Kinder, anders als der Steini und anders als die noch heute lebenden Naturvölker – an unseren Schreibtischen kleben. Statt draußen herumzurennen, bis wir so müde sind, dass wir einschlafen. Einfach so einschlafen. Ohne Hilfe von Fernsehen, Bier und Pillen.

Im Stillstand auf Hochtouren

Wir sitzen also unter Hochdruck am Schreibtisch, ohne unserem Körper eine Chance zu geben, diesen Druck wieder loszuwerden. Wir sind im Stress – fühlen uns vielleicht sogar ganz gut dabei: Wir sind »busy«, aktiv, erfolgreich. Leider ruinieren wir damit aber unsere Gesundheit. Und zwar so:

In Stresssituationen fährt der Körper seine Aktivität hoch. Das Ziel: Jede Zelle soll möglichst viel und möglichst schnell Energie erhalten. Also Zucker.

Dazu wird Kortisol freigesetzt. Dieses Kortisol erhöht den Blutdruck und bringt unsere Leber- und Muskelzellen dazu, gespeicherten Zucker (Glykogen) freizusetzen. Auch unsinnige Diäten können Kortisol dauerhaft erhöhen – denn unser Gehirn wertet den Entzug von Nahrung schnell als Bedrohung.

Dieser Zucker überschwemmt unser Blut. Und wie immer, wenn der Blutzuckerspiegel steigt, steigt auch die Insulinproduktion – obwohl wir noch nicht einmal etwas gegessen haben.

Kurz darauf stürzt unser Blutzuckerspiegel ab. Unser Körper meldet pflichtbewusst: »Hunger!« Und zwar: »Hunger auf Zucker!« Schlimm genug. Zusätzlich ist der immer noch hohe Kortisolspiegel für die vermehrte Produktion des Hormons Ghrelin verantwortlich – ein Hormon, das unseren Appetit ankurbelt. So kommt es, dass Menschen »auf Diät« ständig und häufig sogar zwanghaft mit ihren Gedanken um das Thema Essen kreisen und regelmäßig von Heißhungerattacken überrumpelt werden. Eine teuflische Achterbahn für Körper und Seele.

Lebten wir nun munter in der Steinzeit und müssten wir unter Einsatz aller unserer Kräfte Wurzeln ausgraben, vor wilden Tieren fliehen und Feuerholz schleppen, würde unser Stresssystem herrlich funktionieren. Nun leben wir aber heute in einer Welt, in der wir unser Stresslevel herrlich hochfahren können, aber im Alltag kaum eine Chance haben, es auch wieder herunterzufahren – es sei denn, wir laufen. Jeden Tag. Besser noch: laufen und meditieren. Jeden Tag. Gönnen wir unserem Körper diesen Ausgleich nicht, passiert Folgendes.

Kurzfristig: Kopflose Carb-Jagd im Supermarkt:

- Wir hetzen mit unserem erhöhten Ghrelin-Hormonspiegel, unserem Dauerstress und unserem dadurch chronisch gepushten Appetit auf Süß durch die Büros und eben auch durch Kantinen und Supermärkte.

- Dort treffen wir auf ein irrsinnig großes, nach Süß duftendes Überangebot an Kohlenhydraten. Das zwar herrlich aussieht, aber überhaupt keine sinnvollen Nährstoffe enthält. Oder haben Sie in einer reinen Weizennudel schon einmal Ballaststoffe entdeckt? Vitamin C? Magnesium? Kalium? Eben.
- Wir stopfen uns mit Carbs voll, fühlen uns kurzfristig sogar besser. Kurz darauf aber spielt unser Blutzuckerspiegel verrückt, treibt uns erneut zur Nudel oder zum Schokoriegel – und so geht es endlos weiter.

Langfristig: Stoffwechselkrise im Kopf

- Der permanente innere Stresszustand bei stundenlangem körperlichem Stillstand führt langfristig dazu, dass unser Gehirn seinen Stoffwechsel umprogrammiert. Achim Peters *(Das egoistische Gehirn)* beschreibt diesen Prozess als einen »negativen metabolischen Lernprozess«.
- Das Gehirn lernt dabei, für sich selbst zwar noch genug Energie anzufordern, gleichzeitig aber der Muskulatur nicht mehr den »Jetzt losrennen!«-Befehl zu erteilen, stattdessen erfolgt Stillstand.
- Wenn das passiert ist, kann sich der Betroffene bei Stress tatsächlich nicht mehr bewegen. Peters erklärt das so: »Wenn er jetzt losläuft, springt sein Brain-Pull nicht mehr an. Die Glukose versackt in der Muskulatur, das Hirn bekommt nicht genug Nachschub, und es storniert die Befehle zur Bewegung. Es kommt zur ‚Central Fatigue' – einem Zustand zentral-nervöser Erschöpfung.«
- Die Folge: Zunehmende Inaktivität. Und dadurch zunehmendes Gewicht.

Das heißt: Stress in Kombination mit Bewegungsmangel bringt Ihren Stoffwechsel total durcheinander. Je nach Ihrer Konstitution bekommen Sie Diabetes, Probleme mit dem Herzen oder dem Kreislauf, Ihre Hirnleistung sinkt, oder Sie werden sogar anfällig für Krebs.

Was dagegen hilft? Es ist ganz einfach, und Sie wissen es ja schon: keine billigen Kohlenhydrate. Und regelmäßig bewegen. Beides hilft, den aus dem Takt geratenen Stoffwechsel im Körper und vor allem im Gehirn wieder zu normalisieren.

GUT ZU WISSEN ★★★★★

Weniger Stress – weniger Kilos

So, wie chronischer Stress Ihren Stoffwechsel entgleisen lässt und damit langfristig zu Übergewicht und zu einer Unterversorgung des Gehirns führen kann, ist bei einem Abbau von Stress eine Reduktion Ihres Gewichts wahrscheinlich – und zwar ohne zusätzliche Diät. Diesen Zusammenhang konnte die Familientherapeutin Laurel Mellin in Langzeitstudien an der Universität von Südkalifornien nachweisen. Sie schulte Patienten in der Fähigkeit, eigene Bedürfnisse besser wahrzunehmen, sich selbst realistischer einzuschätzen und anderen Menschen besser Grenzen zu setzen und so insgesamt besser ihren Stress bewältigen zu können.

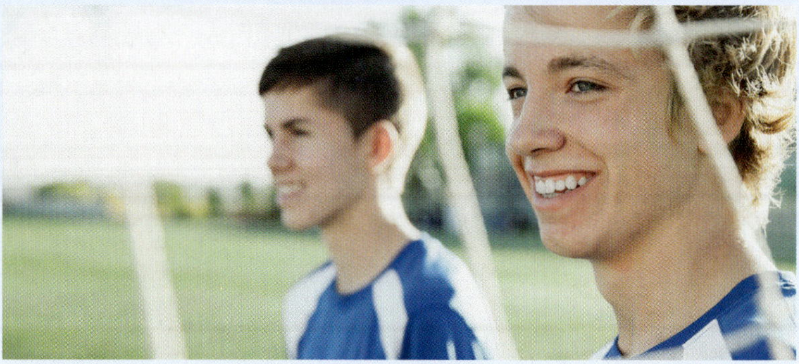

Auch bei Kindern gilt: Mehr Sport = weniger Stress = weniger Kilos.

Ergebnis:

- Das Körpergewicht der 37 übergewichtigen Jugendlichen sank im Schnitt um 9,9 Prozent.
- Die erwachsenen Teilnehmer verloren innerhalb von zwei Jahren im Schnitt 7,9 Kilo.
- Und: Depressionssymptome gingen während der Therapie um 60 Prozent zurück.

Das zeigt: Wer wenig Stress hat, den treibt sein entgleister Gehirnstoffwechsel auch nicht zur Süßigkeitenschublade oder zum Pastatopf. Der nimmt also ganz von alleine ab und, kein Wunder: Er ist dabei auch noch besser gelaunt.

Kohlenhydrate sind Stress für die Nerven

Es ist nicht nur so, dass wir unter Stress gerne zu Kohlenhydraten greifen, um uns – zumindest kurzfristig – trotz Anspannung ein wenig gute Laune zu verschaffen. Es ist leider auch so, dass die Kohlenhydrate selbst auch unsere Nerven unter Stress setzen. Das zumindest formulierte der Neurologe Friedemann Paul von der Charité Berlin gegenüber dem *SWR*.

> » *Was wir heute wissen, ist, dass bei vielen neurologischen Erkrankungen wie multipler Sklerose, Parkinson, Alzheimer oxidativer Stress eine Rolle spielt. Und die Vermutung ist im Moment, dass ein Zuviel an Kohlenhydraten diesen oxidativen Stress verstärken kann.* «

Zu oxidativem Stress kommt es im Gehirn, wenn die Mitochondrien – also die Kraftwerke der Zellen – ständig mit Glukose überschwemmt werden. Sie arbeiten dann chronisch zu viel und überarbeiten sich irgendwann. Burnout auf Zellebene sozusagen.

Dieser Stress lässt sich ganz einfach abschalten mit einer ketogenen Diät. Also keine Kohlenhydrate. Schaltet der Stoffwechsel auf Ketose um, dann können sowohl unser Körper als auch unser Gehirn die vorhandene Energie besser verwerten und sich selbst dabei auch noch schonen. Dass das wirklich so ist, bewiesen die Berliner Neurologen in einer Studie: Sie stellten die Ernährung von 60 Patienten mit multipler Sklerose so um, dass diese nur noch von Gemüse, Eiern, Fisch, Fleisch und viel Fett lebten, vor allem von gesunden Ölen. Die machten 50 bis 80 Prozent ihrer täglichen Nahrung aus. Ergebnis: eine deutlich höhere Lebensqualität für die Patienten.

Nun: Wie sieht es mit einer Folgestudie aus? Es gibt keine, weil uninteressant für Pharma. Also: Machen Sie Ihre eigene Studie. Bei sich zu Hause.

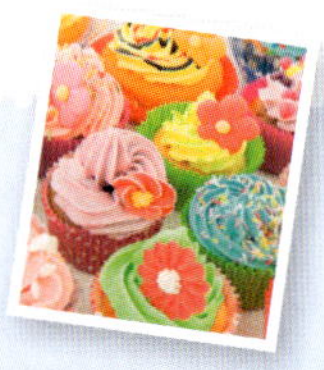

»fazit

Wir leben heute wie in einem Schlaraffenland: Überall sind billigste und überaus süße Lebensmittel zu haben. Genau das macht uns immer dicker und immer kränker. Steinzeitmenschen und noch heute auf der Erde existierende Naturvölker lebten und leben ohne Schlaraffenland-Verführungen. Degenerative Krankheiten wie Diabetes, Herz-Kreislauf-Leiden oder Arteriosklerose sind bei ihnen weitgehend unbekannt. Vor allem die Naturvölker, die praktisch ausschließlich von Fleisch und Milch leben, erfreuen sich bester Gesundheit.

Obwohl wir das heute wissen, lassen wir uns leicht durch Essen verführen, das viele Kohlenhydrate enthält. Dies hängt mit unseren frühesten Erfahrungen zusammen: »Süße Muttermilch = Glück«.

Probieren Sie das Gefühl selbst aus, das sich einstellt, wenn Ihre Zellen endlich in Ruhe arbeiten können. Ohne Stress. Und mit viel, viel Energie.

» *Wir haben herausgefunden, dass die Lebensqualität deutlich steigt, dass es bei vielen zu einer positiven Gewichtsabnahme kam. Viele haben berichtet, dass ihre geistige Wachsamkeit deutlich zugenommen hat. Der beeindruckendste Fund ist – gegen unsere Erwartung – die Verbesserung der Blutfette und der Cholesterinwerte. Was zeigt, dass diese Therapie einen starken biologischen Nutzen hat. Und das ist der Hauptgrund zu sagen, wir müssen eine Folgestudie machen.* «

Außerdem mit unserem Stoffwechsel, der unter Stress nach »Süß« verlangt – bis hin zu einem völligen Versagen des Stoffwechsels im Gehirn, die zu einer Mangelversorgung der grauen Zellen, zu körperlicher Inaktivität und dadurch zu Übergewicht führen kann.

Besonders anfällig sind wir für die zahlreichen Produkte, die versteckte Zucker enthalten – insbesondere Glukose-Fruktose-Sirup. Die darin enthaltene Fruktose kann unseren Stoffwechsel nachhaltig durcheinanderbringen. Bis hin zu einer Leptinresistenz, die ein permanentes Hungergefühl nach sich zieht.

Die Angst vor Fett, die seit den 1970er-Jahren grassierte, hat uns fett gemacht. Denn dadurch griffen wir zunehmend zu Kohlenhydraten. Mit den heute sichtbaren Folgen.

Heute sind wir klüger und können unserem Körper endlich das geben, was er wirklich will: Eiweiß. Einfach nur Eiweiß.

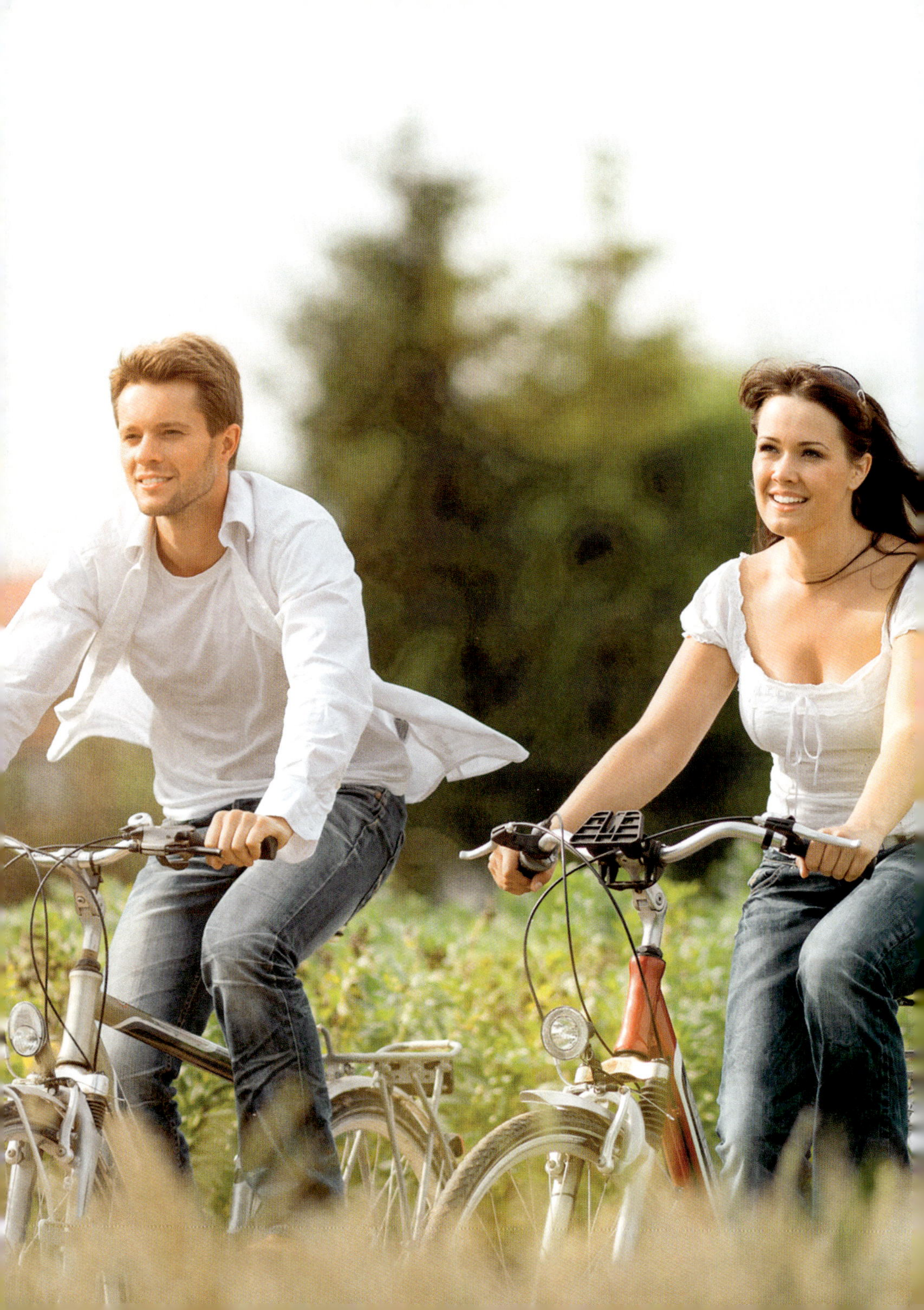

Was unser Körper wirklich will

3

Viele Studien zeigen glasklar: Wir sollten zurückkehren. Zwar nicht zu den Affen auf die Bäume, aber zu einer Ernährung, die zu unserem Körper passt. Der kulinarische Weg in die Steinzeit sorgt für Überraschungen: Ohne Nudeln lebt sich's prima. Und plötzlich sind wir wieder gesund!

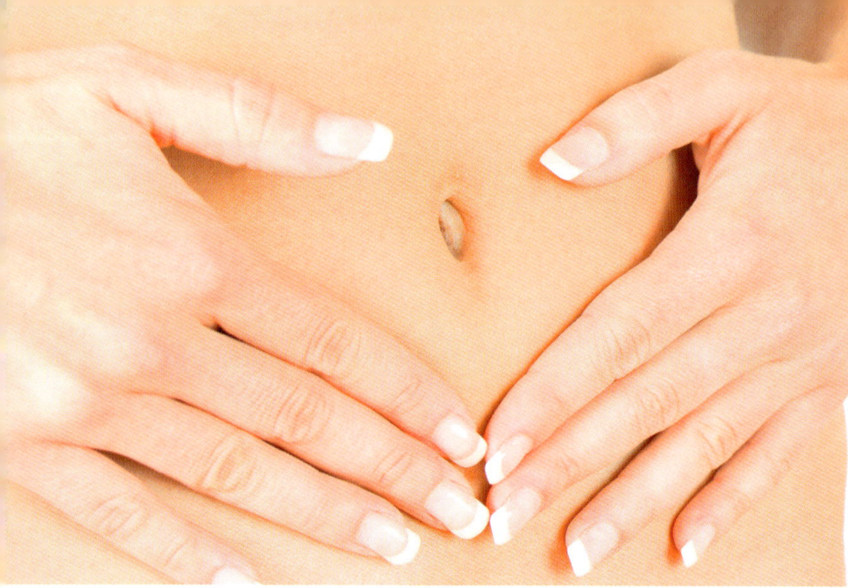

Zwei Arten von Energiestoffwechsel

Die Rückkehr zur Steinzeiternährung ist kein verrückter Tick von überspannten Gesundheitsaposteln, sondern eine logische Reaktion auf wissenschaftliche Studien. Wenn wir nämlich betrachten, was auf der Ebene der biologischen Vorgänge in unseren Zellen abläuft, kommen wir ins Grübeln: Warum kamen wir überhaupt auf die Idee, Nudeln in unseren Kochtöpfen zu kochen? Low Carb oder No Carb sind eindeutig die gesünderen Alternativen.

Nudeln stoppen die Fettverbrennung

Zum Glück haben Sie einen klugen Körper. Ihr Körper weiß nämlich, dass Kohlenhydrate Ihren Blutzuckerspiegel auf die Achterbahn schicken und dass sie auch die Kraftwerke Ihrer Zellen – die Mitochondrien – unter massiven Stress setzen. Deshalb versucht Ihr Körper etwas gegen diesen Angriff zu unternehmen.

Seine Reaktion: Insulin. Viel Insulin. Die Bauchspeicheldrüse arbeitet auf Hochtouren. Doch viel Insulin im Blutkreislauf ist das Signal für die Zellen: Umschalten auf Kohlenhydratstoffwechsel! Und dann so viele Carbs abbauen wie möglich! Schnell Energie verbrauchen und die überzähligen Carbs einlagern!

Überschüssige Kohlenhydrate werden also in Glykogen, einen aus Glukoseeinheiten aufgebauten Vielfachzucker, umgewandelt und in Leber und Muskeln gespeichert. Dieses Programm funktionierte bei den Steinis ganz hervorragend, und es funktioniert auch noch heute bei Menschen mit viel Bewegung. Also bei Ihnen. Wer aber keinen Sport treibt und viele Nudeln verputzt, läuft mit total vollen Glykokenspeichern herum, da passt nichts mehr rein.

Doch irgendwo muss das ganze Glykogen ja hin. Weil dem Körper nichts anderes übrig bleibt, verwandelt er den Zucker in Fett. Das Signal zur Speicherung gibt wieder das Insulin. Es befiehlt den Zellen, alles Fett aus dem Blutkreislauf aufzunehmen. Dabei ist es ganz gleich, ob es sich um Fett handelt, das Sie zuvor in Form von Sahne, Ölen oder Fleisch genossen haben, oder um Fett, das Ihr Körper aus Ihrem Blutzucker hergestellt hat. Alles Fett muss raus aus den Blutbahnen und rein in die Zellen der Muskelschichten – die beliebtesten Lagerstätten für dieses Fett kennen Sie ja: die »Problemzonen« rund um die Leibesmitte. Das Prinzip funktioniert ganz einfach:

» Je mehr Kohlenhydrate Sie essen, umso stärker ist die Insulinantwort, umso mehr Fett bildet Ihr Körper und umso mehr Fett lagert Ihr Körper in den Fettzellen ein. «

Wenn Sie allerdings nur Fette und Eiweiße essen, dann ist Ihr Stoffwechsel zufrieden und bleibt dabei, die Fettsäuren für die Energieversorgung zu nutzen. Dann kommt es nicht zum »Entgiftungsprogramm«, dem Ausschütten von Insulin, der Umwandlung der Kohlenhydrate in Fette und der Einlagerung der Fette in einen Rettungsring rund um den Hosengürtel.

Noch einmal: Es sind die Kohlenhydrate, die fett machen! Sobald Sie Kohlenhydrate essen, stoppen Sie Ihren Fettverbrennungsmotor, zumindest für einige Stunden. Fett hingegen macht nur fett, wenn es gemeinsam mit Kohlenhydraten gegessen wird. Also gilt wieder der erste Satz: Kohlenhydrate sind die Fettmacher!

Gute Nachricht: Jeder Mensch hat ihn ja, den leistungsfähigen Fettverbrennungsmotor. Dieser Fettverbrennungsmotor ist entweder **ein-** oder **ausgeschaltet.** Bei schlanken Menschen läuft der Motor tendenziell immer – oder meistens. Bei Übergewichtigen steht der Motor leider still. Das jahrein, jahraus. Doch auch übergewichtige Menschen können ihren Verbrennungsmotor wieder einschalten – und dann ihr wahres Wunder erleben. Wunderbar beschrieben im Forum, am 23.5.2014, von

Grit-Maria T.

» *Ich war bis Mitte 40 immer schlank, habe dann das bekannte »Insulinthema« entwickelt und dadurch innerhalb von 9 Jahren 36!!! Kilo zugenommen, was mich extrem belastet hat. 90 Kilo bei 1,66. Bin schon ziemlich früh in meiner Zunahmekarriere auf den Doc gestoßen, war sogar auf 2 Seminaren und habe seine Theorien auch umgesetzt – umsonst! Bin einfach immer dicker geworden! Und das bei ausreichend Sport. Diagnose: Metabolisches Syndrom. Mit Bluthochdruck und allem.*

- *Zum Beispiel: 1 Woche Geheimplan ohne Ergebnis.*
- *Ein anderes Mal: 3 Wochen Mischung aus Phase 1 und 2 mit 1200 kcal – dabei noch weiter zugenommen.*
- *Radikalstes Beispiel: 10 Tage klassische Fastenkur mit Bittersalz, Kräutertee und Fastenbrühe. Dabei jeden Tag mindestens 90 Minuten Crosstrainer. Ergebnis: null!*

Und NEMs hab ich auch die ganze Zeit genommen. Im zweiten Kursus hab ich messen lassen, und der Doc hat mir ausdrücklich zu meinen tollen Werten gratuliert. Da stimmte ALLES! Also lag es daran auch nicht ...
Aber jetzt: Innerhalb von 10 Monaten 33 Kilo weg! Habe aktuell wieder 57 Kilo, 3 müssen noch runter. Blutdruck meist 107 zu 73. Dass ich mich mit 55 Jahren fitter fühle als mit 25, ist irgendwie selbstredend bei dem ganzen Eiweiß und den NEMs, die ich zu mir nehme.
Frage: Wieso hat's 9 Jahre mit extremen Anstrengungen nicht funktioniert, und dann ging's auf einmal fast wie von selbst? Die alles erklärende Antwort lautet: JE KAPUTTER DER STOFFWECHSEL IST, DESTO LÄNGER BRAUCHT'S FÜR DIE UMSTELLUNG!!!!
Wie ich's geschafft habe?

- *5 Tage klassische Fastenkur (fiel mir leichter als direkt der Geheimplan).*
- *Danach den ersten Shake, sprich, bin auf den Geheimplan übergegangen.*
- *Nach einigen Tagen dann eine kleine eiweißreiche Mahlzeit dazu (Sashimi, gedünsteter Fisch mit Gemüse o. Ä.)*
- *Jeden Tag auf die Waage, jeden Tag gemessen, ob ich in Ketose bin.*

NACH 17!!! TAGEN KAM ICH IN KETOSE, UND DIE WAAGE FING AN SICH ZU BEWEGEN!
Und danach ging die Post ab, selbst wenn ich mal Bier getrunken habe (mein Laster) oder ein Eis gegessen habe oder Ähnliches.
Fazit: Du musst deine Bauchspeicheldrüse nur genügend lange in die Reha schicken, das war's! Und in dieser Zeit darfst du nicht den allerkleinsten Fehler machen, sonst fängst du wieder von vorne an. Sobald du dich umgestellt hast, verzeiht sie dir auch wieder die eine oder andere Sünde, aber vorher nicht!
Und wenn ich merken sollte, dass ich's übertrieben habe und der Stoffwechsel wieder umkippt, weiß ich, was zu tun ist. «

Das ist gelebte Frohmedizin. Und, ganz ehrlich? Solche Beiträge im Forum machen mich glücklich.

Wir brauchen gute Fette

Der Körper braucht Fette, ständig. Er braucht sie, um neue Zellen zu bauen, neue Knochenzellen, neue Zellen für das Immunsystem, neue rote Blutkörperchen, neue Hautzellen, neue Zellen der Darmwand.

Wahrscheinlich besteht unser Körper aus etwa 100 Billionen Zellen, wovon mehrere hundert Millionen täglich neu gebildet werden. Jonas Frisén vom Karolinska Institut in Stockholm hat herausgefunden, dass unsere Zel-

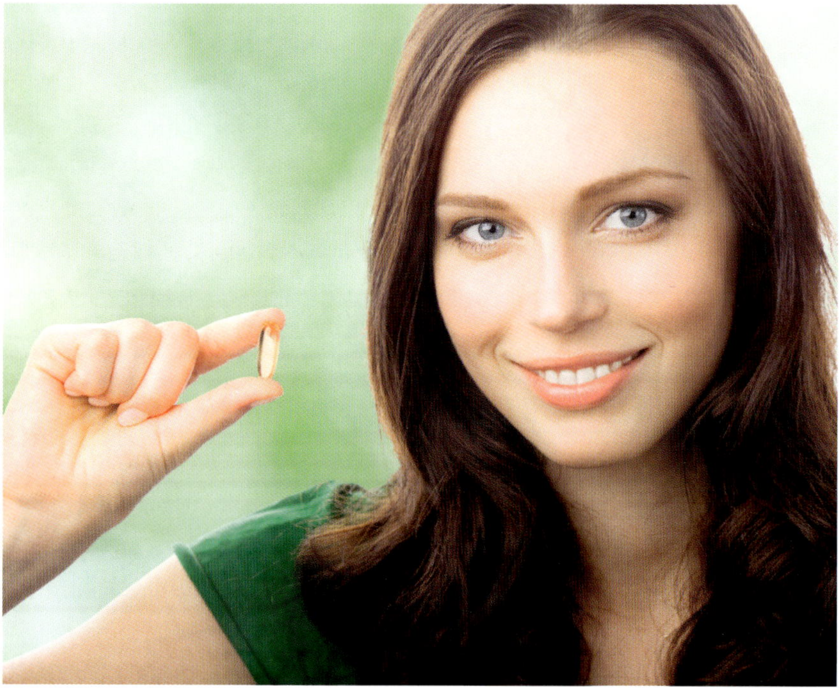

Keine Lust auf Lesebrille? Versuchen Sie's doch mal mit Omega 3.

len sehr unterschiedlich lange leben. Die Zellen der Hirnrinde zum Beispiel werden so alt wie wir selbst. Hautzellen hingegen erneuern sich alle zwei Wochen, die Leberzellen alle 400 bis 500 Tage. Neueste Forschungsergebnisse zeigen, dass selbst Nervenzellen neu gebildet werden können. Lange Zeit dachte man, dass das nicht möglich ist. Jede Gewebeart hat also ihren eigenen, spezifischen Zellerneuerungszyklus.

Für den Neubau braucht der Körper allerdings Fettsäuren. Man weiß zum Beispiel, dass unser Gehirn zu etwa 30 Prozent aus Omega-3-Fettsäuren besteht. Michael Lews vom Brain Health Education and Research Institute folgert daraus:

» *Wenn man Omega-3-Fettsäuren in erheblichen Mengen zuführt, bereitet man die Grundlage für das Gehirn, die es braucht, um sich selbst zu reparieren.* «

Omega 3 kann aber noch viel mehr. Es hilft dabei, Ihr Herz gesund zu halten, sogar Ihre Augen (wegen der Fettsäuren in der Netzhaut) und Ihre Blutgefäße. Meine Patienten berichten von unzähligen anderen Omega-3-Wundern.

Zum Beispiel Angelika S.

» *Ich nehme täglich 2000 mg Omega 3. Wenn ich sie mal eine Woche nicht nehme, melden sich meine Fingergelenke mit Schmerzen. Diese Herberdenarthrose hatte ich schon mit 45, und sie hat sich mit Omega 3 in den 15 Jahren nicht verschlechtert. Das heißt, genug Omega 3 – keine Schmerzen. Lasse ich sie weg, merke ich das ganz schnell.* «

Nach den vielen Studien, die ich zu Omega 3 ausgewertet und den vielen Heilungsgeschichten in meiner Praxis, die ich mit Omega 3 in Verbindung bringe, bin ich heute überzeugt, dass die Gesundheit des Menschen auf drei Beinen steht: Eiweiß, Vitamine & Co. und Fette, besonders Omega 3. Alle drei entscheiden über Ihre Gesundheit, über Ihr Leben.

Sind »ungesättigte Fette« besser? Zur Zeit der großen Angst vor Fett, die wir ja zum Glück überstanden haben, wurde oftmals vor »gesättigtem Fett« gewarnt. Dies sei schädlich. Ich sehe das nicht so. Denn bei den Untersuchungen zu dieser Frage wurde mit isolierten gesättigten Fetten gearbeitet, also mit nur einem bestimmten Fettmolekül. Unfug: So kommt Fett in der Natur gar nicht vor.

Für mich ist die Frage nach »ungesättigt« oder »gesättigt« uninteressant. Ich sag Ihnen, warum: weil es gar kein Thema ist. Ein völlig überflüssiges Wortgeklingel. Denn die Lösung ist eine ganz andere: Gesättigte Fette werden dann möglicherweise gefährlich, wenn Sie Kohlenhydrate dazu essen. Das war's auch schon. Darum haben diese Fette niemals den Urvölkern und heute auch nicht den Naturvölkern geschadet. Die konnten und können Fett, welcher Sorte auch immer, essen, so viel sie woll(t)en. Ohne Herzinfarkt. Ohne Schlaganfall. Die kennen den Haupttrick: No Carb. Oder zumindest Low Carb.

In meiner Sprache: Ich verbrenn's einfach. Seit es mir persönlich gelungen ist, mein Cholesterin von 362 allein durch Laufen auf 109 abzusenken, kenne ich den Weg. Fett interessiert mich nicht mehr. Fett esse ich oder lasse ich weg ... Völlig gleichgültig. Ich verbrenn's ja sowieso. Und wie? Noch einmal ganz präzise:

- No Carb, um die Fettverbrennung überhaupt anzuschalten.
- Und laufen. Noch mehr laufen. Täglich laufen.

Mein persönlicher Weg. Doch will ich Ihnen trotz meiner Vorbehalte diesem Thema gegenüber verraten, was ich von »ungesättigten Fetten« halte. Ganz einfach:

- Mehrfach ungesättigte Fette sind gut für uns, besonders wenn der Anteil an Omega-3- und Omega-6-Fettsäuren stimmt. In Wildfleisch und Biofleisch stimmen die Anteile, in Discounterfleisch eher nicht.
- Einfach ungesättigte Fette sind gut für das Herz, und sogar einige gesättigte Fette wie beispielsweise Stearinsäure (in tierischem Fett) sind okay.

Was verbrennen Sie eigentlich?

Stolz war ich, als ich meine erste Spirometrie auswertete. Als ich plötzlich jäh verstand, dass Kohlenhydrate die Fettverbrennung stoppen. Und zwar komplett. Das Geheimnis aller schlanken Menschen. Beispielsweise meiner Tochter. Die nicht gerade wenig isst, aber ausgesprochen schlank und munter durchs Leben zwitschert.

Ihr Trick? Sie macht Intervalltraining. Kohlenhydrat-Intervalltraining. Jeden Tag sicher zehn, zwölf, ja 14 Stunden keine Kohlenhydrate. Schon verstanden? Da braucht man keine extra Diät, da braucht man keine Anleitung, da muss man nicht nachdenken: Man isst rund um die Uhr. Aber eben eine lange Spanne, bevorzugt nachts, morgens und vormittags null Kohlenhydrate. Das reicht. Fettverbrennende Enzyme (vier Stück) wachen auf und sind für Sie da – rund um die Uhr.

Spirometer – was ist das denn? Ein Spirometer misst in Ihrer Atemluft, ob Sie ein Zucker- oder ein Fettverbrenner sind. Wie das? Da bei der Energiegewinnung aus Kohlenhydraten mehr Sauerstoff in Kohlendioxid umgewandelt wird als bei der Energiegewinnung aus Fetten, kann man anhand Ihrer Atemluft ermitteln, was genau Sie da gerade verbrennen.

Es funktioniert wie folgt: Sie atmen in eine Maske, die an einen Apparat und einen Computer angeschlossen ist. Darin wird Ihre Atemluft analysiert. Über einen bestimmten Zeitraum wird die Menge an eingeatmetem O_2 und ausgeatmetem CO_2 ermittelt. Nach der Messung wird die CO_2-Menge durch die O2-Menge geteilt, fertig ist der Respiratorische Quotient (RQ), das Ergebnis Ihrer Spirometrieuntersuchung.

Liegt ihr RQ bei 0,7, gratuliere ich – Sie sind ein 100-prozentiger Fettverbrenner, liegt Ihr Wert bei 1, müssen Sie etwas ändern, denn Sie verstoffwechseln ausschließlich Zucker. So werden Sie kein Gramm abnehmen können. Wahrscheinlich liegt Ihr Wert aber irgendwo dazwischen. Wichtig zu wissen: Damit Sie überhaupt abnehmen können (falls Sie das wollen), muss der Wert unbedingt unter 0,9 liegen. Dann verbrennen Sie auch nachts Ihr Fett, nicht nur beim Laufen. Je näher der RQ an der magischen 0,7 liegt, umso besser!

Das ist das Rezept des Abnehmens, nicht das Kalorienzählen. Sie können so viel Eiweiß und Fette genießen, bis Sie satt sind. Dennoch gilt: Sobald Ihre Fettverbrennung auf Hochtouren läuft, purzeln die Kilos. Damit können Sie Ihre Vorstellung, dass Abnehmen Hungern bedeutet, über Bord werfen.

Noch einmal: Sie können satt und fröhlich durch Ihr Leben spazieren, weil die **erste Frage** darin besteht, *womit* Sie Ihren Hunger stillen. Tun Sie es mit Kohlenhydraten, nehmen Sie zu. Tun Sie es mit gutem Eiweiß und guten Fetten, nehmen Sie ab. So einfach ist der Anfang.

- **Die zweite Frage** heißt freilich: Laufen Sie?
- **Und die dritte Frage:** Was tun Sie gegen Ihren Stress?

Bevor wir einen Schritt weitergehen, hier noch ein sehr amüsanter Beitrag aus dem Forum. Zur Diskussion »satt sein«.

Von Michaela B.

»*Dein Eiweißkonsum ist doch prima. Damit tust du deiner Gesundheit auf jeden Fall etwas Gutes. Meinst du, in der Steinzeit haben die abends ihr Mammutsteak extra abgewogen, damit es bloß nicht zu viel ist?*«

Verbrennungsmotor Muskel

Was unser Körper wirklich will – um diese Frage geht es uns. Um es gleich zu sagen: Er will viel mehr als nur keine Nudeln. Er will viel mehr als gutes Eiweiß und gutes Fett. Er will auch einen starken Motor, und für diesen starken Motor will er Power.

Wo steckt nun dieser Motor, und wo kommt die Power her? Ihre wichtigsten Motoren für die Fettverbrennung sind Ihre Muskeln. Damit sie Energie effektiv verbrennen können, brauchen sie Sauerstoff. Und um diesen Sau-

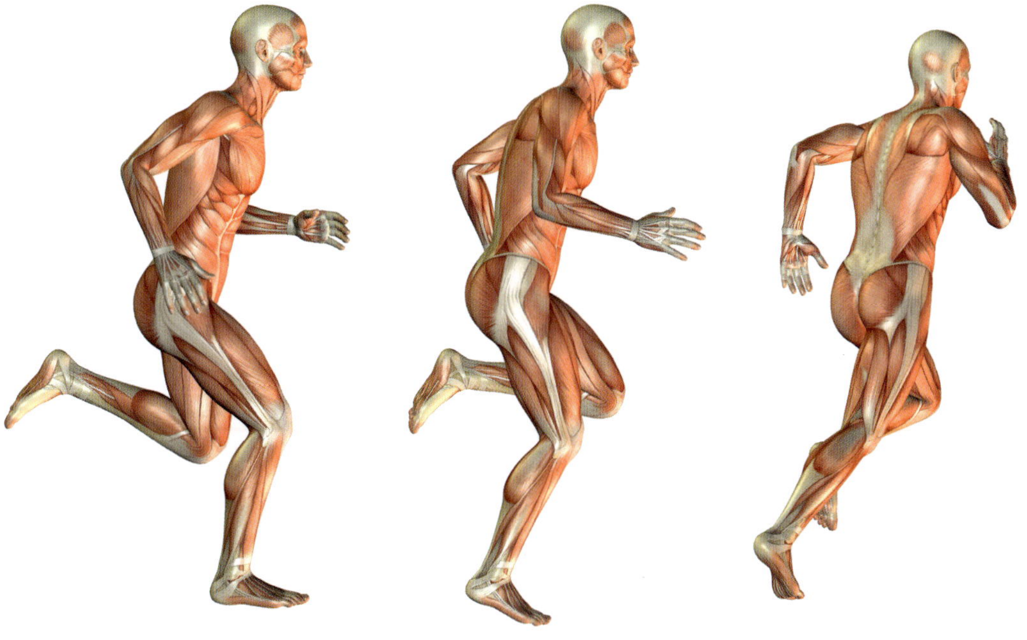

Muskeln: Ihr wichtigster Motor für die Verbrennung von Fetten.

erstoff möglichst gut nutzen zu können, brauchen sie wiederum eine super Durchblutung. Also Blutgefäße. Wie kriegt man die?

Da gibt es nur eine Methode. Eine ganz einfache, die Sie sich bei den Rehen abschauen können. Bewegung, tägliche Bewegung. Heißt bei uns Menschen: Laufen. Jeden Tag laufen. Das Kapillarwachstum in den Muskeln ist verblüffend und dramatisch. Es braucht nur wenige Wochen.

Durch dieses Kapillarwachstum können Sie in kurzer Zeit die Fettverbrennung um den Faktor drei steigern. Durch regelmäßiges Joggen über einen längeren Zeitraum können Sie Ihre Fettverbrennung sogar um den Faktor zehn steigern.

Das Resultat: Wenn Sie viel Gewicht zu verlieren haben und auf Kohlenhydrate verzichten, dann verlieren Sie zunächst vielleicht ein Kilo pro Woche. Beginnen Sie erst mit dem regelmäßigen Laufen, wenn Sie so viel Gewicht verloren haben, dass Sie Ihren Gelenken nicht mehr schaden. Wenn Sie dann durch regelmäßiges Joggen Ihre Fettverbrennung ankurbeln, können Sie auch zehn Kilo pro Woche verlieren. Oder noch mehr. Probieren Sie es aus und teilen Sie Ihre Erfolge im Forum unter **www.strunz.com**. Lassen Sie sich feiern!

GUT ZU WISSEN ★★★★★

Reicht Laufen aus?

Natürlich bauen Sie beim Joggen hauptsächlich Ihre Laufmuskeln auf. Wenn Sie zusätzlich noch schwimmen und Rad fahren, kurbeln Sie auch das Kapillarwachstum der Muskulatur an, die beim Laufen nicht beansprucht wird. Laufen ist jedoch ein sehr effektiver Anfang! Denn die Laufmuskeln machen 70 Prozent der gesamten Körpermuskulatur aus.

Weniger Gewicht – mehr Leistung

Unter Sportlern und im Autosport ist es bekannt: Wenn etwas, egal ob Mensch oder Auto, einige Kilos leichter ist, ist es bei gleicher Kraft entscheidend schneller! Ein einfaches physikalisches Gesetz. Das ist das Leistungsgewicht. So schaffen es gute Athleten an die Weltspitze; sie nehmen ab und behalten ihre Kraft.

Das Leistungsgewicht kann man in die Messzahl VO_2max übersetzen. Dieser Wert gibt die maximale Menge an, die Ihre Körperzellen an Sauerstoff verbrauchen können. Dabei gilt: Je mehr Blutgefäße Sie haben, umso mehr Muskelzellen werden mit Sauerstoff versorgt und können diesen zur Fettverbrennung nutzen.

Beim Breitensportler ist diese Zahl 35. Beim sehr guten Sportler 65. Lance Armstrong hatte 82, Jan Ulrich 90. Also: Je höher, desto besser. VO_2max ist interessanterweise definiert pro Kilogramm Körpergewicht. Je weniger man wiegt, desto höher steigt die Zahl. Ohne jedes Training. Ganz automatisch. Selbstverständlich betrifft das nicht nur die Muskelzellen, sondern auch Ihr Gehirn: Sie leben auf einem völlig anderen Sauerstoffniveau, auch am Schreibtisch, beim Denken!

VO_2max ist in meinen Augen die einzig zuverlässige physiologische Maßzahl für das biologische Alter. VO_2max hat ihr Maximum mit 25 Jahren und sinkt dann kontinuierlich ab. Ihr ganzes Leben. Wird immer weniger.

Außer Sie trainieren regelmäßig oder specken – in einem gesunden Maß natürlich – Gewicht ab. Dann steigt diese Zahl wieder an, wie seinerzeit in der Jugend. Sie können mit 60 nachweislich das biologische Alter eines 30-Jährigen haben. Tatsächlich! Das messe ich täglich in meiner Praxis.

» Sie können mit 60 Jahren das biologische Alter eines 30-Jährigen haben. «

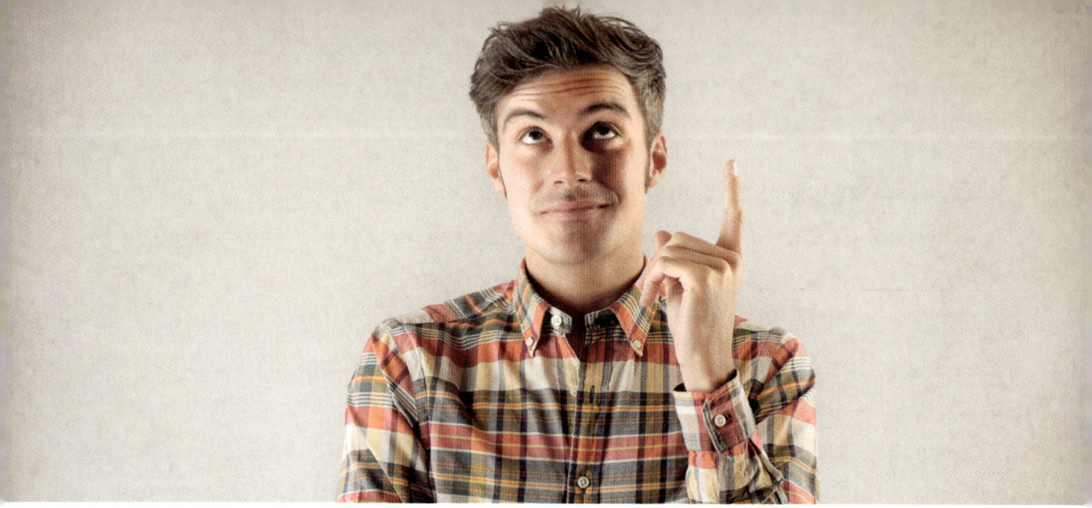

Und Ihre Intelligenz wird wach!

Wenn Ihr Körper vom Kohlenhydratstoffwechsel auf den Fettstoffwechsel umschaltet, beginnt er, aus den Fettsäuren in der Nahrung oder auch aus denen, die in Körperzellen abgelagert sind, Ketonkörper herzustellen. Jede Muskelzelle und auch das Gehirn können dann diese Verbindungen als Energie nutzen. Die Umstellung dauert ein paar Tage, denn in den Muskelzellen und im Gehirn müssen zunächst Enzyme in ausreichender Menge aufgebaut werden, die dabei helfen, die Ketonkörper in Energie umzuwandeln.

Plötzlich diese Klarheit

Wenn Sie schon einmal gefastet haben, dann kennen Sie das Gefühl: Nach ein paar Tagen Abgeschlagenheit geht Ihnen plötzlich ein Licht auf. Sie haben ausgesprochen klare Gedanken. Erfahren ein Gefühl der Hochstimmung. Das ist genau der Zeitpunkt, wenn der Stoffwechsel den Schalter auf Ketose umstellt.

Gute Nachricht: Sie brauchen nicht zu fasten, um sich über diese herrliche Klarheit im Oberstübchen freuen zu können. Sie brauchen nur einen

Bogen um Kohlenhydrate zu schlagen, dann haben Sie das gleiche Resultat. Und zwar für immer, denn ohne Kohlenhydrate können Sie problemlos ein ganzes Leben mit glasklaren Gedanken verbringen – bei permanentem Fasten ist das nicht möglich.

Aus Ihren Erzählungen im Forum und in meiner Praxis weiß ich, dass Sie mit diesem Wissen oftmals auf Unverständnis stoßen, wenn nicht sogar Schocks auslösen. Lesen Sie dazu das

Beispiel von Richard M.

»*Ich habe die letzten Monate dank der Auffüllung der Mikronährstoffe stark an Muskeln im Kraftbereich zugelegt (wie gesagt, nur beim Laufen ist meine Performance besch****). Jetzt rede ich da so locker mit einem ausgebildeten Trainer, und der wär fast umgefallen, als ich ihm gesagt hab, dass ich ohne Kohlenhydrate, nur mit Fett, Eiweiß und Gemüse lebe. Dieser meinte, ich müsste sofort aufhören, Krafttraining zu machen, da ich sonst tot umfallen könnte, wenn ich nicht mit mindestens 120 Gramm Kohlenhydraten am Tag trainiere. Stimmt das? Das wär ja furchtbar!*«

Kurzer Kommentar: Das stimmt natürlich nicht. Empfehlen Sie Ihrem Trainer mal einen Urlaub in Grönland. Bei den Inuit. Die jedenfalls sind bisher nicht tot umgefallen, wenn sie mit ausschließlich Robbenfleisch im Magen ihre Schlitten übers Eis gezogen haben. Hier passiert überhaupt nichts »Furchtbares«. Außer natürlich, dass die befragten Experten furchtbar wenig Ahnung vom Stoffwechsel haben.

»*Eine zweite Frage: Mein Körperfett war dann auch so ein Thema, das meinen Hausarzt aus den Latschen gehauen hat, als wir vor Kurzem meine Blutwerte prüften (sehr gute Entwicklung bei allen Werten, T3 sogar leicht zu hoch, IGF normal ...). Ich will nur so viel sagen, dass er seit Jahren deut-*

lich unter 10 Prozent liegt und Dr. Strunz im Gegensatz zu seinem Kollegen hellauf begeistert war! Doch zurück zu meinem Hausarzt: Auch er (wie der Trainer) drohte mir die schlimmsten Krankheiten an, die ich bekommen könnte, wenn ich nicht schnellstens auf mindestens 15 Prozent käme. Er fand es nur komisch, dass ich absolutes Normalgewicht (1,72 m; ~ 65 kg) habe und dennoch so wenig Körperfett. Womit hat das jetzt zu tun?! «

Ganz einfach: Das hat damit zu tun, dass dieser junge Mann kerngesund ist! Kaum zu toppen!

Brauchen wir Zucker zum Leben?

Sie werden immer wieder auf die Vorannahme stoßen, Ihr Gehirn brauche dringend Zucker. Bonbons. Könnte sonst nicht arbeiten. Das stimmt sogar. Es braucht so etwa 120 bis 150 Gramm am Tag. Aber es stimmt nicht, dass Sie dafür Zucker essen müssen.

Richtig ist auch, dass Glukose an einigen wenigen Stellen in Ihrem Körper tatsächlich gebraucht wird. Zum Beispiel für Sekrete wie die Speichelflüssigkeit. Für bestimmte Stoffwechselvorgänge in roten Blutkörperchen, in Zellen der Nebennieren und in einigen Nervenzellen. Diese hier lebensnotwendige Glukose kann durch Leber und Nieren aus

- Aminosäuren,
- Milchsäure (Laktat)
- und Glycerin (ein Abbauprodukt von Fett).

hergestellt werden. Diesen Prozess in Ihrem Körper nennt man Glukoneogenese. Das bedeutet, dass der Körper sich komplett ohne Kohlenhydrate ernähren kann, wenn Sie ihm Eiweiße und Fette in ausreichender Menge zur Verfügung stellen. Wenn Sie mögen, messen Sie dieses Wunder doch einmal selbst mit einem handelsüblichen Messgerät nach. Siehe da: Der Blutzuckerspiegel wird immer auf dem lebensnotwendigen Niveau (60–90 mg/dl) konstant gehalten.

Und was ist nun mit dem Zucker für das Gehirn? Das geht so: Auch das Gehirn kann sich sehr wohl von den Abbauprodukten des Fettstoffwechsels ernähren. Zu 80 Prozent. Bleibt also nur noch eine Minimenge unbedingt notwendigen Zuckers für das Gehirn. Und genau diese Minimenge stellt der Körper mit Leichtigkeit aus Eiweiß und Fett her.

Alles, was Sie tun müssen, ist also Folgendes: Schieben Sie Ihren Einkaufswagen im Supermarkt durch die richtigen Gänge. So, dass Sie gutes Eiweiß und gutes Fett im Kühlschrank und später auf dem Teller haben. Das ist es, was der Körper wirklich braucht.

Kalorien und GLYX – weg damit!

Nachdem wir jahrelang darauf getrimmt wurden, auf »Kalorien und GLYX« zu achten, ist es zugegebenermaßen nicht einfach, den kompletten Zauber des Zählens einfach so über Bord zu werfen. Schauen Sie sich an, wie genau der Gehalt verschiedener Lebensmittel ermittelt wird – dann fällt es Ihnen vielleicht leichter.

Kalorien: Für die Ermittlung der Kalorien bzw. der Energie gibt es eine spezielle Apparatur. Sie sieht von außen wie ein ganz normales Laborgerät aus. In der Apparatur gibt es eine Hohlkammer aus Stahl, in die ein Glühdraht ragt. Das hohle Stahlgefäß ist von Wasser umgeben. Um den Energiegehalt von Wurst, Schokolade, Eiweißpulver oder auch Stroh und Kohle zu ermitteln, wird eine bestimmte Menge des Stoffes in dem Hohlgefäß mithilfe des Glühfadens erhitzt. Gleichzeitig wird die Temperatur des Wassers gemessen, das das Gefäß umgibt. Aus dem Verhältnis der zugefügten Energie über den Glühdraht und der Erwärmung des Wassers wird der Kaloriengehalt ermittelt. So simpel ist das.

Was haben Sie davon? Wunderbare Laborwerte. Heizöl hat übrigens auch sehr hohe Kalorienwerte. Das System eignet sich sehr gut, um die Effektivität unterschiedlicher Heizmaterialien zu ermitteln.

Der menschliche Körper aber ist keine Dampfmaschine. Er verbrennt Nahrungsmittel nicht so, wie eine Heizung es tut. Es geht um Stoffwechsel, nicht um ein simples Kaminfeuer.

- Der Körper fackelt Proteine, Fette und Zucker nicht einfach ab, sondern wandelt sie in komplexen Stoffwechselvorgängen um.
- Der Körper produziert auch nicht nur Wärme, sondern »Energiemoleküle«, ATP genannt.

Das System Körper ist viel komplexer als die Apparatur, mit der die Kalorienwerte ermittelt werden, daher haben Kalorienangaben so gut wie gar keine Aussagekraft für die Ernährung.

Experten gehen sogar davon aus, dass man selbst bei einer intensiven Weiterentwicklung des Berechnungssystems für Kalorien niemals einen Wert ermitteln kann, der die tatsächliche Wirkung eines Nahrungsmittels im Körper darstellt. Für mich heißt das: Dann lassen wir das doch einfach.

Der glykämische Index: Wenn Sie sich mit den Kohlenhydraten in Ihrer Ernährung auseinandersetzen, werden Sie automatisch irgendwann auf den glykämischen Index (kurz GLYX) und die glykämische Last stoßen.

Der glykämische Index gibt Aufschluss darüber, wie stark ein Lebensmittel den Blutzuckerspiegel ansteigen lässt. Er wurde erfunden, da man nach einem Maß suchte, um die unterschiedlich hohe Insulinausschüttung nach dem Verzehr von Kohlenhydraten benennen zu können.

Die schnelle Wirkung von Glukose (Traubenzucker) auf den Blutzuckerspiegel gilt als Standard, ihr wurde der Wert 100 zugeordnet. Um den glykämischen Index zu berechnen, wird nun immer von einer Kohlenhydratzufuhr von 50

Gramm ausgegangen. Als Laborwert und für Forschungszwecke ist es sicherlich ein nützlicher Wert, aber in der Praxis finde ich den GLYX, nun ja, unglücklich.

- **Beispiel Karotten:** In vielen GLYX-Tabellen können Sie nachlesen, dass gekochte Karotten einen hohen und damit ungesunden GLYX-Wert haben, er liegt bei 70. 100 Gramm Karotten beinhalten aber nur ca. 6,8 Gramm Kohlenhydrate. Der hohe GLYX-Wert bezieht sich also auf den ungesunden Anstieg des Blutzuckerspiegels, nachdem jemand 800 Gramm Karotten gegessen hat! Wer, bitte, isst 800 Gramm gekochte Karotten?
- **Ein Baguette** hat ebenfalls einen GLYX von 70, um allerdings 50 Gramm Kohlenhydrate in Form eines Baguettes zu essen, braucht es nicht viel, gerade einmal 100 Gramm. Das ist nichts, das haben Sie sehr schnell verspeist, und Ihr Blutzuckerspiegel steigt theoretisch in gleichem Maße an wie nach einer stundenlanger Quälerei mit 800 Gramm Möhren. Wozu ist dieses Wissen gut? Tja.
- **Interessant: Weizenvollkornbrot** wiederum hat einen GLYX-Wert von 72 und Weißbrot einen Wert von 69, Vollkornbrot schneidet also noch schlechter als Weißbrot ab. Das ist seit 1981 bekannt! Ein Schokoriegel hat hingegen nur einen GLYX-Wert von 42, gilt als okay, dabei beinhalten 100 Gramm Snickers 60 Gramm Kohlenhydrate! Nun ...

Sie sehen, die reinen GLYX-Werte sind für den täglichen Gebrauch wenig hilfreich. Das hat auch die Forschung festgestellt und eine neue Formel für die glykämische Last (GL) erfunden. Hier wird die Kohlenhydratmenge, die in dem jeweiligen Lebensmittel steckt, mit berücksichtigt:

$$\mathrm{GL} = \mathrm{GLYX}\,\frac{\text{KH Menge in g}}{100\ \text{g}}$$

Die Karotten haben somit plötzlich eine GL von ungefähr 5, das Weißbrot von ca. 35. Schon sieht das Bild wieder anders aus! Trotzdem bin ich noch nicht zufrieden. Die Gründe:

- Immer noch nicht berücksichtigt wird dabei, dass man von den unterschiedlichen Nahrungsmitteln ganz unterschiedliche Mengen verspeist.
- Für die Festlegung des glykämischen Indexes wurde der Blutzuckerspiegel bei einer großen Gruppe von Personen gemessen und der Mittelwert daraus gebildet. Schön. Aber wer sagt denn, dass sich Ihr Körper so verhält wie ein statistischer Mittelwert?
- GLYX und GL bleiben außerdem nicht konstant, wenn Nahrungsmittel gemischt miteinander gegessen werden. Man kann also nicht die GL eines Hähnchenbrustfilets mit der GL von Möhren zusammenzählen und daraus den Anstieg des Blutzuckerspiegels korrekt ableiten. Geht nicht.
- Dazu verändert sich auch die GL je nach Art der Zubereitung. Nudeln, die fünf Minuten gekocht wurden, haben eine GL von 27, nach einer Kochzeit von 10 bis 15 Minuten liegt sie bei 33, und wenn Sie Nudeln 20 Minuten zu Matsch kochen lassen, dann ist auch die GL auf 45 gestiegen. Wie sinnvoll ist das denn?

Konzentrieren Sie sich auf das Wesentliche! Zählen Sie keine Kalorien und ignorieren Sie GLYX. Essen Sie einfach weniger als 50 Gramm Kohlenhydrate am Tag – und alles ist gut.

Freiheit für Ihre Bewegungslust!

Markus Stoffel, Professor für Molekularbiologie an der Eidgenössischen Technischen Hochschule in Zürich (ETH). hat ein Protein namens FOXA2 entdeckt! Ein hochraffiniertes Protein, das seinerseits Gene überredet, im Gehirn zwei Eiweißstoffe zu bilden. Die Eiweißstoffe heißen MCH und

Orexin. Das Hübsche an diesen zwei Stoffen ist, dass sie im Gehirn Bewegungsdrang aktivieren.

Bewegungsdrang? Wenn ich Ihren Briefen glaube, ist Ihr Hauptproblem der »innere Schweinehund«. Sie haben selbstverständlich die Frohbotschaft: »Lauf um dein Leben!« längst verstanden. Aber jeden Morgen, früh um 6:00 Uhr steht eine unüberwindliche Hürde vor Ihrem Bett: eben jener Schweinehund ...

Professor Stoffel zeigt Ihnen die Lösung: FOXA2 moduliert Gene. Und die bilden Eiweißstoffe im Gehirn, welche zu unüberwindlichem Bewegungsdrang führen. Das ist die Lösung. Jeden Morgen.

Warum er das weiß? Aus Vergleichsstudien mit Probanden, an deren Körpern kleine Bewegungsmelder befestigt waren. Die Melder haben die

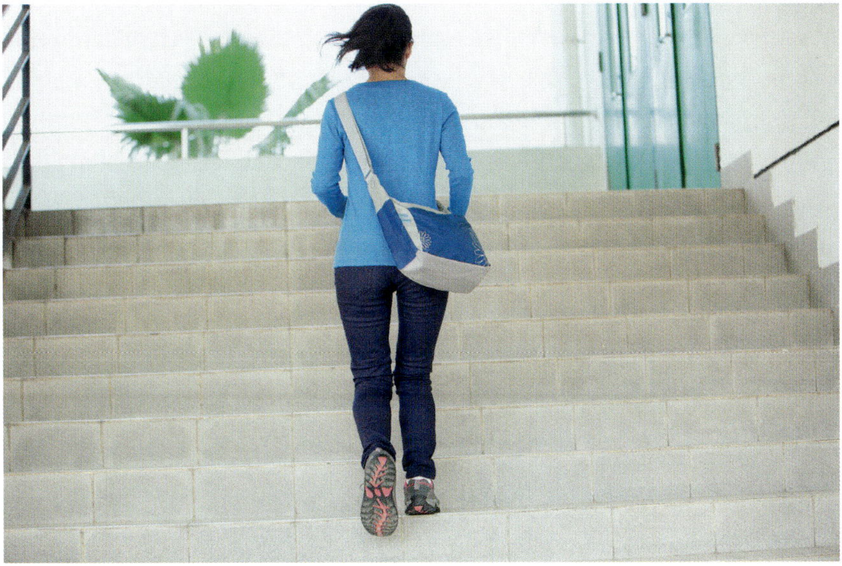

Von Raum zu Raum: Es sind die kleinen Gänge im Laufe des Tages, die schlanke Menschen lieben.

unterschiedlichen Bewegungsmuster von Dickleibigen und Schlanken ans Licht gebracht:

» *Die kleinen Gänge, etwa von einem Zimmer in das nächste, sind wesentlich vermindert bei Dickleibigen.* «

Erklärt Stoffel. Gerade die kleinen Gänge seien es, die wesentlich zum Energieverbrauch und zur Fettverbrennung beitragen.

Dem Zusammenhang von Ernährung und Bewegung kamen Stoffel und seine Forscherkollegen in einem Experiment mit Mäusen auf die Spur. Sie züchteten genetisch veränderte Mäuse mit einem ständig aktiven Protein. Als Vergleichsgruppe nahmen sie dicke Mäuse mit Insulinresistenz. Bei diesen war das Protein FOXA2 ständig ausgeschaltet. Um die Bewegungsmuster vergleichen zu können, fütterten die Forscher alle Versuchstiere sehr oft. Das Ergebnis: Die genveränderten Mäuse mit aktiviertem Protein bewegten sich trotzdem mehr, hatten mehr Muskeln und auch weniger Fett als ihre übergewichtigen Artgenossen ohne künstlichen Gendefekt.

Wenn das, was bei den Mäusen passiert, auch für den Menschen gilt, dann brauchen Sie also nur noch FOXA2 einzuschalten. FOXA2 verschwindet, wenn Ihr Insulinspiegel ansteigt. Wenn Sie Kohlenhydrate essen. Es flutet massiv an, wenn Sie auf diesen Unfug, auf Kohlenhydrate, verzichten. Wenn Sie sich von Eiweiß ernähren. Sie bekommen mehr Energie. Mehr Lebensenergie. Mehr Antrieb. Sobald Sie durch No Carb Ihre Fettverbrennung nicht etwa ankurbeln, sondern einfach erlauben (die ist von der Natur kostenlos eingebaut), sobald Sie dies also tun, sinkt Ihr Insulinspiegel. Daraufhin steigt Ihr Energielevel und der Antrieb, sich zu bewegen.

Fragt sich nur noch: Was machen Sie mit diesem Bewegungsdrang, wenn Sie im Büro sitzen müssen? Nun: Früher aufstehen und loslaufen. Ihr Schweinehund hat gegen FOXA2 keine Chance ... wetten?

»fazit

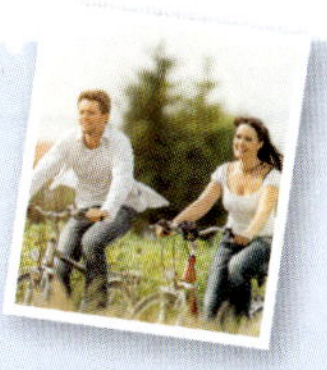

Wenn Sie nudelfrei leben, schaltet Ihr Körper um: Von Carbverbrennung auf Fettverbrennung.
Diese Art des Stoffwechsels wird Ketose genannt. Ihr Körper und Ihr Gehirn ziehen in diesem Zustand nicht mehr Zucker aus Ihrer Nahrung, sondern werden – schonend und effektiv – von Ketonkörpern versorgt.
Die Folge: Ihr Gehirn wacht auf! Sie haben mehr Durchblick und wesentlich klarere Gedanken. Außerdem erholen sich Ihre Zellen von der chronischen Glukoseüberflutung.
Um diesen Zustand zu erreichen und dabei immer gesünder zu werden, brauchen Sie gesunde Eiweiße und gesunde Fette auf Ihrem Teller. Dabei gilt: Keine Angst vor der großen Energiedichte von Ölen und Fetten! Funktioniert Ihr Stoffwechsel, dann rauscht nicht benötigtes Fett einfach durch Ihren Körper durch. Falls Sie es nicht ohnehin komplett verbrennen.
Ihren Fettstoffwechsel treiben Sie auf Hochtouren, indem Sie Ihre Muskeln aufbauen und trainieren. Denn in Ihren Muskeln sitzen die Motoren der Fettverbrennung.
Gelingt Ihnen der Wechsel in die Ketose, profitieren Sie aber nicht nur von einem wacheren Geist und einem gesünderen Körper. Es passiert noch mehr: Ihr Gehirn produziert das Protein FOXA2, das Sie dazu bringt, Bewegung noch mehr zu lieben!
Eine Aufwärtsspirale. Ohne Ende ... hin zu forever young.

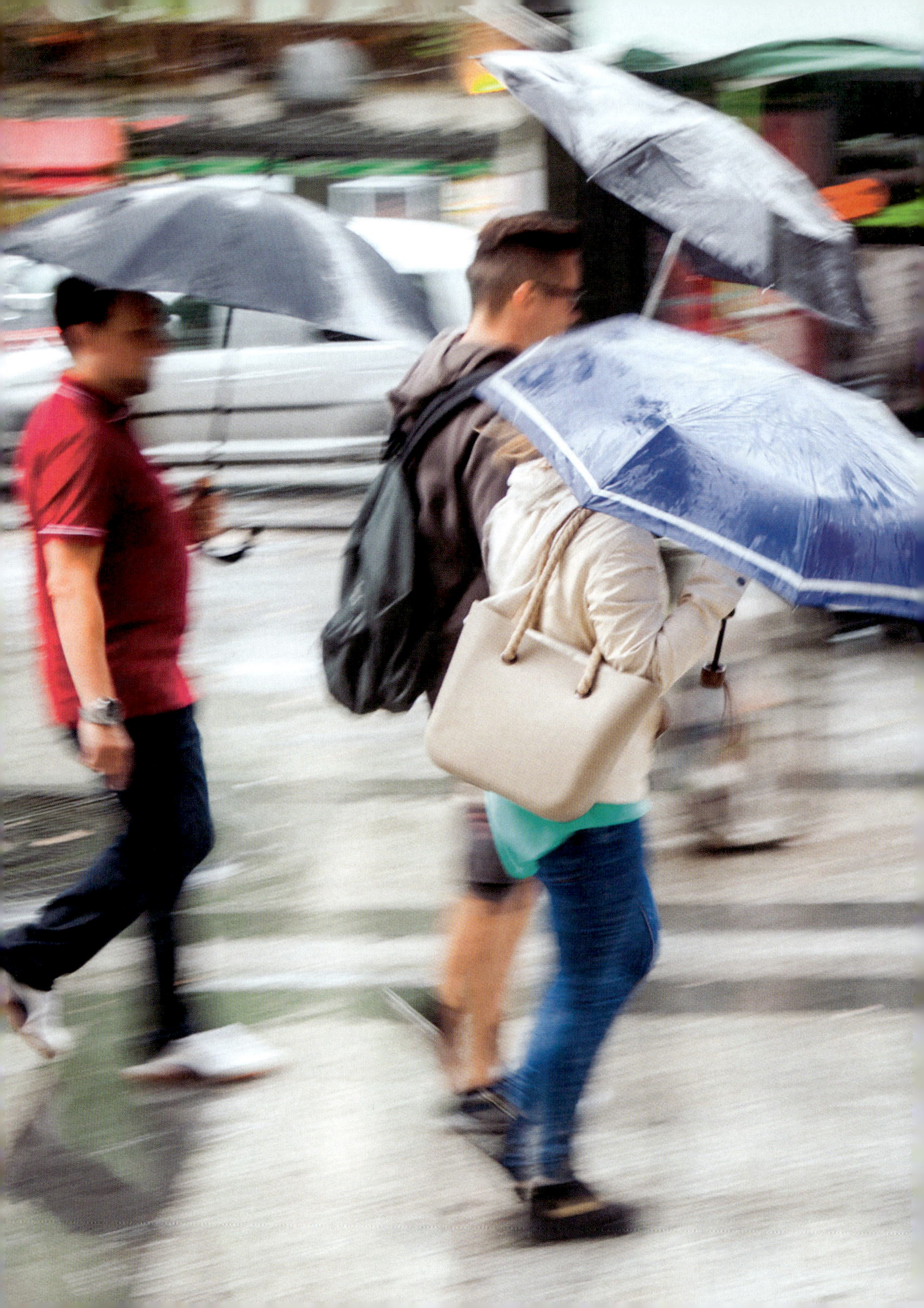

Schalten Sie die Krebsgene ab

4

Eine halbe Million Deutsche trifft jedes Jahr die Diagnose Krebs. Doch schuld sind nicht nur die Gene. Schuld sind nicht nur die Umweltgifte. Sondern die Nudel. Der Zucker. Schützen Sie sich! Allein mit gesunder Ernährung drücken Sie das Krebsrisiko um ein Drittel.

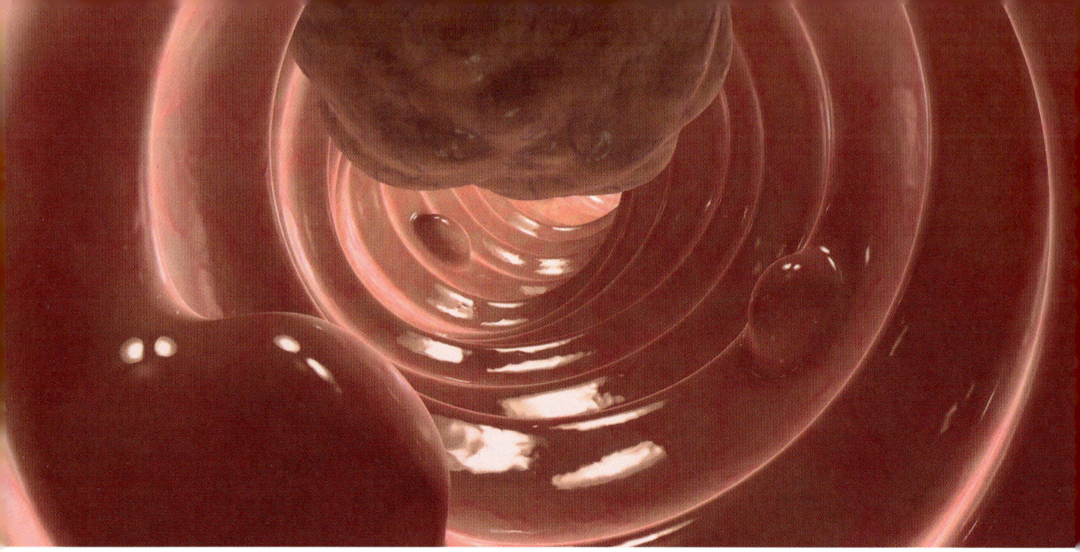

Krebszellen lieben Zucker

Seit sich Angelina Jolie auf den OP-Tisch gelegt hat, um ihr Brustkrebsrisiko zu senken, ist der Irrtum wieder da: Die Gene sind schuld an unserem Krebs. Seit dem Atomunglück in Japan ist auch der zweite Irrtum wieder populär: Umweltbelastungen machen Krebs. Beides stimmt sogar. Aber es ist nur die halbe Wahrheit. Wenn wir gesund leben, können sich unsere Zellen zumeist selbst reparieren. Trotz der Gene, trotz der Gifte. Wenn wir unsere Zellen aber mit Zucker vollstopfen, können sie sich nicht mehr reparieren. Und dann wuchern sie.

Sie können etwas tun

Krebs ist schlimm – geradezu heimtückisch. Jeder von uns kennt Menschen, die es erwischt hat. »Warum gerade er?« »Warum gerade sie?« Oft können wir das nicht beantworten.

Wir können aber eine Menge dafür tun, dass es uns nicht trifft. Und zwar, indem wir endlich aufhören, wie das Kaninchen vor der Schlange auf das zu starren, was wir nicht ändern können: unsere Gene. Und die Umwelt. Schauen wir doch lieber auf das, was wir ändern können: unser Essen, unsere Bewegung, unsere Gedanken. Es geht also wieder um die Nudel. Wie sie mit dem Krebs zusammenhängt, zeigen uns etliche Studien.

Carbs machen Darmkrebs: Schon im Jahr 2007 hatte die Harvard-Universität eine Studie veröffentlicht, aus der wir den Satz ableiten konnten: Nudeln machen Darmkrebs *(JAMA 2007;298(7):754)*. Die amerikanischen Forscher hatten – ein geniales Studiendesign – über 1000 Menschen mit Dickdarmkrebs studiert, die mit Operation, Chemotherapie und so weiter erfolgreich behandelt worden sind. Sie konnten beweisen, dass genau die Patienten, die viele Kohlenhydrate aßen, fast viermal häufiger erneut Krebs bekamen.

Die Patienten wurden weiter beobachtet. Bis 2012. Und jetzt kommt das wirklich Wichtige *(JNCI Nov 7,2012):* Es sind eben nicht nur die »schnellen Zucker«, die krank machen. Es sind eben nicht nur das »weiße Mehl« oder der »raffinierte Zucker«, die hier gefährlich sind. Es ist tatsächlich das Brot. Auch das angeblich so gesunde Vollkornbrot. Ich habe das »gesund« ja nie geglaubt. Jetzt ist es aber bewiesen. Es kommt eben nicht auf den glykämischen Index an, sondern einzig und allein auf die Gesamtmenge von Kohlenhydraten pro Tag.

Es ist also völlig egal, ob der Zucker schnell oder langsam ins Blut einströmt. Ausschlaggebend ist nur die Gesamtmenge Zucker. Und diese Gesamtmenge hat das Risiko für erneuten Krebs oder Tod um 80 Prozent angehoben.

Sie können etwas tun: Weil die Natur wirklich nur Luxuskohlenhydrate kennt, heißt das für Sie: Hier ein wenig Honig. Da eine Handvoll Beeren, Samen, Wurzeln. Carbs also manchmal. Wenige. Jedes Mal ein Genuss.

Carbs machen Brustkrebs: Dass Nudeln auch Brustkrebs verursachen können, wissen wir seit der EU-Studie (EPIC-Studie) 2012, veröffentlicht in *Am J Clin Nutr 2012 Aug-;96(2):345)*. Befragt wurden 335 000 Frauen, darunter 11 600 mit Brustkrebs, und zwar im Verlauf von 11 ½ Jahren. Die Frage war: Gibt es einen Zusammenhang mit dem Kohlenhydratkonsum? Antwort: Ja, für sogenannte »östrogenrezeptornegative« Tumoren. Bei Frauen nach der Menopause. Dort findet sich ein klarer Zusammenhang: Wer am meisten Kohlenhydrate isst, hat ein 41-prozentig höheres Risiko. Auch hier wird der Befund ausdrücklich nicht auf die »bösen«, die schnellen Zucker bezogen. Sondern schlicht und ergreifend auf die Gesamtmenge der Kohlenhydrate.

Sie können etwas tun: Sport. Joggen. Sie können Kohlenhydrate ohne Weiteres verbrennen. Komplett. Wir verstehen ja langsam, weshalb Sport so gesund ist. Auch dies ist ein Grund.

Carbs machen Gebärmutterkrebs: Genau in die gleiche Richtung zielt eine winzig kleine, sicher kaum beachtete, für mich dramatische Nachricht in der *BAMS* am 24.11.2013: Zuckerhaltige Limonaden und Cola erhöhen das Risiko, an Gebärmutterkrebs zu erkranken, um 78 Prozent. Das ergab eine Langzeitstudie über 14 Jahre der Universität Minnesota (USA). In Deutschland erkranken pro Jahr etwa 11 000 Frauen an dieser Krebsart. 11 000 Einzelschicksale, vielleicht Ihre Frau, eine Freundin oder Ihre Tochter.

Sie können etwas tun: Weg mit den Softdrinks! In Wahrheit sind sie alles andere als soft.

Carbs können jede Zelle verrückt machen: Dass Carbs prinzipiell in jeder Zelle Krebs lostreten können, zeigten im Jahr 2013 Experten für biomedizinische Bildgebung im University College London (UCL). Sie experimentierten mit MRT, also Kernspin, und brachten die berühmte »Röhre« dazu, Zucker im Körper anzuzeigen. Warum das funktioniert? Weil Tumoren im Körper viel mehr Zucker brauchen als gesunde Zellen. Schon eine halbe Tafel Schokolade reicht daher aus, um Krebszellen im MRT hell und deutlich sichtbar zu machen. Ziel der Forscher um Dr. Simon Walker-Samuel war es eigentlich nur, eine günstigere und gesündere Alternative zu herkömmlichen Untersuchungen zu erforschen, bei denen radioaktives Material gespritzt werden musste. Strahlende Spritzen brauchen wir also nicht mehr. Zucker reicht.

Ich lese dieses Forschungsergebnis ganz anders: Schon eine halbe Tafel Schokolade reicht, um den Krebs so zu füttern, dass er im MRT hell aufleuchtet! Na, dann lassen wir die Schokolade doch lieber.

Noch einmal: Sie können etwas tun! Weg mit den Schokoriegeln, dem Zucker im Kaffee, und auch weg mit den viel zu süßen Trauben, den viel zu süßen Bananen. Brauchen Sie alles nicht. Krebs brauchen Sie ja auch nicht.

Krebs heißt nicht nur: Mutation

Fakt ist: Unsere gesunden Zellen können zu kranken, zu krebsigen Zellen werden, wenn etwas mit unseren Genen nicht stimmt. Siehe das Angelina-Jolie-Problem, beschrieben in meinem Büchlein *Wunder der Heilung*. Die Schauspielerin hatte sich die Brüste amputieren lassen, weil bei ihr eine bestimmte erbliche Genmutation vorlag. Diese Mutation kann dazu führen, dass Reparaturenzyme, die unsere Zellen eigentlich wieder in Ordnung bringen sollen, nicht mehr korrekt gebaut werden und deshalb auch keine korrekte Arbeit mehr machen können. Muss man sich wegen dieser Genmutation gleich Körperteile amputieren lassen? Ich finde: nein!

Gesunde Zellen können auch durch radioaktive Strahlung zu Krebszellen werden. Auch Gifte können Krebs auslösen. Dioxin zum Beispiel bindet sich an ein Zellprotein, das die Aktivität der Gene kontrolliert, und bringt das Wachstum und die Differenzierung der Zellen von dieser Stelle aus durcheinander. Sollte man deshalb so wenig wie möglich röntgen? Sich von Gift fernhalten? Ja, natürlich! Keine Frage.

Viel wichtiger aber als Gene, Gifte und Strahlen ist der Stoffwechsel in den Zellen. Warum? Unsere Gene können wir durch unseren Lebensstil direkt beeinflussen. Je mehr wir uns bewegen und desto gesünder wir essen und denken, desto mehr schenken sie uns Wachstum, Erneuerung, Leben. Giften und Strahlen sind wir heute ausgesetzt – klar –, aber auch hier können wir negative Einflüsse in Grenzen halten. Indem wir Lebensmittel möglichst »pur«, möglichst »bio« kaufen. Und auch auf Kosmetika das Kleingedruckte lesen – insbesondere auf Sonnencreme.

Sehen wir Krebs also als das, was er ist: eine Stoffwechselerkrankung. Zu diesem Schluss kommt Thomas Seyfried, Professor für Biologie am Boston College und Autor der Studie *Cancer as an Metabolic desease: On the Origin, Management and Prevention of Cancer« (2012).* Er folgt dem frühen Geistesblitz des Berliner Wissenschaftlers Otto Warburg – aus dem Jahr 1924! –, dass der Stoffwechsel in Krebszellen anders läuft als in gesunden Zellen. Und zwar in allen Krebszellen, ganz gleich, ob sie im Hoden, im Gehirn oder als Metastasen ihr Unwesen treiben.

Diese Erkenntnis war bahnbrechend. Und obwohl wir Otto Warburg schon Anfang der 1980er-Jahre auf unseren Briefmarken bewundern durften, hat sich seine Theorie der Krebsentstehung, die »Warburg-Hypothese«, immer noch nicht durchgesetzt.

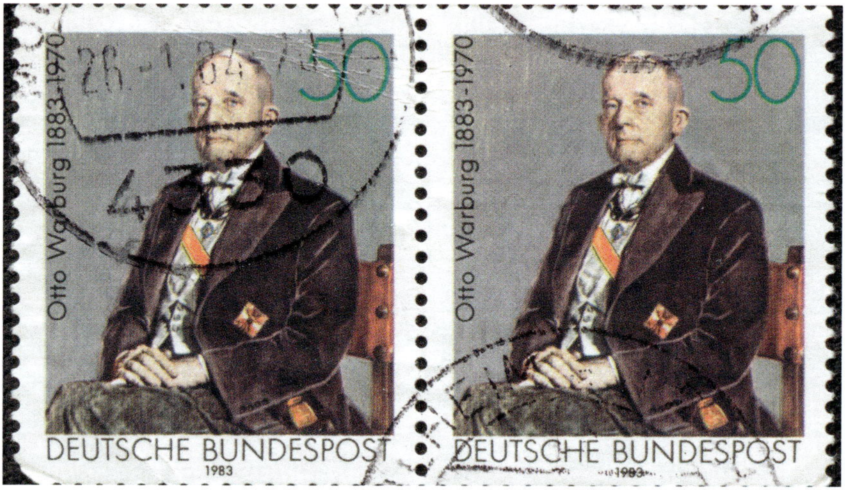

Otto Warburg: In der Krebsforschung schon 1924 auf der richtigen Spur. Und 1983 auf unseren Briefmarken.

GUT ZU WISSEN ★★★★★

Was läuft falsch in den Krebszellen?

Die *Warburg-Hypothese* besagt, dass sich in Krebszellen eine auffällig hohe Konzentration von Laktat befindet, also Milchsäure. Diese entsteht, wenn Zellen Zucker ohne Sauerstoff verarbeiten (anaerobe Glykolyse) – obwohl für die Arbeit der Mitochondrien genug Sauerstoff vorhanden wäre. Aus dieser Beobachtung hatte Warburg im Jahr 1930 die Vermutung abgeleitet, dass genau dann Krebs entsteht, wenn sich die Energiegewinnung in den Zellen umschaltet. Heute wissen wir es etwas genauer: Wenn die Mitochondrien abschalten, produziert die Zelle ihre Energie kurzerhand in der Zellsuppe. Ohne Mitochondrien, ohne Sauerstoff. Leider mit dem Ergebnis, dass Zucker nicht mehr verbrannt wird, sondern vergärt. Warum das Krebs auslöst? Weil Milchsäure das Immunsystem ausschaltet. Weil sie Gewebe schädigt. Und weil die Zelle nur mithilfe der Mitochondrien auf Kurs bleibt. Holt sie ihre Energie »irgendwo« her, dann koppelt sie sich ab. Wächst einfach »irgendwie«, mutiert immer wieder, wuchert ohne Ende. Das ist Krebs.

Warburg hatte seine Hypothese damals nicht beweisen können. Es war Dr. Johannes Coy, der im Jahr 2004 endlich den Beweis erbrachte: Er fand das Protein $TKTL_1$ – ein Enzym, über das die Verbrennung von Zucker in den Zellen abgeschaltet und die Vergärung angeschaltet werden kann. Das war ein Durchbruch, der aber leider nicht weltweit Wellen geschlagen hat.

Unterstützung kommt jetzt aus den USA, aus Boston. Hier haben Prof. Thomas Seyfried und seine Studenten Arbeiten aus hundert Jahren Krebsforschung durchkämmt, um Warburgs Hypothese zu prüfen. Ergebnis:

Warburg hatte recht. Krebs entsteht und wird vorangetrieben durch einen veränderten Stoffwechsel. Ausgangspunkt ist ein Schaden an den Mitochondrien.

Burnout der Mitochondrien

Mitochondrien verwandeln Fett, Eiweiß oder Glukose in Energie und verbrennen dabei Sauerstoff. Das ist der Grund, warum sie als unsere »Kraftwerke« oder »Motoren« bezeichnet werden. Eigentlich eine Untertreibung – die Vorgänge in den Mitochondrien sind weitaus komplexer als die in einem gewöhnlichen Verbrennungsmotor.

Die menschliche Zelle

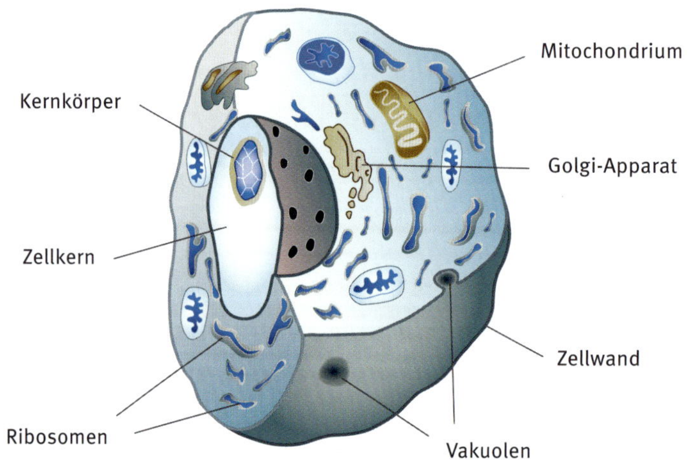

Das Mitochondrium: Kraftwerk unserer Zellen.

In mehreren Studien, unter anderem auch an der Charité in Berlin, konnte mittlerweile nachgewiesen werden, dass die permanente Überflutung mit Kohlenhydraten, also mit Glukose, die Mitochondrien in den Kollaps treibt. Weil die Zellen aber weiterleben wollen, machen sie eben ohne Mitochondrien weiter. Das funktioniert zwar, leider ist die Energieerzeugung auf diese Weise aber sehr uneffektiv. Das heißt: Aus der gleichen Menge Glukose entsteht 20-mal weniger Energie. Das ist der Grund, warum Krebszellen so gierig nach Zucker sind.

Es ist wie ein Teufelskreis: Mit unseren viel zu vielen, täglichen Nudeln lassen wir unsere Mitochondrien ausbrennen. Sie brechen unter der Glukoseflut zusammen und stellen ihre Arbeit ein. Mehr noch: Sie senden Signale aus, die die Gene der Zelle verändern. Einige Gene schlafen ein, andere wachen auf, und es kommt zum unkontrollierten Zellwachstum. Wir machen es sogar noch schlimmer: Auch durch Rauchen, Alkohol, Infekte und starke Medikamente wie Antibiotika können freie Sauerstoffradikale und Stickstoffmonoxide entstehen, die unsere Mitochondrien angreifen und kaputt machen. Und wenn das passiert ist, wenn also schon Krebs entstanden ist, dann überschwemmen wir unsere entgleisten Zellen weiter mit Glukose und füttern so den Krebs munter weiter. Hören wir doch einfach auf damit.

Zucker düngt den Krebs

Wissenschaftler der University of California in Berkeley haben 2014 bestätigt, dass ein erhöhter Blutzuckerspiegel bösartige Strukturen in der Zelle stimuliert, nachzulesen in *J Clin Invest doi: 10.1171 (2014)*. Das heißt nichts anderes, als dass erhöhter Zucker Krebs verursacht.

Auch andere Forscher verfolgen diese Spur, so auch Prof. Robert Lustig, der an der University of California für Kinderheilkunde tätig ist. Er fand mit seinen Kollegen heraus, dass Zucker vorhandene Krebszellen dazu bringt, zu wachsen. Wie das? Nach dem Verzehr von Kohlenhydraten steigt der Insulinspiegel.

Dieses Hormon und der verwandte Insulin-like growth factor (IGF1) stehen im Verdacht, das Wachstum von Krebszellen zu fördern. Das heißt: Jeder gezuckerte Kaffee und jedes Stück Kuchen löst in Ihrem Körper eine Signalkette aus mit der Botschaft: Mehr Krebs, bitte. Wollen Sie das? Ich auch nicht.

Aushungern statt bestrahlen

Interessant in dem Zusammenhang ist auch die zufällige Beobachtung, dass Diabetes-Typ-2-Patienten, die den Blutzuckerspiegelsenker Metformin einnahmen, weniger Krebs bekamen als andere Diabetes-Typ-2-Patienten. Diese Tatsache zeigt eindeutig, dass Warburg schon in den 1920-er Jahren auf dem richtigen Weg war: Krebs hat etwas mit Stoffwechsel zu tun. Weniger mit Zellmutationen. Bemerken Sie, wie falsche Vorstellungen zu falschen Behandlungen führen?

- Wenn ein Arzt glaubt, dass Mutationen Krebs auslösen, dann richtet er seine Strahlentherapie und sein Chirurgenmesser auf die »bösen« Zellen, dann flutet er den verkrebsten Körper mit Chemo.
- Wenn aber ein Arzt glaubt, dass der Grund für eine Krebserkrankung ein veränderter Stoffwechsel ist, dann streicht er dem Patienten den Zucker von der Speisekarte. Dieser Ansatz ist sehr viel einfacher. Und für die medizintechnische und pharmazeutische Industrie vollkommen uninteressant. Klar: Eine »Keine-Nudeln-Therapie« bringt keinen Umsatz. Null. Also uninteressant. Aber für uns zentral. Von höchster Relevanz.

Also noch einmal: Krebszellen leben von Nudeln, Kuchen, Brot, Limo, Marmelade, Schoko, Eis, Pizza – also Zucker. Streichen Sie Ihrem Körper den Zucker, sterben die Krebszellen. Und die gesunden Zellen werden sogar noch gesünder, weil Ihre Mitochondrien ohne Zucker schön langsam und ordentlich Energie herstellen können. Aus Fetten. Aus bestem Eiweiß. Das war's.

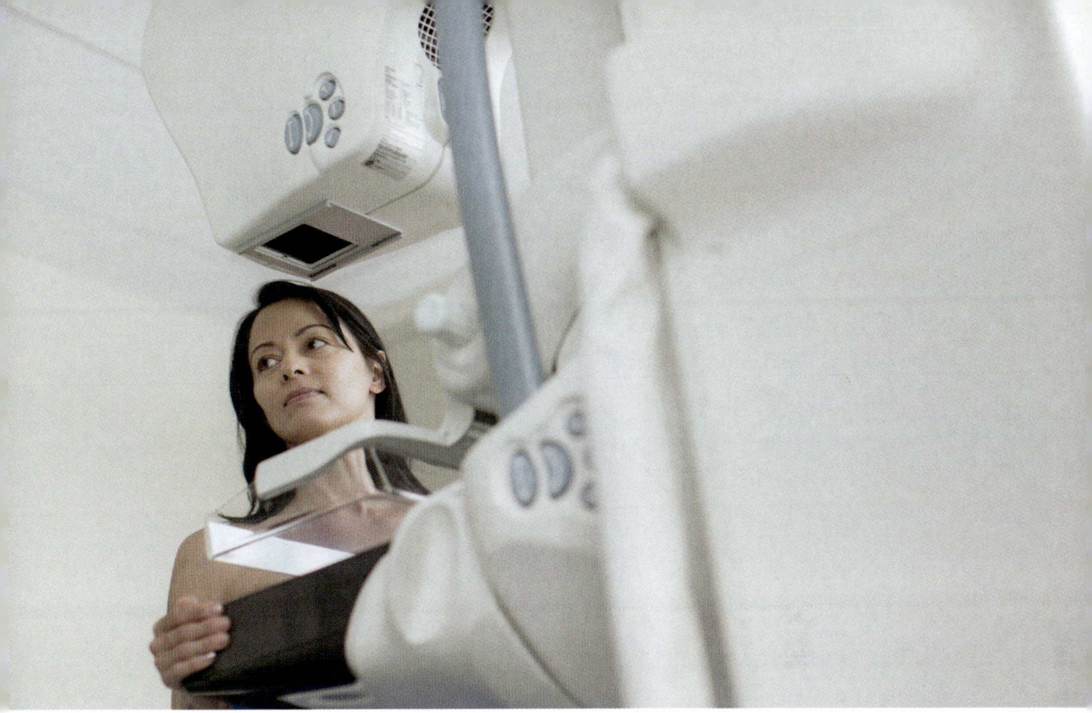

Wenn der Krebs schon da ist

»Eine Chemotherapie bekämpft Krebs, erhöht aber auch das Risiko für neue Tumoren, weil die Zellkerne dauerhaft geschädigt werden.« Das sagt Michael Hallek, Professor für Innere Medizin an der Universität Köln und Präsident des Deutschen Krebskongresses 2014. Das sind klare Worte. Und eine harte Erkenntnis: Der zweite Tumor kommt also nicht, *obwohl* der erste erfolgreich verschwunden ist. Sondern *weil* der erste mit Chemo vertrieben wurde. Übrigens zieht Prof. Hallek daraus einen klugen Schluss:

> »*Heute bekommen 50 bis 70 Prozent aller Krebspatienten eine Chemo, die Zahl wird sich in den nächsten zehn Jahren halbieren.*«

Der Versuch lohnt immer

Es liegt auf der Hand, dass wir andere Wege der Krebsheilung erforschen müssen. Heilsamere Wege. Ketogene Kost ist eine Möglichkeit. Aber: Je nachdem, wie weit eine Krebserkrankung fortgeschritten ist, ist eine herkömmliche Therapie mit Operation, Strahlen und Chemo oft trotzdem lebensrettend und notwendig.

Die Gründe: Der Umstieg in die Ketose kann keine Wunder bewirken, wenn Sie erst im Moment der Krebsdiagnose mit Low Carb oder No Carb anfangen. Außerdem ist konsequente Ketose ein radikales Programm: Damit es Erfolg haben kann, reicht es nicht, nur auf Nudeln, Brot oder andere »klassische« Kohlenhydrate zu verzichten. Je nachdem, um welche Arten von Tumor es sich handelt, wie groß die Tumoren schon sind, wie Ihr Stoffwechsel sich verhält und wie Sie Ihre Medikamente vertragen, muss alles runter von Ihrem Speiseplan, was Carbs enthält.

Also auch viel zu süßes, viel zu gespritztes Obst! Auch überdüngter Salat! Das macht Arbeit. Sie müssen sich intensiv mit dem auseinandersetzen, was da auf Ihrem Teller liegt. Außerdem laufen, viel laufen! Und selbst damit können Sie Ihre Heilung nicht einfach »anschalten« wie Ihre Kaffeemaschine. Selbstheilungskräfte wirken wundervoll – aber eben nicht immer exakt so, wie wir uns das vorgestellt haben. (Siehe dazu *Wunder der Heilung*, weitere Bücher zu Selbstheilungskräften sind in Vorbereitung.)

Doch zurück zur Nudel: Schon vor mehr als 100 Jahren, genauer: 1913, hat ein Versuch mit Ratten gezeigt, dass ketogene Kost Krebs heilen kann. 52 Ratten pflanzte man Krebszellen ein. Dann teilte man die Tiere in zwei Gruppen auf. Eine Gruppe war auf Ketokost gesetzt, die andere erhielt normale Kost – das heißt in diesem Fall: Ketokost plus Milchzucker. Ein ganz einfaches Experiment. Mit ganz klarem Ergebnis. Staunen Sie gerne mit mir:

Ketokost	Normalkost
26 verkrebste Ratten	26 verkrebste Ratten
6 gestorben	24 gestorben
20 geheilt	2 geheilt

Das Besondere und Überzeugende dieser Studie ist die Tatsache, dass die Rahmenbedingungen voll kontrollierbar blieben. Das ist bei Studien mit Menschen nicht möglich. Zu Recht werden bei jeder Studie die gleichen Kritikpunkte auf den Tisch gelegt: »Ein Teil dieser Menschen waren gläubig, ihr Gebet und ihre feste Zuversicht haben ihnen die Heilung gebracht«, heißt es zum Beispiel. Oder: »Einige Teilnehmer sind täglich gelaufen, daher sind die physiologischen Voraussetzungen nicht vergleichbar.« Oder: »Einige haben heimlich geraucht.« Oder: »Die Teilnehmer haben nicht ehrlich gesagt, was sie gegessen haben.«

Dies sind allesamt richtige Einwände. Bei den Ratten im Käfig lässt sich das alles ausschließen. Deshalb das überzeugende Resultat: 20 Tiere wurden geheilt, also zehnmal mehr als in der Versuchsgruppe, die Milchzucker bekam. Allein mit ketogener Kost. Weil aber, wie gesagt, die Wirkung von Ketose und die Heilung von Krebs komplizierter sind als das Kochen eines Kaffees, haben es auch sechs Ratten nicht geschafft. So ist das eben. Für mich dennoch Grund genug, um Kohlenhydrate einen gesunden Bogen zu machen.

No Carb während der Chemo

Wenn Sie erst *nach* einer Krebsdiagnose mit Low Carb oder No Carb anfangen, ist das immer noch besser als die blinde Flucht zu *comfort food* – also zu Essen, das vermeintlich tröstet. Also Nudeln. Schokolade.

Viele wissen heute zum Glück: Zuckerentzug hungert Krebszellen aus. Viele wissen aber noch nicht: Auch Chemo und Strahlen wirken besser bei Zuckerentzug. Wissenschaftler von der Charité in Berlin haben nämlich herausgefunden, dass die Milchsäure, die bei der Vergärung von Glukose in den Krebszellen entsteht, Chemo und Strahlen blockiert. Die Milchsäure bildet eine Art Schutzschild um die Krebszellen. Wenn die Krebszellen aber keine Glukose mehr erhalten, dann ist Schluss mit Milchsäure, und dann ist auch Schluss mit Schutzpanzer.

Um Krebspatienten zu unterstützen, hat Dr. Coy eine spezielle, streng kohlenhydratreduzierte Trinknahrung entwickelt. Mithilfe dieser Nahrung soll der Stoffwechsel auf Ketose umspringen. Dr. Coy erklärt: »Krebspatienten mit nachgewiesenem TKTL1-Stoffwechsel bekommen so die Möglichkeit, therapiebegleitend den Erfolg ihrer Operation, Strahlen- und Chemotherapien über die eigene optimierte Ernährung positiv zu beeinflussen.« Heißt: Die Therapie wirkt besser. Es passiert aber noch mehr: Die Praxis zeigt, dass Therapien insgesamt auch besser vertragen werden. Das ist ja das große Problem bei vielen Krebstherapien: Sie haben furchtbare Nebenwirkungen.

Einen ähnlichen Effekt erzielen Sie natürlich,

- wenn Sie auch ohne Trinknahrung auf eine gesunde Ernährung umsteigen,
- wenn Sie für viele, viele Vitalstoffe in Ihrem Blut sorgen und
- Ihren Körper mit vielen, vielen sekundären Pflanzenstoffen verwöhnen,
- mit Bewegung in der Sonne,
- mit Meditation.

Ich habe etliche Briefe von Ihnen bekommen, in denen Sie mir diese Wirkung beschrieben haben. Danke dafür.

GUT ZU WISSEN ★★★★★

Der Anti-Krebs-Genuss

Hier noch einmal für Sie zusammengefasst die drei Säulen der unterstützenden Krebstherapie nach Dr. Coy:

Säule 1: Alle Kohlenhydrate streichen, denn der Krebs frisst Zucker. Gierig und unersättlich. Davon ernährt er sich.

Säule 2: Ein Glukose vergärender, aggressiver Tumor kann mit Fett nichts anfangen. Das kann er nicht verstoffwechseln. Der lässt Ihnen also das wertvolle Fett übrig. Für Ihre Energie und für Ihre Gewichtszunahme. Also essen Sie Fett, gesundes Fett.

Säule 3: Der Tumor produziert massiv Milchsäure, ein Endprodukt der Vergärung von Kohlenhydraten. Die Milchsäure stört aber auch das körpereigene Abwehrsystem, die Immunzellen, und schadet dem Krebspatienten damit zusätzlich. Daher muss man den Säure-Basen-Haushalt des Körpers wieder in Ordnung bringen. Dabei helfen Ihnen basisch wirkende Lebensmittel wie Buttermilch oder auch Magnesiumcitrat als Nahrungsergänzungsmittel, Ruhe und Bewegung.

Vitamin C während der Chemo

Anders sieht es bei der Wirkung von Vitamin C aus. Vitamin C unterstützt jeden, egal ob gesund oder krank, allerdings treten in Bezug auf Chemotherapeutika Wechselwirkungen auf. Die Wirkung einiger Medikamente wird durch Vitamin C verstärkt, die Wirkung anderer abgeschwächt.

- **Vitamin C als Turbo:** Vitamin C verstärkt die Wirkung von Cisplatin, Dacarbacin, Doxorubicin, Paclitaxel, Tamoxifen 5-Fluorouracil. Bemerkenswerterweise ist ebenfalls bewiesen, dass Vitamin C zusammen mit Vitamin K die tumordestruktive Wirkung verschiedener Zytostatika potenziert. Potenziert heißt: um ein Vielfaches verstärkt. Gezeigt wurde das an pharmakologischen In-vitro-Studien.

- **Vitamin C kann auch bremsen:** Chemotherapie wirkt durch freie Radikale, diese giftigen Substanzen sollen die DNA-Stränge der Zellen zerstören, die sich schnell vermehren. Vitamin C als potentes Antioxidans fängt freie Radikale, so auch die von Chemotherapeutika. Das gilt für Doxorubicin, Cisplatin, Vincristin, Methotrexat, Imatinib, Bortezomib. Das wurde ganz aktuell an Tumorzelllinien bewiesen und an tumortragenden Mäusen.
- Sie sehen: Zwei Stoffe kommen in beiden Kategorien vor. Wir wissen vieles noch nicht. Manches widerspricht sich.

Der Schlüssel für ein krebsfreies Leben

Zurück zur schlichten Erkenntnis von 1924: Krebs ist eine Stoffwechselerkrankung. Was ist die effektivste Behandlung von Stoffwechselerkrankungen? Sie verändern einfach die Zusammensetzung der Stoffe, die in Ihren Körper gelangen, sprich: Ihre Ernährung. Ist nichts mehr dabei, was Ihren Krebszellen schmeckt, dann verschwinden sie hoffentlich.

Was viele nicht wissen: Wir alle haben irgendwo Krebszellen. Macht aber nichts. Unser intelligenter Körper findet sie und macht sie unschädlich – wenn wir ihm die Chance dazu geben. Wenn wir auf Ketose umschalten. Krebszellen können mit Ketonkörpern nichts anfangen. Dazu müssen wir nichts weiter tun, als den Glukosehahn zudrehen. Und auch den Fruktosehahn – den sogar noch fester.

Weg mit der Fruktose: Wissenschaftler von der Universität Los Angeles haben herausgefunden, dass Krebszellen, die mit Glukose gefüttert wurden, diese munter für ihren Energiehaushalt nutzen. Gibt man ihnen allerdings Fruktose, werden sie noch munterer: Sie vermehren sich! Herausgefunden hat man das an Versuchen mit Bauchspeicheldrüsenkrebs. Prof. Heaney sagt nüchtern: »Bauchspeicheldrüsenkrebs wird durch Fruktosekonsum in einem viel höheren Maße gefördert als durch Glukosekonsum.« Sie erinnern sich? Sämtliche Limos, viele industriell hergestellte Kuchen, Marmeladen und Joghurts sind mit Fruktose nur so vollgepumpt – deklariert als Glukose-Fruktose-Sirup oder als High Fructose Corn Sirup. Jeder Haushaltszucker besteht zur Hälfte aus Fruktose.

Sollten Sie Krebs haben, dann verzichten Sie am besten auf Fruktose, essen Sie nicht mehr als zehn Gramm pro Tag! Wenn Sie nicht erkrankt sind und Lust auf forever young haben, dann lassen Sie nicht mehr als 20 Gramm Fruktose täglich in Ihren wunderbaren Körper. Das ist ganz leicht: Streichen Sie Fertiggerichte, Softdrinks und alle anderen mit Zuckern gefluteten Nahrungsmittel von Ihrer Einkaufsliste und kommen Sie zurück zu den einfachen, den gesunden Dingen. Die gibt es ja auch noch. Schmecken sogar besser als industriell zerkochtes Convenience Food. Und haben noch einen Vorteil: Im Unterschied zu Fertiggerichten enthält frischer, purer Steini-Genuss viele sekundäre Pflanzenstoffe, auch Bioflavonoide genannt. Sie spielen eine extrem wichtige Rolle bei der Anti-Krebs-Ernährung. Sagt auch Dr. Coy.

Weg mit dem Alkohol: Alkohol spielt dem Krebs in die Hände. Warum? Alkohol entsteht, wenn Kohlenhydrate in Flüssigkeiten vergären. Zum Beispiel die Carbs, die in Trauben enthalten sind, in Hopfen oder Gerste. In alkoholischen Getränken stecken immer Carbs! Ein halber Liter Pils oder Weißbier enthält je nach Sorte zwischen 15 und 20 Gramm Kohlenhydrate. Wenn Sie sich zwei Halbliterflaschen genehmigen – ein typischer Bayer empfindet das gar nicht mal als viel –, haben Sie gleichzeitig drei Esslöffel Zucker geschaufelt. Zehnmal mehr als die Menge, mit der sich unser Körper noch gut fühlt. Zwei Flaschen Bier vernebeln uns also nicht nur die Birne, sondern setzen unsere Zellen unter massiven Stress.

Sage nicht nur ich, sagen auch die Forscher der EPIC-Studie – also der *European Prospective Investigation into Cancer and Nutrition* –, die den Zusammenhang zwischen Alkohol und Krebs noch einmal neu aufgerollt haben. An der Studie waren Teilnehmer aus acht europäischen Ländern beteiligt, insgesamt 363 988. Endlich mal. Hier stimmt die Statistik. Das nenne ich eine Teilnehmergruppe, die groß genug ist.

Neu sollte untersucht werden, wie viele Krebsfälle auf Alkohol zurückzuführen waren, die Abhängigkeit von der Dosis wurde mit berücksichtigt. Das Ergebnis war recht übersichtlich. Alkohol war schuld an 57 600 Krebserkrankungen bei Männern und an 21 500 Krebserkrankungen bei Frauen. Das sind 79 100 tragische Einzelfälle, und das sind mehr Menschen, als in einer Kleinstadt leben. Dabei ist die Mehrzahl dieser Krebserkrankungen dann aufgetreten, wenn Männer mehr als zwei Gläser, Frauen mehr als ein Glas Bier oder Wein pro Tag getrunken hatten.

Ein klares Ergebnis. Dennoch erlaubt die DGE ja Männern 20 Gramm Alkohol pro Tag, also ein Glas Wein, Frauen die Hälfte. Verstehe ich nicht, wundert mich aber auch nicht, weil ich die Empfehlungen der DGE ja schon sehr lange sehr kritisch verfolge. Wirklich neu und überraschend war für mich ein einziger Satz von Frau Prof. M. Schütze, der Erstautorin:

» *Noch mehr Krebserkrankungen ließen sich vermeiden, wenn jeder ganz auf Alkohol verzichten würde.* «

Jeder. Weiß die Dame, was sie damit sagt? Laut Gesundheitsministerium trinken ja 94,5 Prozent der deutschen Erwachsenen regelmäßig Alkohol. Was Prof. Schütze da anstößt, ist also nichts weniger als eine Kulturrevolution.

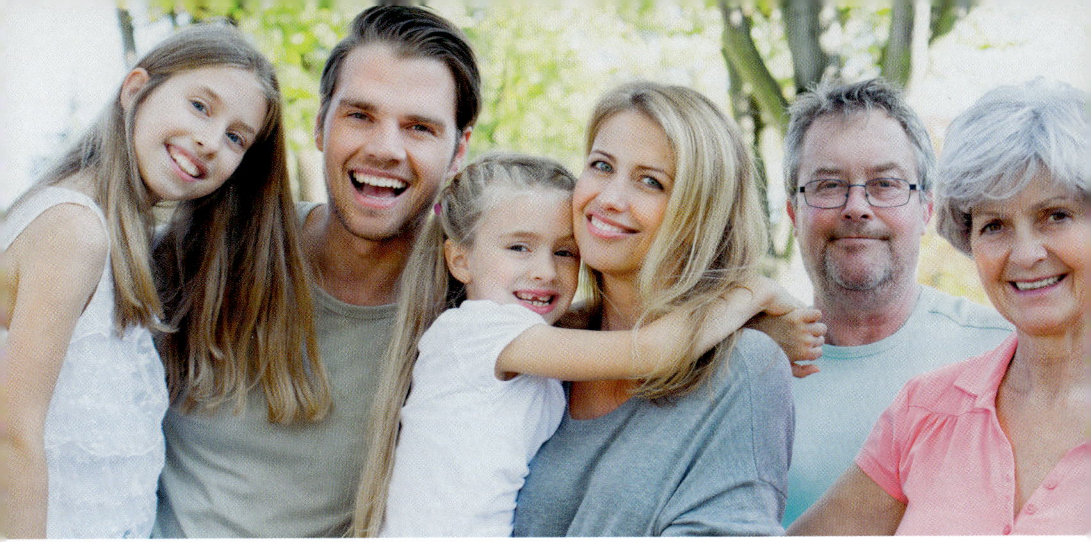

Kann man Krebs erben?

Es gibt sie, die Familien mit den vielen Krebsfällen. Doch wissenschaftlich betrachtet sind nur ungefähr fünf Prozent der Krebserkrankungen erblich. Das heißt: Die mit Abstand meisten Menschen bekommen Krebs aus anderen Gründen. Was genau im Einzelfall der Grund für Krebs war, weiß man oft trotzdem nicht. Ich finde: Ob Krebsrisiko oder nicht – es gibt keinen Grund, sich Sorgen zu machen. Selbst wenn in der Familie Gene vorkommen, denen ein Zusammenhang mit Krebs unterstellt wird: Solange Sie »Nein!« zu Zucker sagen, »Ja!« zur Bewegung und zu aufgeräumten Gedanken, haben Sie die allerbesten Chancen auf ein gesundes Leben. Ein kerngesundes.

Dem Krebs davonlaufen

Und wenn jemand Krebs »in der Familie hat« – was genau ist das, was er erbt? Wichtig: Ein »Krebsgen« ist es nicht. Tatsächlich wird ein Fehler im Stoffwechsel vererbt. Dieser Fehler liegt zumeist in einem Gen, das eigentlich den Zellzyklus kontrollieren oder Schäden in der DNA reparieren soll. Da der Fehler schon in der Ei- oder Samenzelle steckt, findet er sich später in jeder Körperzelle des Menschen. Das ist bei nicht geerbten Krebserkrankungen anders. Hier mutieren zwar auch genau die Gene, die für Ordnung in den Zellen sorgen sollen, aber nicht im ganzen Körper.

Wer also defekte Zellaufräumgene geerbt hat, bei dem sitzt in jeder Zelle bereits der erste Schritt zu einer Krebserkrankung. Das ist der Grund, warum Betroffene im Schnitt häufiger und auch schon in jungen Jahren erkranken *können*. Aber noch lange nicht *müssen*. Denn zu bösem Krebs kommt es erst dann, wenn in einzelnen Zellen noch mehr schiefläuft. Wenn also weitere Mutationen bei Genen passieren, die an der Entstehung von Krebs beteiligt sind.

So ist es auch beim Angelina-Jolie-Problem. Sie erinnern sich: die Sache mit dem kaputten BRCA1-Gen. Ist es kaputt, steigt das Risiko einer Frau, an Brustkrebs zu erkranken, von zwölf auf 60 Prozent – manche Quellen sagen auch 80 Prozent. So genau weiß man das gar nicht. Jedenfalls hat Angelina Jolie so ein fehlerhaftes Gen und nahm das zum Anlass, sich beide Brüste amputieren zu lassen. Ist sie damit also auf der sicheren Seite?

Leider nicht. Erst kürzlich haben Wissenschaftler vom schwedischen Karolinska Institut in Kooperation mit drei verschiedenen Universitäten in den USA herausgefunden, dass das vom BRCA1-Gen kodierte Enzym in sehr vielen unterschiedlichen Gewebetypen vorhanden ist, unter anderem auch in den Zellen der Skelettmuskulatur. Experimentell wurde die Menge an BRCA1-Enzymen reduziert. Das kommt uns bekannt vor: Wenn die Kraftwerke in den Zellen von Verbrennung auf Vergärung umstellen, dann entsteht Milchsäure, dann entsteht Krebs. Und weil im Gewebe der Brust ganz besonders häufig Zellen neu gebaut werden, passiert das besonders häufig im Gewebe der Brust. Prinzipiell kann diese Panne aber überall passieren: in den Eierstöcken (hier läuft die Zellteilung ebenfalls auf Hochtouren), aber eben auch in der Skelettmuskulatur.

Und, was heißt das jetzt für die Betroffenen? Kriegen die automatisch Krebs? Eben nicht! Auch bei einem geerbten Krebsrisiko gilt, dass der Krebs erst dann ausbricht, wenn wir ihm Anlass dazu geben: zu viel Zucker, zu viel Alkohol, zu viele Zigaretten, viel zu viel Junkfood mit viel zu wenigen Vitaminen, Mineralstoffen, Omega 3 und so weiter, Bewegungsmangel, Dauerstress. Ich bin überzeugt davon, dass sich Menschen mit erhöhtem Risiko nicht gleich auf den OP-Tisch legen müssen. Lassen Sie sich in kurzen Abständen von einem wirklich guten Arzt betreuen, tun Sie Ihrem Körper alles erdenklich Gute, machen Sie sich vor allem immer wieder so richtig locker (Laufen und Meditation wirken Wunder!) – dann haben Sie gute Chancen, dass Sie sehr alt werden. Ohne Krebs.

Und noch etwas zum Thema Gene: Wenn ich, ja ich, jede Krankheit bekommen hätte, die in meinen Genen steckt, dann wäre ich längst an Diabetes mellitus II gestorben. Wie meine Großmutter, wie meine Mutter, wie mein Onkel. Meine Mutter wurde vom Zucker sogar blind. Weil man selbst ihr, der schwerkranken Diabetikerin, ausdrücklich zu vielen Broteinheiten, also Kohlenhydraten geraten hat. Als unwissende und hilflose Patientin musste sie den Ärzten, den Erlanger Internisten glauben. Es war und ist tragisch. Und diese Kohlenhydrat-Ärzte gibt es auch heute noch. In jeder Großstadt Deutschlands. Schlimm. Aber: Mein eigenes Diabetesgen habe ich ausgeschaltet. Epigenetik. Bei dem Wort geht die Sonne am Himmel auf.

Bier und Pizza – keine gute Idee

Jane Tomlinson, der berühmtesten Krebspatientin Englands, wurde im Alter von 26 Jahren Brustkrebs diagnostiziert. Sie wurde operiert, doch zehn Jahre danach hatte sie wieder Brustkrebs.

Jane Tomlinson bekam Chemotherapie, ihr Professor gab ihr zwölf Monate. Sie wollte aber nicht sterben, zog die Laufschuhe an und rannte los. Um ihr Leben. Nach 18 Monaten war sie so fit, dass sie durch den *London Marathon* fegte, zum großen Erstaunen ihres Professors. Sie sollte ja längst tot sein. Sechs Jahre später raste sie durchs *Race across America*.

Also mit dem Radl 4200 Meilen quer durch die USA. Am Stück. Möglichst ohne Pause.

Wie die das geschafft hat? Präzise nach der Methode Dr. Coy: In der Ketose. Möglichst oft. Kein überflüssiger Zucker im Blut. Nicht etwa, weil sie keine Kohlenhydrate mehr gegessen hat ... davon wusste die Dame gar nichts. Sondern: Sie hat den Zucker verbrannt. Weggerannt. Komplett verbraucht. So hat sie ihrem Körper auf mindestens zwei Wegen geholfen: Durch den Extremsport haben sich extrem viele neue Mitochondrien gebildet. Neue Kraftwerke. Und durch die komplette Zuckerverbrennung gab es für die Krebsnester kein Extrafutter mehr.

Viele von Ihnen, liebe Leserinnen und liebe Leser, sind höchst aufmerksam. Wach. Interessiert. Kritisch. Sie fragen natürlich, warum Frau Tomlinson schlussendlich dennoch am Krebs gestorben ist. Tja. Erstens: Krebs ist eine heimtückische Sache. Es ist nicht leicht, ihm das Heft komplett aus der Hand zu nehmen. Manchmal gelingt es eben nicht. Siehe das Rattenexperiment von 1913. Zweitens: Die Dame liebte Bier und Pizza. Von Ketose wusste sie nichts. Die ist nur gelaufen. Extrem gelaufen. Und wenn sie einmal eine Verletzung hatte? Eine Laufpause einlegen musste? In diesen Zeiten hat sie ihre Krebszellen gefüttert, diese mutige energische Frau, die über 1,85 Millionen britische Pfund für wohltätige Zwecke gesammelt hat und vom Königreich für ihre Tatkraft geehrt wurde. Sie wusste einfach nichts von der Ketose, und ihre behandelnden Ärzte wussten auch nichts. Tragisch.

Auch Krebs ist ein Geschäft

Wenn Sie von Krebs betroffen sind und wenn Sie sich umfassend über die Hintergründe dieser Krankheit informiert haben, dann wissen Sie: Krebs ist verzwickt. Eine Geißel der Menschheit. Ein schweres Schicksal. Wer betroffen ist, klammert sich an jeden Strohhalm. Kann leicht verzweifeln, wenn er an einer Stelle liest »No Carb!« und an einer anderen: »Essen Sie am besten, was Sie wollen!« Ja, was denn nun?

Fakt ist: Wir haben den Krebs noch nicht komplett durchschaut. Wir wissen zwar vieles. Dass Krebszellen Zucker brauchen. Dass hoch dosiertes Vitamin C helfen kann. Dass Normalgewicht, viel Sport und wenig Stress gut sind gegen Krebs. Dass es vielen Menschen gelingt, ihre Selbstheilungskräfte so massiv zu mobilisieren, dass sie gesund werden. Wir wissen aber noch längst nicht alles.

Deshalb klammern sich viele Patienten an jede neue Versprechung der Pharmaindustrie. Und das ist ein sehr gutes Geschäft. Hier ein paar Beispiele:

- *Yongelis* bei Ovarialkarzinom: Jahreskosten 124 835 Euro. Lebensverlängerung 1,1 Monate (20,5 statt 19,4)
- *Nexavar* bei Leberzellkarzinom: Jahreskosten 58 400 Euro. Lebensverlängerung 2,8 Monate (10,7 statt 7,9)
- *Tarceva* bei Lungenkrebs: Jahreskosten 29 525 Euro. Lebensverlängerung 2,0 Monate (6,7 statt 4,7)
- *Iressa* bei Lungenkrebs: Jahreskosten 42 574 Euro. Lebensverlängerung: nicht nachgewiesen
- *MabThera* bei Lymphom. Jahreskosten 134 280 Euro. Lebensverlängerung: nicht nachgewiesen

Ein paar Beispiele aus der bunten Welt der schulmedizinischen Krebstherapie. Sie erinnern sich:

20 Prozent der gesamten Gesundheitskosten der USA werden allein von Chemotherapie verschlungen. Seit ich lesen durfte, dass es Chemotherapeutika gibt, deren Herstellungskosten bei neun Euro liegen, für die aber die Krankenkassen 900 Euro bezahlen dürfen, habe auch ich die Unsumme von 20 Prozent verstanden.

Warum schreit da keiner auf? Weil das Thema Krebs wie ein Stummschalter ist. Da wird jeder, auch ich, zunächst leise. Hält sich zurück. Weil er von dem Leid dahinter ahnt. Da möchte man nicht kritisieren. Dass die Pharmaindustrie diese unsere Gefühle rücksichtslos ausnutzt, erfährt der Patient, der das alles bezahlt, selten.

Viel eher erfährt er, dass die Pharmaindustrie ja alles tut, um ihn vom Krebs zu befreien. Die Zukunft, so erklärte es Prof. Hallek aus Köln, sei die »immer gezieltere Behandlung«. Und die wichtigste Grundlage dazu seien Signalwege, über die Zellen den Befehl zum Wachsen bekommen. Signalwege also. Soso. Wissen Sie, was Übersprungshandlungen sind? Wenn man überfordert ist, wenn man nicht mehr weiterweiß, fängt man an, den Schreibtisch aufzuräumen. Klickt wild im Internet. Weicht aus in den Unfug. Hühner picken einfach so in der Gegend herum, wenn ihnen nichts Besseres einfällt. Auch dann, wenn es gar nichts zu picken gibt.

Wenn Sie mich fragen, gibt es beim Thema Signalwege gar nichts mehr zu picken. Alles schon bekannt. Am Anfang steht der Schadstoff. Der Zucker. Am Ende steht das Ergebnis, der Krebs. Und dazwischen eine ganze Befehlskette. Ein schöner Signalweg.

Jeder Mensch mit gesundem Verstand zieht daraus den Schluss: »Aha, ich will keinen Krebs, also streiche ich den Zucker.« Jeder Wissenschaftler, der von ganz anderen Kriterien geleitet wird, fängt stattdessen an, Signalwege zu erforschen. Ich vermute mal, da wird nun geforscht und geforscht die nächsten Jahrzehnte, und für jeden einzelnen Signalweg findet sich sicherlich wieder eine Wunderpille von astronomischen Kosten, der man Wunderdinge andichtet.

Doch hilft das? Tja. Wir könnten auch einfach sagen: »Spar mal Zucker.« Das wäre wirksam. Und das würde Millionen, wahrscheinlich Milliarden Forschungsgelder und Pillenkosten sparen. Für die Industrie also uninteressant.

»fazit

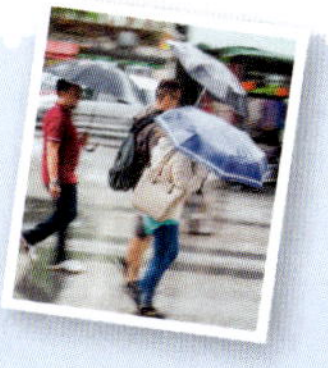

Kohlenhydrate sind in vielfältiger Weise an der Entstehung von Krebs beteiligt.

Besonders dann, wenn ein genetisch vererbtes Krebsrisiko vorliegt, kann ein Übermaß an Kohlenhydraten in Kombination mit Bewegungsmangel und Stress dazu führen, dass Krebs ausbricht.

Frohmedizinisch gedacht heißt das: Auch wenn in Ihren Genen ein Krebsrisiko verankert ist, muss kein Krebs ausbrechen. Denn Sie verhindern ihn durch No Carb, viel Bewegung plus Meditation.

Doch selbst wenn Sie Krebszellen im Körper haben – jeder hat das! –, können Sie diese durch konsequenten Zuckerentzug aushungern.

Denn Krebs ernährt sich von Glukose, vor allem aber von Fruktose. Bekommt er diese Zucker nicht, geht er zurück.

Bei seinem Stoffwechsel entsteht Milchsäure. Diese zerstört weiteres Gewebe und schützt die Krebszellen auch vor Anti-Krebs-Medikamenten.

Deshalb kann No Carb helfen, wenn Sie gegen Krebs behandelt werden müssen.

Schulmedizinische Therapien wirken besser und werden besser vertragen, wenn Sie keine Kohlenhydrate essen.

»Keine Kohlenhydrate« heißt nicht nur kein Zucker, kein Kuchen und keine Limo, sondern vor allem auch keine Pasta, keine Pizza – und kein Alkohol.

Kombinieren Sie No Carb mit viel Sport – auch während der anstrengenden Therapie –, haben Sie erheblich größere Heilungschancen.

Vor allem dann, wenn Sie außerdem noch etwas für Ihre mentale Gesundheit tun.

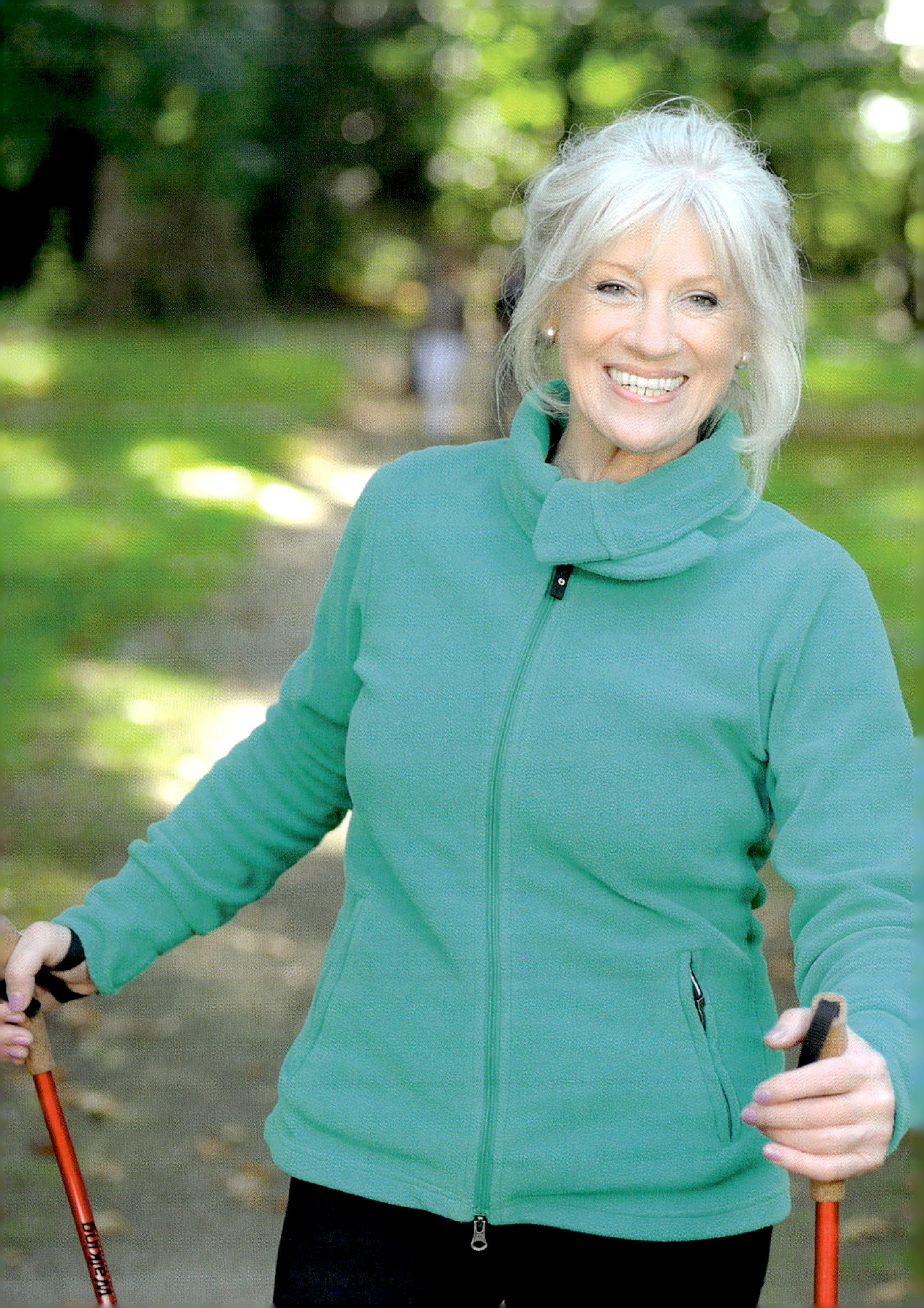

Schluss mit Herz-Kreislauf-Problemen

5

Lange galten Fleisch und Fett als Auslöser für Probleme mit dem Herzen, mit dem Kreislauf. Viele Risikopatienten strichen also Fleisch und Fett vom Speiseplan. Und aßen brav mehr Nudeln. Leider hat sie das nicht gesünder gemacht. Nur dicker. Gut, dass wir es heute besser wissen.

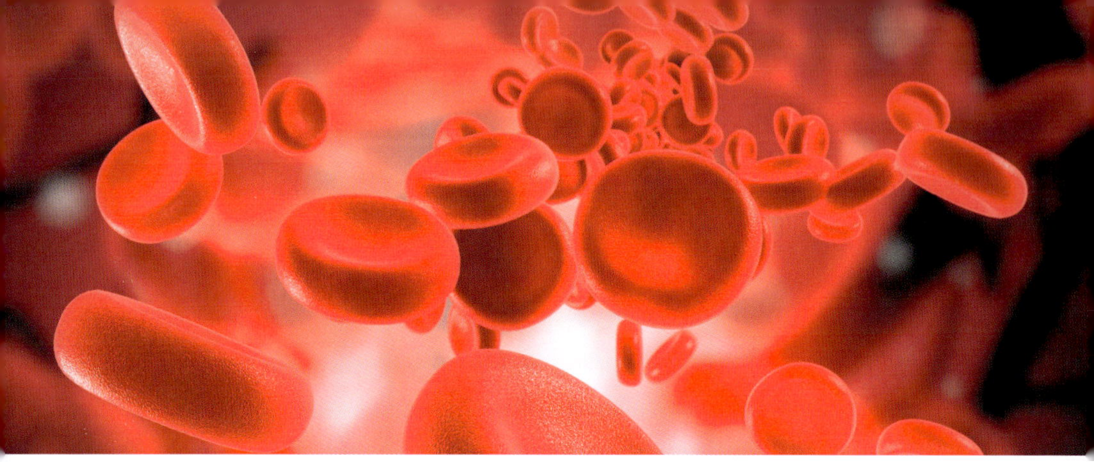

Machen Sie Ihre Arterien frei

In der Wissenschaft werden immer wieder falsche Schlüsse gezogen. Obwohl sie sich als falsch erweisen, braucht es Jahrzehnte, bis sich bessere Erklärungen durchsetzen. Sie erinnern sich: In den 1970er-Jahren wurden gesättigte Fettsäuren als »schlechtes Fett« bezeichnet und für die Ablagerungen in den Blutgefäßen verantwortlich gemacht. Fleisch, Eier, Milch und Milchprodukte galten plötzlich als hochgefährlich.

Grund für die Verdammung harmloser Eier zu schlimmem Teufelszeug war eine Korrelation in der Framingham-Studie, eine Langzeitstudie zum Gesundheitszustand in der Stadt Framingham in Massachusetts, USA. Die Korrelation sah so aus: Mehr schlechtes Fett – mehr Herzinfarkte, das war es. Bei Korrelationen besteht immer das Problem, dass die beiden verglichenen Punkte nicht unbedingt in einem Zusammenhang stehen müssen. Eine Korrelation ist nämlich keine Kausalität. Auch wenn beides gerne verwechselt wird.

Beispiel gefällig? Statistiken zeigen – hier Beispiele aus den *Unstatistiken des Monats* vom Max-Planck-Institut für Bildungsforschung in Berlin –, dass die Zahl der Geburten von Jungen umso höher ist, desto näher die Mutter am Mittelmeer wohnt. Sagt das irgendetwas aus? Nein! Forscher aus

San Diego haben außerdem eine negative Korrelation zwischen Schokoladenkonsum und BMI entdeckt. Heißt das, Schokolade macht dünn? Nein! Es heißt vielleicht nur, dass dicke Menschen sich bei ihren Diätversuchen besonders häufig Schokolade verkneifen. Oder dass dünne Menschen statt Sahnetorte oder Nudeln lieber ein Stück Schokolade essen. Oder dass Menschen mit Übergewicht gegenüber Interviewern von Medizinstudien nicht zugeben möchten, dass sie viel Schokolade essen.

Für uns heißt das an dieser Stelle: Fett führt nicht unbedingt gleich hinein in den Herzinfarkt. Der direkte Zusammenhang stimmt einfach nicht. Viel wahrscheinlicher ist es, dass die Menschen, die mehr schlechtes Fett essen, sich auch weniger bewegen, mehr Kohlenhydrate essen und häufiger rauchen. All diese Aspekte wurden nicht berücksichtigt. Weil man sich so gefreut hat, dass der Zusammenhang so einfach ist: Mehr schlechtes Fett – mehr Herzinfarkte. Tja.

Jedenfalls hat man gewarnt, hat Fett reduziert, hat Fleisch reduziert. In den USA eindeutig nachweisbar. Nur: Genützt hat's nichts. Im Gegenteil: Es gab noch mehr Herzinfarkte. Daher musste man neu nachdenken. Sind gesättigte Fettsäuren wirklich schlecht?

Es stimmt doch: Das schlechte Fett ist deswegen schlecht, weil es an den Gefäßwänden klebt, sie verstopft. Entscheidend ist aber die Frage: Warum klebt es überhaupt an den Wänden der Blutgefäße und rauscht nicht einfach durch? Diese Frage haben wir zu lange übersehen. Nehmen Sie die Massai in Afrika: Die leben praktisch nur von Fleisch und Fett – und kennen dennoch keinen Herzinfarkt. Weshalb? Weil das schlechte Fett bei ihnen an den Blutgefäßen *nicht* anklebt. Und warum kleben das Fett und das Cholesterin bei anderen Menschen an? Weil bei denen die Innenseite der Blutgefäße ständig entzündet ist. Sie quillt auf und zeigt Risse, das sind viele kleine Verletzungen, die kleine Kerben bilden. Darin lagert sich das Fett ab. Aber woher kommen die ständigen Entzündungen?

Da sind wir wieder bei der Nudel. Der wichtigste Grund für diese Entzündungen sind leere Kohlenhydrate wie Zucker und Mehl. Die produzieren direkt Entzündungsfaktoren im Blut. Die neue Erkenntnis lautet daher:

> »*Fett ist nur dann schlecht, wenn gleichzeitig Kohlenhydrate gegessen werden.*«

Es ist also egal, ob in Ihrem Blut 40 Prozent oder nur 32 Prozent Fette unterwegs sind. Sobald Sie Kohlenhydrate dazu essen, kleben diese Fette an. Prompt. Fette sind essenziell, die brauchen Sie unbedingt. Kohlenhydrate sind das nicht. Die sind – biochemisch gesehen – überflüssig. Daher gilt: No Carb, und Ihre Blutgefäße sind und bleiben frei von Ablagerungen.

Und was ist mit dem Cholesterin?

Dass Cholesterin die Blutgefäße verstopft, gilt als Binsenweisheit. Leider stimmt sie nicht – und leider glaubt Ihnen das kaum jemand. Im Rahmen der MONICA-Studie der WHO hatte sich aber klar gezeigt, dass der Zusammenhang zwischen Cholesterin und Herzinfarktrisiko gar nicht so signifikant ist, wie alle meinen.

Der Körper ist eben etwas komplexer gebaut. Und so fand die Studie einen umgekehrten Zusammenhang zwischen Antioxidantiengehalt des Plasmas und dem Risiko einer Herz-Kreislauf-Erkrankung. Das heißt: Je weniger Antioxidantien im Blut, desto höher das Gesundheitsrisiko. »Die Ermittlung des Plasmaspiegels (der Antioxidantien) Vitamin E, Vitamin A und Cholesterin ermöglicht die Vorhersage der Sterblichkeitsrate an koronaren Herzerkrankungen in der europäischen Bevölkerung mit bis zu 95-prozentiger Sicherheit. Das ist eine relativ neue Erkenntnis, an der man jedoch nicht mehr vorbeikommt«, erklärte Prof. Harald Esterbauer schon im Jahr 1991, als er an der Universität Graz als Biochemiker tätig war. Leider ist diese Tatsache über

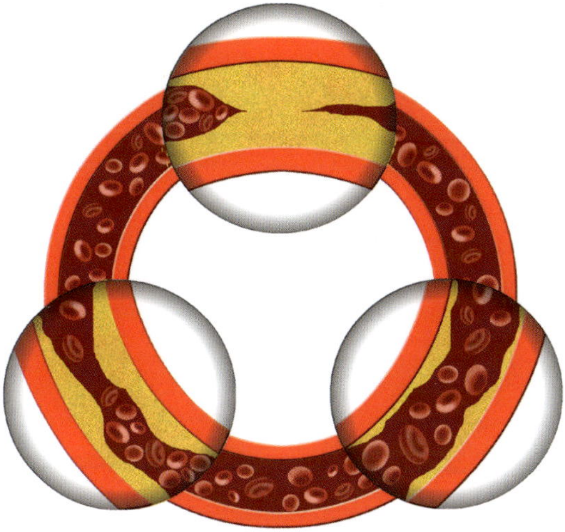

Das Fett in Ihrem Blut ist ungefährlich – ganz gleich, wie viel es ist. Erst in Wechselwirkung mit Kohlenhydraten klebt es innen an den Blutgefäßen fest – und verstopft diese langsam, aber sicher.

zwanzig Jahre später immer noch relativ neu. Oder hat Ihr Hausarzt oder Ihr Internist schon einmal den Plasmaspiegel an Vitamin E und Vitamin A gemessen? Wahrscheinlich nicht. Auf der Liste steht immer nur das Cholesterin.

Ist der Spiegel hoch, kriegen Sie gleich Spiegelei-Verbot. Das kennen Sie ja schon. Aber auch dieser Zusammenhang ist falsch. Es sind die Carbs, die den Cholesterinspiegel hochtreiben. Siehe Kapitel 2 in diesem Buch.

Fett macht Ihr Herz fit!

Nicht Fett also, sondern Kohlenhydrate machen fett. Darf man also Fett essen? Viel mehr? Es kommt aufs Fett an. Einfach gesättigte Fettsäuren wie Olivenöl und mehrfach ungesättigte Fettsäuren wie Öl aus Leinsamen oder vom Lachs reduzieren in der Tat deutlich das Risiko von Herzkrankheiten. Das bestätigt eine Studie von 2013.

Aktuell verliert sogar gesättigtes Fett seinen schlechten Ruf. Milchfett wie »die gute Butter« biete besseren Schutz als Fleischfett, heißt es jetzt. Denn eine Metastudie von 2010 hat gezeigt: Es gibt keinen statistisch signifikanten Zusammenhang zwischen Herz-Kreislauf-Erkrankungen und gesättigten Fettsäuren.

Zusammengefasst: Pflanzliche Öle, Omega 3 reduzieren Herzkrankheiten. Fleischfett und Milchfett werden heute als neutral bewertet. Sind also ver-

GUT ZU WISSEN ★★★★★

Ein Stent ist kein Wunderwerk

Wo wir schon dabei sind, mit falschen Vorstellungen aufzuräumen, schauen wir uns doch gleich noch den Stent an. Ein Stent ist ein kleines Röhrchen, hineingeschoben in die verkalkte Herzkranzarterie.

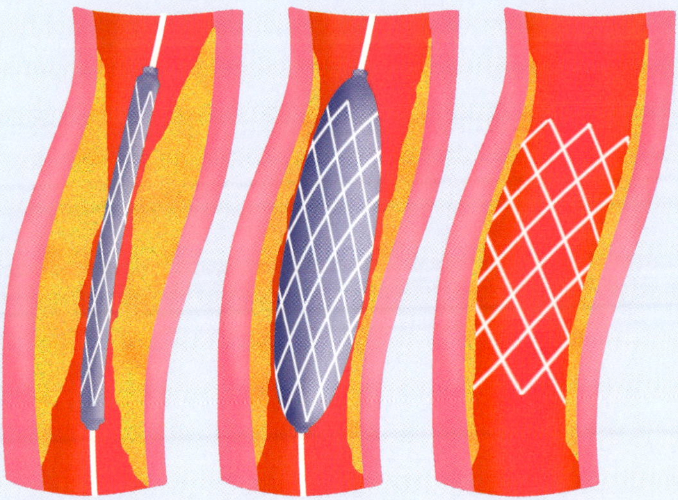

gleichsweise schlechter, aber eben nicht so schlecht, wie man es bisher gedacht hat. Heute wissen wir: Fett wird erst in Verbindung mit Kohlenhydraten schlecht fürs Herz. Und wir wissen auch: **Omega 3-Fettsäuren wirken Wunder.**

- In der Physician Health Study wurde gezeigt, dass die Gruppe mit dem höchsten Omega-3-Index das Risiko für plötzlichen Herztod um 81 Prozent verringert hatte. Ich möchte ergänzen: Wenn Sie Ihre Omega-3-Zufuhr noch ein bisschen erhöhen, können Sie auch 100 Prozent sagen.

Was bringt ein Stent? Klar, das Blut fließt wieder besser durch die Adern. Die Schmerzen sind weg. Aber – und das wissen die wenigsten – der Stent verlängert das Leben nicht. Wussten Sie das? Ein Stent heilt Sie nicht. Heilen können nur Sie selbst. Indem Sie sich die Laufschuhe schnappen und losrennen. Mit Verstand. Mit Disziplin. Am besten auch mit viel Freude. Denn durch Ihr Laufen werden Sie selbst als Arzt aktiv. Durch Ihr Laufen bauen Sie sich selbst Umgehungskreisläufe auf, die um die Engstelle im Herzen herumführen. Sie lassen Leben sprießen.
In welchem Maße das möglich ist, stellte man fest, als man das Herz von Mr. De Mar, auch bekannt als Mr. Boston Marathon, nach seinem Tode unter die Lupe nahm. Er hatte tatsächlich zweieinhalbmal mehr Kollaterale im Herzen als ein durchschnittlicher Mensch. Und die waren bis zu dreimal dicker, breiter, durchlässiger. Das Resultat nach Lauftraining. Stellen Sie sich das jetzt kombiniert mit No Nudel, No Brot, No Torte vor. So bleiben Ihre schönen, neuen Blutgefäße lange schön und neu und durchlässig.

- In der EPIC-Norfolk-Studie wurde gezeigt, dass mit steigender Menge Omega 3 das Risiko für Herzinfarkt sinkt. Statistisch signifikant.
- Die KUOPIO Ischemic Heart Desease Study bewies, dass 2174 Männer mit dem höchsten Omega-3-Wert im Blut das Risiko für Vorhofflimmern um 50 Prozent verringert hatten.
- Bestätigt von der Cardiovascular Health Study an 3326 Frauen und Männern, die ursprünglich gesund waren. 14 Jahre beobachtet wurden. Die mit dem höchsten Omega-3-Spiegel im Blut hatten ein um 23 Prozent reduziertes Risiko für Vorhofflimmern. Wichtig: ohne vorherige Herzerkrankung. Einfach so.
- In der Honolulu Heart Study wurde zunächst gezeigt, dass Japaner in Japan doppelt so viel Omega 3 im Blut haben, verglichen mit Japanern in Amerika. Herzkranzgefäßverkalkung findet sich bei 9,3 Prozent Japanern in Japan. Dagegen bei 26,1 Prozent US-Amerikanern und bei 31,4 Prozent Japanern in Amerika.

Wichtig: Bei allen relevanten Studien wurde der Spiegel im Blut gemessen. Das ist wichtig, weil Omega 3 bei verschiedenen Menschen verschieden wirkt. Wenn alle die gleiche Dosis schlucken, steigt bei den einen der Spiegel, bei anderen aber bleibt er viel zu niedrig. Wohlverstanden: bei gleicher geschluckter Menge. Es gibt also riesige individuelle Unterschiede – und das macht Studien ohne Messung unsinnig. Wenn man aber Omega 3 im Blut misst, ist der Zusammenhang eindeutig: Omega 3 schützt Ihr Herz.

Und jetzt verstehen Sie auch, weshalb Eskimos mit 70 Prozent Fett in ihrer täglichen Nahrung schlank und fit bleiben. Keinen Herzinfarkt kennen. Der Omega-3-Anteil ist ein wichtiger Teil der Lösung: Bekämpft sogar aktiv Entzündungen an den Blutgefäßen. Das andere Fett auf dem Inuit-Speiseplan schadet aber auch nichts. Denn das Geheimnis heißt nicht nur Omega 3, sondern No Carb.

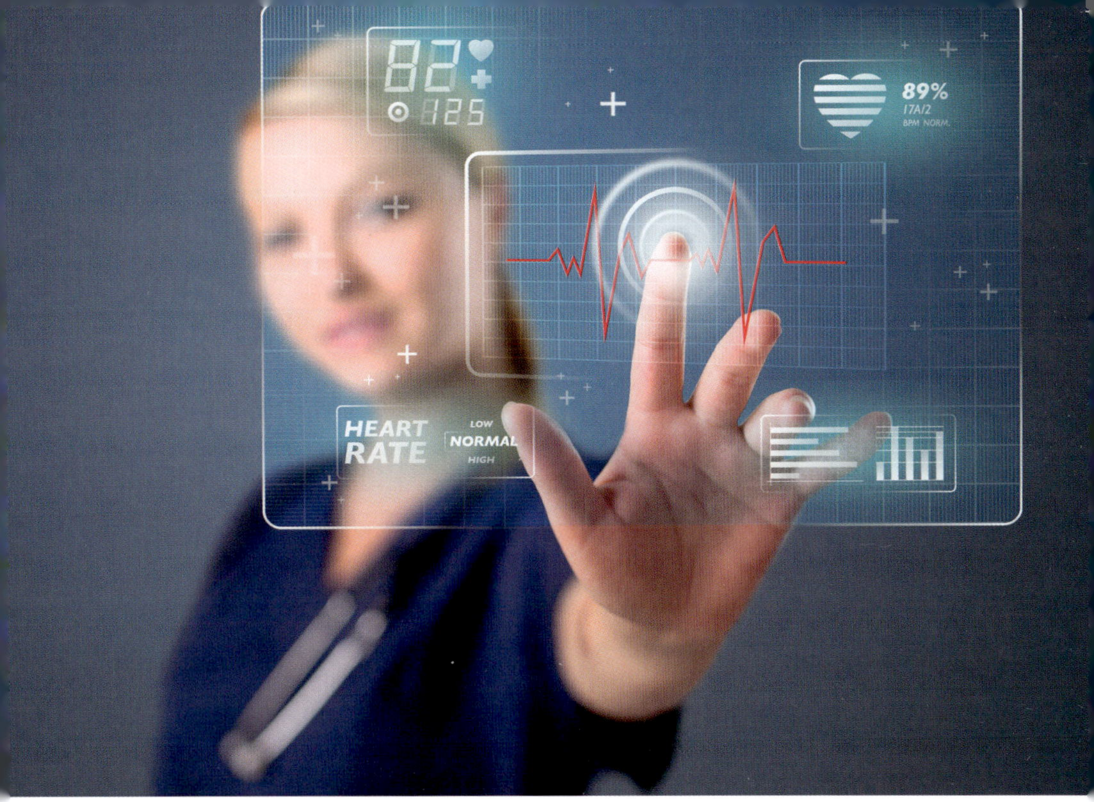

Ihr Herz liebt No Carb

Seit 1997 bewertet die American Heart Association Übergewicht, das bedeutet BMI von 25 und darüber, als eigenständigen kardiovaskulären Risikofaktor – also als Risikofaktor dafür, dass Herz und Kreislauf schlappmachen. Übergewicht gilt damit also als genauso gefährlich wie Rauchen! Wenn Sie Ihrem Herzen etwas Gutes tun wollen, kommen Sie also bitte, bitte los von Ihren Glimmstängeln. *Und* von Ihren Nudeln.

Mit dem Fett purzeln die Probleme

Prof. Alfred Wirth, ehemaliger Chefarzt der Klinik Teutoburger Wald und von 1990 bis 1996 Präsident der Deutschen Adipositas-Gesellschaft, erklärt die wirklich einfachen Zusammenhänge: »Die Vermehrung des Körperfettes hat

Auswirkungen auf das Herz. Das Herz schafft es nicht mehr, die benötigte Blutmenge durch den Körper zu pumpen, das nennt man Herzinsuffizienz. Man schnauft so komisch, leidet an Wasser in den Beinen.«

Und was geschieht, fragt Prof. Wirth weiter, wenn Übergewichtige abnehmen? Auch ganz einfach: Mit dem Fett purzeln die Probleme. Alle Komplikationen für Kreislauf und Herz (gemeint sind Herzinfarkt, Schlaganfall und so weiter) bessern sich oder werden ganz beseitigt. Überschlagen wir doch mal: Könnten sich alle übergewichtigen Deutschen durchringen zu wenigen Wochen No Carb plus Sport plus Meditation, wären sie ruck, zuck zehn Kilos los. Manche brauchen nur zwei Wochen dafür, andere ein paar Monate. Sei's drum. Dann jedenfalls gäbe es meiner Rechnung nach nur noch halb so viele Diabetiker. Statt acht Millionen nur noch vier Millionen. Und ein Drittel weniger Menschen mit hohem Blutdruck und hohem Blutfett. Glauben Sie nicht? Dann schauen wir mal nach China. Auch hier werden Kohlenhydrate sehr kritisch auf den Prüfstand gestellt.

Die Wissenschaftler Shu, Li, Xiang, Yang, Zheng, Gao, Zhang haben in *Am J Epidemiol* am 05.09.2013 eine Studie veröffentlicht, die zeigt: Kohlenhydrate machen Herzinfarkt. Also auch in China. Untersucht wurden 117 366 Chinesen. Männer und Frauen, alle zwischen 40 und 74 Jahre alt. Gefunden wurde ein klarer dosisabhängiger Zusammenhang zwischen Herzinfarkt und Kohlenhydratkonsum. Hochinteressant: Verglich man vier Gruppen, die mit dem niedrigsten und die mit dem höchsten Kohlenhydratkonsum, so fand sich ein dramatisch ansteigendes Herzinfarktrisiko, je mehr Kohlenhydrate gegessen wurden. Und zwar unabhängig davon, so schließe ich daraus, ob die Kohlenhydrate in Reis steckten oder in Schokoriegeln. Das Risiko ist das gleiche.

Eine ähnliche Stoßrichtung hat die sogenannte Krankenschwesterstudie. Auch hier: Sehr große Teilnehmerzahl. 75 521 Krankenschwestern zwischen 38 und 63 Jahren. Alle kerngesund, also keine Vorbelastung durch Diabetes oder Herz-Kreislauf-Erkrankungen. Zehn Jahre lang wurden sie beobachtet. Gaben 1984, 1986 und 1990 Auskunft über ihr Essverhalten. Ausdrücklich ging es um die Gesamtmenge an Kohlenhydraten pro Tag. Es zählten die glykämische Last und die Häufigkeit der Mahlzeiten pro Tag. Für die Auswertung hat man die Ergebnisse in fünf Schubladen sortiert. Von ganz wenig Kohlenhydraten (Schublade I) bis ganz viele Kohlenhydrate (Schublade V). Und fand ein stetig steigendes Infarktrisiko von

I	100 Prozent
II	101 Prozent
III	125 Prozent
IV	151 Prozent
V	198 Prozent

Die Krankenschwestern mit den meisten Kohlenhydraten auf ihren Tellern hatten also das doppelte Risiko für einen Herzinfarkt. Ganz gleich, ob auf den Tellern weiße Nudeln oder dunkles Vollkornbrot zu finden war.

Ihre Gene haben kaum etwas zu sagen

Ihre Oma hatte ein schwaches Herz? Ihre Mutter auch? Das heißt noch lange nicht, dass Ihrem Herzen auch die Power fehlt. *Zwar* haben in den vergangenen Jahren etliche Studien gezeigt, dass Menschen mit bestimmten Genvarianten (SNP) auf dem Chromosom 9p21 ein deutlich erhöhtes Herzinfarktrisiko haben. Die Risikogene sind in der kaukasischen Bevölkerungsgruppe sogar so stark verbreitet, dass sich ein Fünftel der Herzinfarkte auf diese Genvarianten zurückführen lassen.

Doch jetzt kommt das *Aber:* Die meisten Herzinfarkte resultieren nicht direkt aus diesen Genvarianten, sondern aus dem Lebensstil. Das heißt: Die meisten Herzinfarkte lassen sich durch einen gesunden Lebensstil vermeiden.

Schon vor zehn Jahren hatte die *Interheart*-Studie gezeigt, worauf es ankommt. Die internationale Fall-Kontroll-Studie hatte in 52 Ländern etwa 15 000 Infarktpatienten mit einer gleich großen Zahl gesunder Kontrollpersonen verglichen. Die Ergebnisse zeigten, dass neun Risikofaktoren für 90 Prozent aller Infarkte verantwortlich sind, darunter Rauchen, Alkohol,

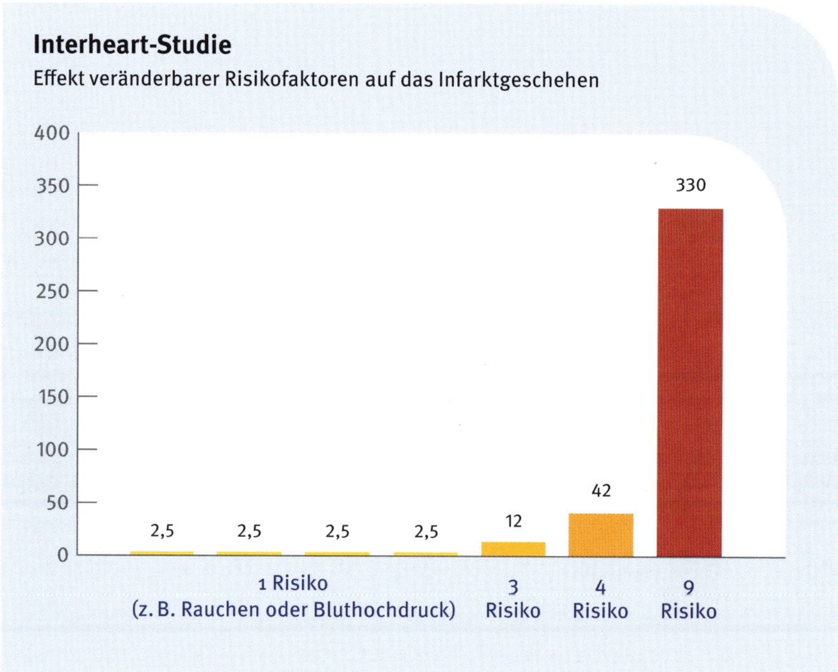

Je mehr Risikofaktoren Sie mitbringen, desto drastischer steigt Ihr Risiko für einen Infarkt.

Bluthochdruck, Diabetes, Stress, wenig Bewegung, schlechte Ernährung, dicker Bierbauch (*Lancet 364 (9438), S. 937 (2004)*).

Jedes einzelne Risiko erhöht die Wahrscheinlichkeit für einen Herzinfarkt etwa um 2,5. Hat jemand aber vier Risikofaktoren, steigt seine Anfälligkeit für Herzinfarkt nicht um den Faktor zehn (4 x 2,5 = 10), sondern bereits um den Faktor 42. Hat jemand neun Risiken, steigt die Wahrscheinlichkeit für einen Herzinfarkt um den Faktor 330 an!

Jetzt kommt's: Dieser dramatische Effekt für das Herzinfarktrisiko war identisch bei Südamerikanern und Europäern. Diese Populationen sind genetisch höchst verschieden. Das heißt also:

» *Die Gene entscheiden nicht alleine über Ihre Herzensangelegenheiten, sondern Ihr Lebensstil.* «

Diese an sich schon logische Schlussfolgerung wurde 2011 noch einmal durch eine weitere Studie bestätigt. Eine Forschergruppe um Sonia Anand von der McMaster University in Hamilton/Ontario hat die SNP auf dem Chromosom 9p21 bei 8114 Teilnehmern der *Interheart*-Studie bestimmt und die Ergebnisse in die Risikobewertung einfließen lassen. Und siehe da: Das genetische Risiko schlug sich auch in der Studie nieder. Es war allerdings schwächer als die Auswirkungen eines ungesunden Lebensstils. Das *Ärzteblatt* kommentierte am 12.10.2011: »Bereits eine ausgewogene Ernährung kann die negativen Auswirkungen auffangen. Menschen, die viel Obst, Gemüse und Beeren verzehrten, waren auch bei einem erhöhten genetischen Risiko nicht vermehrt infarktgefährdet.«

Die gute Nachricht: Es ist für Ihre Gesundheit nicht entscheidend, wie fit Ihre Oma war. Seien Sie einfach gut zu Ihrem Herzen – schützen Sie es vor allem vor zu viel Nudeln und zu viel Stress! –, dann ist es auch gut zu Ihnen.

Schlank ist sogar wichtiger als fit

Auch ich habe lange geglaubt, dass fitte Dicke besser dran wären als unsportliche Dünne. Dass dick also gar nicht so schlimm wäre. Nun, seit Januar 2014 wissen wir mehr. Denn seitdem liegt eine ausreichend umfangreiche Studie vor, veröffentlicht von schwedischen Wissenschaftlern der Universität Umea: 743 500 Männer wurden 34 Jahre lang beobachtet. 11 526 dieser Männer erlitten einen Herzinfarkt. Dabei zeigte sich einmal mehr:

- Je besser die Fitness, desto geringer das Risiko für Herzinfarkt.
- Je höher der BMI, desto höher das Risiko für Herzinfarkt.

So weit alles klar. Dazu kommt aber eine völlig neue, auch für mich überraschende Erkenntnis:

- Selbst die fittesten Übergewichtigen hatten ein höheres Infarktrisiko als die am wenigsten fitten Normalgewichtigen.

Eine nach modernsten Standards sorgfältig gemachte Untersuchung. Und bei dieser Menge an Teilnehmern und Dauerbeobachtung wahrscheinlich glaubhaft. Fazit: Fitness ist gut. Aber besser erst abnehmen, dann laufen. Und wie geht Abnehmen? Ganz einfach: Weg mit den Nudeln, der Pizza, dem Bier. Weg mit den Brötchen, dem Kuchen, dem Burger. Weg mit der Limo, der Cola und dem Zucker im Kaffee. Weg mit den Schokoriegeln, den Frühstückscerealien (wenn ich dieses Wort schon höre ...), den Süßigkeiten. Und her mit den guten, mit den gesunden Sachen: Fleisch, Fisch, Eier. Gemüse, Salat, Obst. Milch, Käse, Wasser. Je einfacher, desto besser.

Können Sie sich nicht vorstellen? Dann schauen Sie doch einfach mal unter **www.strunz.com**. Da gibt es auch Rezepte, die Sie satt machen, die Sie auf ganz neue Gedanken bringen und die Sie schlank machen. Endlich.

»fazit

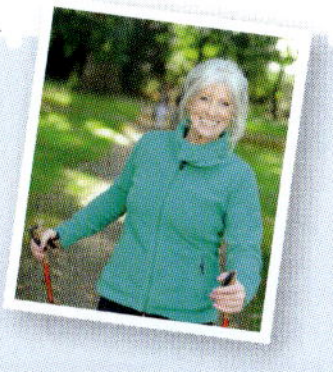

Fette sind nicht automatisch schädlich für Ihr Herz und Ihren Kreislauf.
Auch Fleisch und Eier nicht.
Fett kann sich nur dann ungünstig auf Ihre Gesundheit auswirken, wenn Sie es mit Kohlenhydraten kombinieren.
Denn die Kohlenhydrate führen zu Entzündungen, zum Beispiel in den Blutgefäßen.
Hier haben Blutfette leichtes Spiel, sich innen an den Blutgefäßen festzusetzen und diese zu verengen.
Ihr Cholesterinspiegel steht nicht in direkter Verbindung zu Herz-Kreislauf-Erkrankungen.
Ein hoher Cholesterinspiegel entsteht durch zu viele Kohlenhydrate.
Und nicht, wie oft behauptet wird, durch zu viel Schweinefleisch oder zu viele Eier.
Omega 3 ist eine Fettsäure, die sich positiv auf die Gesundheit Ihres Herzens auswirkt.
Auch Probleme mit dem Herz-Kreislauf-System können auftreten, weil Sie ein Infarktrisiko geerbt haben.
Die meisten Herzinfarkte aber resultieren aus dem Lebensstil eines Patienten. Die Gene spielen kaum eine Rolle.
Weil No Carb langfristig zu einem geringeren Körpergewicht und Normalgewicht zu einem geringeren Infarktrisiko führt, können wir sagen:
No Carb ist gut für Ihr Herz.
Dabei gilt sogar: Ein kleiner BMI ist für das Herz noch wichtiger als eine große sportliche Fitness.
Das heißt für Sie: Erst mit No Carb abnehmen, dann loslaufen.

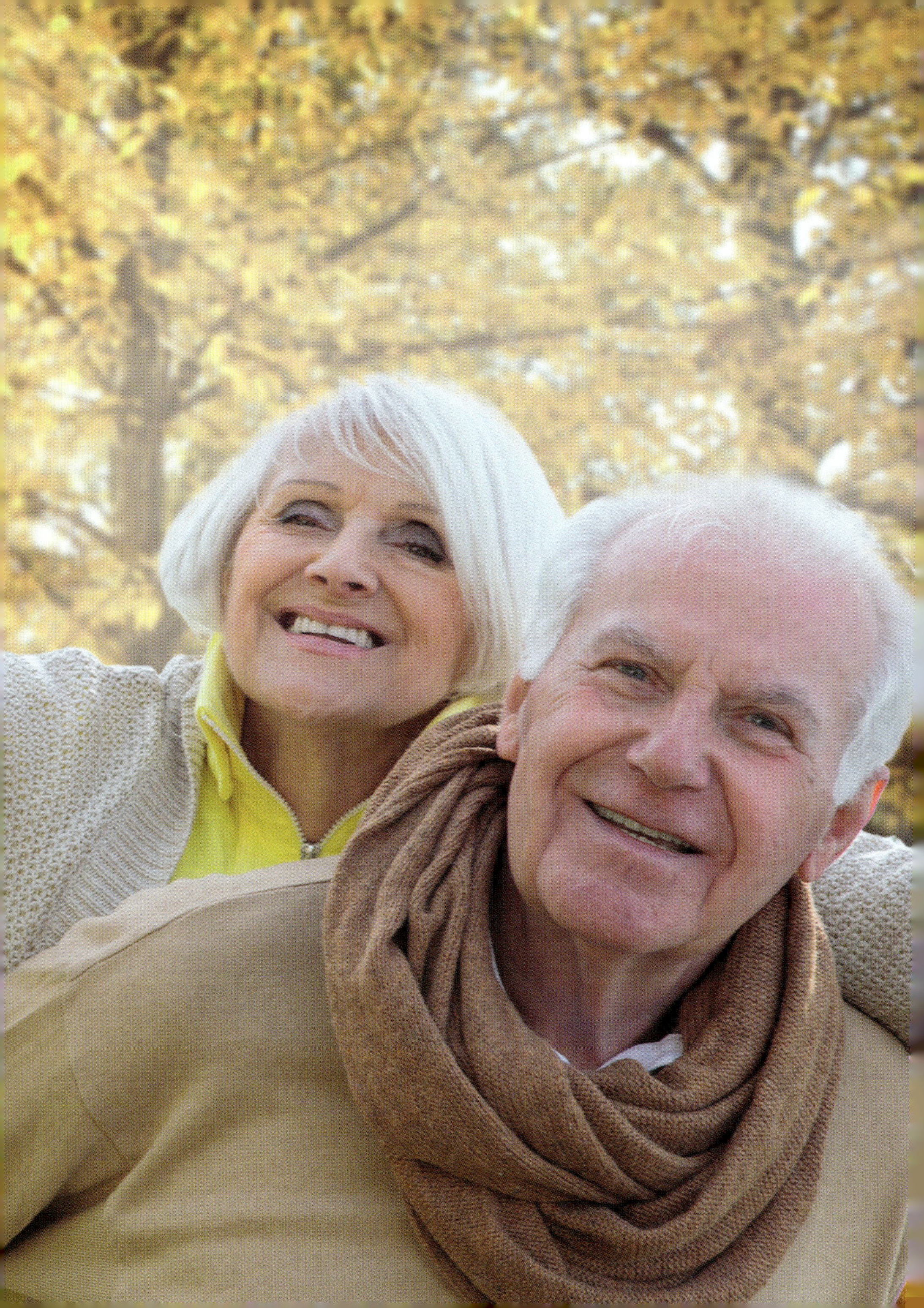

Vergessen Sie Alzheimer

6

Wir sind doch nicht blöd! Und wir wollen es auch nicht werden. Auch nicht mit 70, 80, 90 oder mit 100 Jahren. Tatsächlich lässt unser Gedächtnis im Alter nicht zwangsläufig nach. Dass so viele Menschen dennoch von Alzheimer und Demenz betroffen sind, liegt in sehr vielen Fällen an einem Lebensstil, der unseren grauen Zellen nicht guttut.

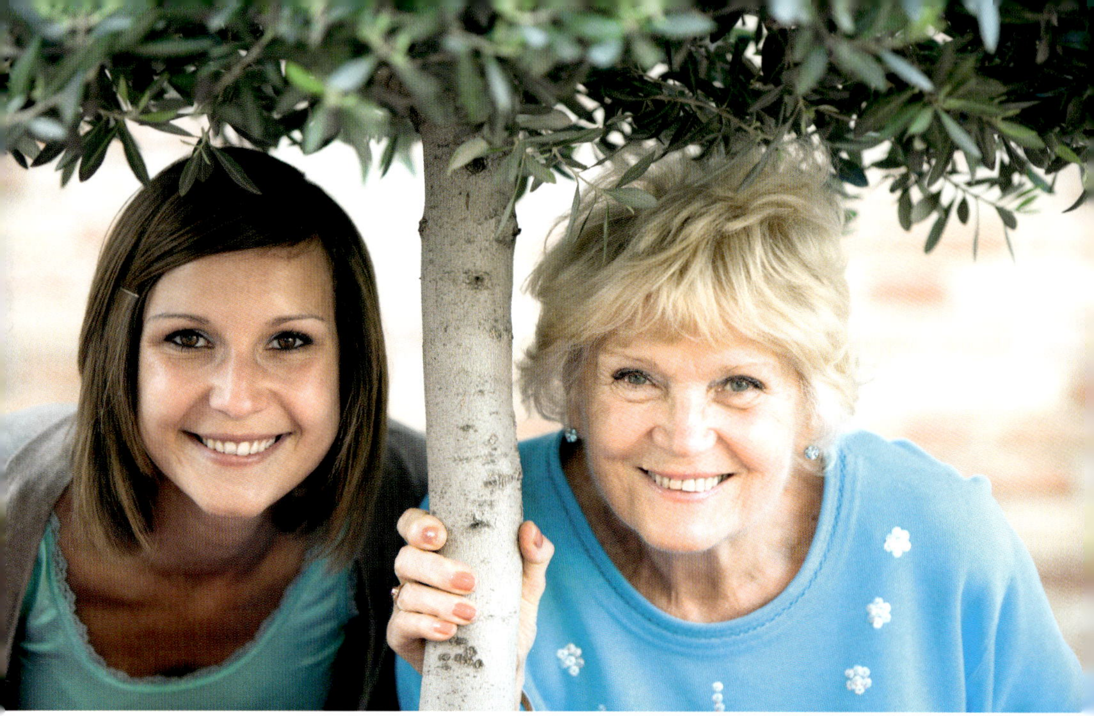

Hör mir auf mit Demenz!

Alzheimer ist ein Modethema geworden. Tragisch! Vor allem deshalb, weil in den Medien oft die Meinung herumgeistert, gegen die zunehmende Verwüstung des eigentlich von der Natur so wunderbar eingerichteten Oberstübchens könnte man gar nichts tun. Stimmt nicht! Sie können eine Menge tun, um Demenz zu vermeiden. Und um Ihre grauen Zellen wieder auf Trab zu bringen.

Schnappschuss ins Gehirn

Was ist Alzheimer? Eigentlich eine Form der Demenz – rustikaler ausgedrückt: eine Form der Altersverblödung. Vor allem aber ist es ein schlimmes Gefühl: Namen fallen Ihnen nicht mehr ein. Sie finden die Worte nicht, die Sie immer gewusst haben. Ganz einfache Worte: Regenschirm. Plötzlich weg. Sie bringen Ihre Sätze nicht mehr sinnvoll zu Ende. Sie verstehen die

Mails nicht mehr, die Sie lesen. Sie möchten dem Enkelkind das Lieblingsessen kochen, wissen aber nicht mehr, was das war. Sie wollen in die Küche gehen und stehen plötzlich im Flur. Sie kennen sich selbst nicht mehr. Können Ihr Leben nicht mehr alleine organisieren, empfinden nicht mehr so viel, können sich nicht einmal mehr so bewegen wie früher. Wenn das passiert, wird das Ganze zum Alptraum. Dann bekommen Sie Angst.

Alzheimer kann man sehen. Hier bietet die Schulmedizin Kernspin an. Auf den MRT-Bildern kann man tatsächlich die Veränderungen sichtbar machen, die für Alzheimer typisch sind. Das lässt die Krankheit zwar nicht verschwinden, hilft aber trotzdem. Denn wer betroffen ist, kann das Ausmaß seiner Krankheit so mit eigenen Augen einschätzen. Vielleicht ist es ja noch gar nicht so schlimm. Und wenn gar keine Veränderungen zu sehen sind, dann kann man sich verabschieden von seiner Angst. Hat seine Lebensqualität zurück. Ein ganz wesentlicher Gesichtspunkt.

Natürlich gibt es sofort Widerspruch. So Professor Richard Dodel von der Uni Marburg. Der warnt. Der warnt vor diesem »Schnappschuss ins Gehirn«. Da dürfe man sich nicht zu viel Erkenntnis erwarten. Und außerdem: keinen medizinischen Nutzen ... Denn: »Wir können dem Menschen doch noch gar keine Therapie anbieten, die längerfristig wirkt.«

Das sehe ich nicht so. Und da stehe ich nicht allein: »Mit Sport, gesundem Essen oder durch stimulierende Tätigkeiten kann man präventiv extrem viel erreichen«, sagte der Tübinger Hirnforscher Mathias Jucker gegenüber dem Magazin *Focus* (23/2014, S. 102). Der Wissenschaftler erklärt das so:

> *»Alzheimer entsteht, wenn das Abwehrsystem mit zunehmendem Alter bei der Entsorgung schädlicher Eiweißstoffe überfordert ist. Aber durch eine gesunde Lebensführung kann ich meine Abwehrmechanismen wieder in Schwung bringen.«*

Also ist es wieder ganz einfach: Sport, gesundes Essen und andere Tätigkeiten, die das Hirn in Schwung bringen. Meditation gehört dazu. Ein Essen mit Freunden übrigens auch. »Ich bin sicher, dass an meinen guten Tagen, an denen ich lache und glücklich bin, meine Schutzmechanismen besonders gut funktionieren«, erklärt Jucker. Wie wahr. Und wenn ich nicht lache und glücklich bin? Dann habe ich ja immer noch meine Laufschuhe. Und draußen das Licht, die Sonne. Laufen ist das Nadelöhr ... zum Glück.

Es müssen nicht immer mehr werden

Schon 5,4 Millionen Amerikaner leiden an Alzheimer. In Deutschland über eine Million, und laut demografischen Hochrechnungen sollen es im Jahr 2030 mehr als zwei Millionen sein. Zwei Millionen Menschen, die sich nicht mehr orientieren können, die nicht mehr klar denken können, die auf Pflege angewiesen sind. Schlimm. Wirklich schlimm. Überflüssig. Die deutsche Gehirnliga warnt vor diesem extremen Anstieg. Warnt. Auch ich warne. Aber Sie wissen ja, was mit Warnungen passiert. Werden nicht gehört. Weil Drohmedizin. Klar. Dann schalten wir doch mal um auf Frohmedizin.

Andere Länder sind weiter. Haben den Trend umgekehrt: Unter den hochbetagten Dänen, also Damen und Herren über 90 Jahren, sank der Anteil mit schwerer Gedächtnisstörung in einem Zeitraum von zwölf Jahren von 22 auf 17 Prozent. Und auch in drei englischen Regionen fiel plötzlich der Anteil der Demenzkranken um ein Viertel geringer aus als ursprünglich erwartet (statt 8,3 Prozent nur 6,5 Prozent). Da hat sich etwas getan! Oder, anders gesagt: Da haben die Damen und Herren etwas getan.

Das erinnert mich an Markus Holoubeck, nach einem Sturz beim Skirennen querschnittsgelähmt. Kann heute trotzdem wieder laufen. Wie geht das? Er hat jede Stunde 25 Minuten hart trainiert. Jede Stunde! Sehen Sie, damit rechnet kein Arzt, kein Wissenschaftler. Dass der Patient selbst etwas tut. Holoubeck hat seine Geschichte aufgeschrieben im Buch *Gelähmt sind wir nur im Kopf.* Er sagt:

> »*Es gilt, den eigenen neuen Zustand so schnell wie möglich anzunehmen. Erst dann besteht die Chance, daraus neu zu erwachsen – anstatt mit sich und dem eigenen Schicksal zu hadern. Selbst aus größtem Leid entstehen manchmal neue Perspektiven und Wege. Wir selbst haben die Zügel in der Hand!*«

Die Zügel in die Hand nehmen. Das ist es also. Und das funktioniert auch bei Demenz.

Die Nudel macht uns blöd

Natürlich tut die Medizin wieder einmal so – ich meine die Universitätsmedizin –, als ob man nichts wüsste. Als ob man im Dunkeln tappe. Dabei gibt es genug eindeutige Studienergebnisse:

- Die Mayo Clinic in den USA hat herausgefunden: Kohlenhydratreiches Essen vergrößert das Risiko für Demenz um 89 Prozent, während fettreiche Kost (mit automatisch weniger Kohlenhydraten) das Risiko um 44 Prozent verringert.
- Das führende Medizinjournal *NEJM* zeigte im August 2013, dass selbst nur gering erhöhter Blutzucker (105 bis 110 mg/dl) ein deutlich erhöhtes Risiko für Demenz in sich birgt. Wir lesen sogar: Der ideale Blutzucker liegt bei 70 bis 85. Maximal 95 mg/dl.

Das bringt uns zum New-York-Times-Bestseller *Grain Brain* (deutsch *Getreidehirn*). Der Autor, Dr. David Perlmutter, ist der wahrscheinlich führende medizinische Neurologe in den USA. Und sein Ratschlag ist kristallklar: »Korrekte Diät verhindert Alzheimer.« Er meint nicht: ein bisschen. Er meint nicht: verhindert vielleicht. Oder zu 37 Prozent. Er meint: 100 Prozent. Völlig. Kein Mensch muss Alzheimer bekommen. Weil seine Worte so von Herzen kommen, gebe ich sie ausnahmsweise einmal im Original weiter:

» *I want to be super clear about that.*
Dietary carbohydrates lead to Alzheimer's disease. «

Übersetzt: »Ich möchte es sehr klar sagen. Kohlenhydrate bahnen den Weg zum Alzheimer.« Carbs machen also blöd. Noch klarer geht es doch nicht. Oder?

Ich jedenfalls möchte wirklich nichts tun, was mein Risiko vervierfacht. Weder unsichere Autos fahren noch giftige Pestizide zu mir nehmen, wenn das viermal größere Schadensrisiko eindeutig von vorneherein feststeht. Nur: Die deutsche Bevölkerung tut's. Und wird darin noch bestärkt von der DGE, unserer staatlichen Ernährungsbehörde. Wir essen so, dass das Risiko zu verblöden, im Alter viermal höher ist, als es sein müsste. Wie ich darauf komme?

Durch eine Studie aus der Mayo Clinic. Veröffentlicht online am 16.10.2012, vorgesehen für das *Journal of Alzheimer's Disease*. Worum geht's? Um die Ernährung. 1230 Senioren im Alter von 70 bis 89 Jahren haben mal ihr Essverhalten aufgeschrieben. Und wurden gleichzeitig mental gecheckt. Experten können das. Vier Jahre später bei einer erneuten Kontrolle waren 200 von verbliebenen 940 mental geschädigt. Hatten ein schlechteres Gedächtnis, Sprachschwierigkeiten, konnten nicht mehr so rasch denken und zeigten eingeschränktes Urteilsvermögen.

Fast jeder von uns, der gerade 70 wird, wird bei diesen Einschränkungen schmunzeln. Vielleicht sich wiedererkennen. Und gar nicht wissen, dass man das hätte verhindern können. Tatsächlich aber kann man das verhindern. Durch den ganz einfachen Verzicht auf Kohlenhydrate. Denn die Teilnehmergruppe mit dem höchsten Verbrauch an Kohlenhydraten war 3,6-mal mehr gefährdet, diesen mentalen Schaden davonzutragen.

Das heißt für Sie: Wenn Sie mehr Eiweiß und Fett relativ zu Kohlenhydraten essen, haben Sie eine größere Chance, mental stabil und gesund zu bleiben. Noch einfacher: No Carb, und das Problem Alzheimer ist höchstwahrscheinlich komplett »gegessen«.

Was passiert da eigentlich im Hirn?

Mittlerweile ist bekannt, dass AGEs (Advanced Glycation Endproducts) für die Entstehung und die Ausbreitung von Alzheimer verantwortlich sind. AGEs entstehen durch die Verbindung von Zucker und Eiweiß und lagern sich dann im Gehirn, aber auch an anderen Stellen ab, sie sind auch als Altersflecken auf der Haut sichtbar.

Jahrzehntelang hat man geglaubt, dass Ablagerungen des Eiweißes Amyloid Beta schuld an Alzheimer sind. Dann hat ein großes Pharmaunternehmen ein Medikament gegen die Ablagerungen von Amyloid-beta entwickelt. Das hat gewirkt, die Ablagerungen gingen weg, nur leider die Alzheimersymptome nicht. Kein Wunder: Amyloid-beta ist gar nicht schuld, nur ist das den Wissenschaftlern erst aufgrund der Entwicklung des Medikaments klar geworden. Schuld sind die AGEs.

Was sind nun diese AGEs? Diese »Endprodukte« entstehen, wenn Fruktose und Galaktose und in geringerem Umfang auch Glukose unkontrolliert mit körpereigenen Proteinen reagieren, und zwar ohne Beteiligung von Enzymen. Wenn sich AGE über längere Zeit ansammelt, können Zellen geschädigt werden. Vor allem bei erhöhtem Blutzucker. AGEs gehören im Körper ganz klar zu den »Bösen« – um mal eine vereinfachte Krimisichtweise aufzugreifen. Sie werden verdächtigt, mit folgenden Krankheiten in Verbindung zu stehen:

GUT ZU WISSEN ★★★★★

Zöliakie schadet dem Gehirn

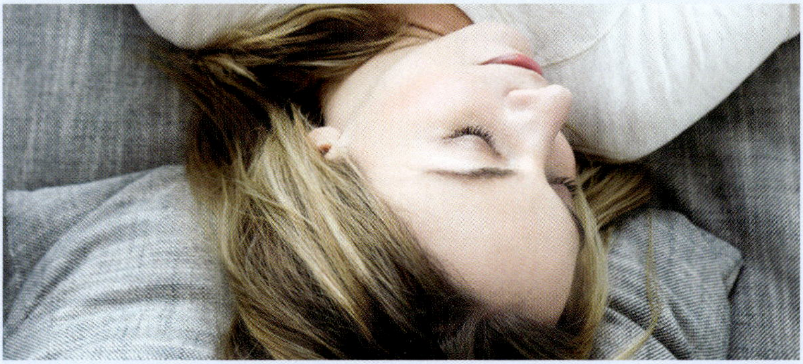

Glutenunverträglichkeit ist schlecht für Bauch und Hirn.

Eine steigende Zahl von Menschen verträgt kein Gluten mehr. Also das Klebereiweiß, das zum Beispiel in Weizen steckt.
13 dieser Patienten wurden an der Mayo Clinic untersucht. Echte Zöliakiepatienten, durch Dünndarmbiopsie nachgewiesen – also nicht solche, die sich Unverträglichkeiten nur einbilden, weil das gerade schick ist. Auch solche gibt es. Aber um die ging es hier nicht. Bei diesen 13 Patienten also hatte sich die Zöliakie verschlimmert, gleichzeitig traten massive kognitive Probleme auf: Gedächtnislücken, Verwirrtheit, Persönlichkeitsveränderungen. Und das, obwohl viele Patienten nicht älter als Mitte 40 waren. Dr. Joseph Murray, Gastroenterologe der Mayo Clinic: »Ich hatte nicht damit gerechnet, dass es so viele Zöliakiepatienten mit kognitiven Abbauerscheinungen geben würde.« Gut zu wissen: Nach der Umstellung auf glutenfreie Nahrung verbesserte sich der Zustand signifikant.

- Diabetes mellitus Typ II
- Herz-Kreislauf-Erkrankungen.
- Arteriosklerose
- gestörte Angiogenese (d. h. Wachstum von Blutgefäßen)
- gestörte Wundheilung
- Alzheimer

Zucker im Blut reagiert also unkrontrolliert mit Eiweiß. AGEs lagern sich im Körper ab, verstopfen wichtige Durchgänge. Überall. Auch in der Haut. Auch in den Augen. Auch die Blutgefäße im Gehirn sind davon betroffen. Oft lese ich, dass die Menge an abgelagerten AGEs mit dem Alterungsprozess zusammenhängt. Dann sieht es so aus, als sei das etwas ganz Normales. Ist es nicht! Zu AGEs kommt es nur, wenn Sie Glukose oder, noch schlimmer, Fruktose in Ihr Blut lassen. Je mehr Kohlenhydrate, desto mehr AGEs.

Das passiert natürlich nicht sofort. Auch bei Experimenten mit Mäusen nicht. Erst nach 25 Wochen, das ist für Labormäuse ein schon gehobenes Alter, wurden bei einer mit Zucker gefütterten Mäusegruppe Ablagerungen im Gehirn gefunden, auch schienen die Nager unter einem schlechteren Gedächtnis zu leiden. Kein Wunder also, dass auch beim Menschen Demenz erst in der zweiten Lebenshälfte auftritt. Viele Jahre nach den ersten Nudeln.

Und Fruktose macht uns noch blöder …

Obst ist gesund. Meinen wir. Stimmt aber gar nicht immer. Gesund ist vor allem das Obst, das auf unseren heimischen Bäumen und an unseren Sträuchern wächst, das schnell aus der Natur auf Ihren Teller kommt, das nicht gespritzt und überzüchtet ist. Das ist gesund. Nicht besonders gesund dagegen ist das viel zu süße, auf Schönheit und Lagerfähigkeit hin optimierte Obst, das um die halbe Welt in unsere Supermärkte fliegt.

Kommen wir zurück zu den AGEs, den »Endprodukten« aus Zucker und Eiweiß, die die Altersflecken im Gehirn entstehen lassen, der Hauptgrund für Alzheimer. Fruktose ist im Zusammenhang mit der Entstehung von AGEs zehnmal gefährlicher als andere Kohlenhydrate. Zehnmal!

Aber nicht gleich alles Obst in den Mülleimer werfen! Sie brauchen die sekundären Pflanzenstoffe. Sie brauchen sicherlich auch die Lebensfreude, die wir nun mal empfinden, wenn wir Erdbeeren essen. Oder Heidelbeeren. Oder eine saftige, reife Birne. Aber Sie brauchen auch Ihren Verstand. Der Ihnen sagt, dass Sie weniger als 25 Gramm Fruktose pro Tag genießen sollten. Besser noch: weniger als 15 Gramm. Ein bisschen Obst pro Tag ist also wunderbar – mit Maß, Genuss und natürlich in Bio-Qualität. Oder gleich aus dem eigenen Garten.

Deshalb sollten Sie wissen, wie viel Fruktose in welchem Obst steckt. Um mir tägliche Antworten auf Ihre täglichen wichtigen Anfragen zu ersparen, darf ich Ihnen eine Tabelle abdrucken aus http://biomedizin-blog.de.

Früchte	Portionsgröße	Gramm Fruktose
Limetten	mittelgroß	0
Zitronen	mittelgroß	0,6
Cranberries	1 Tasse 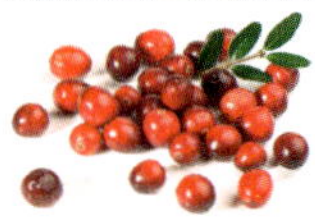	0,7
Passionsfrucht	mittelgroß	0,9
Pflaume	mittelgroß	1,2
Aprikose	mittelgroß	1,3

Früchte	Portionsgröße	Gramm Fruktose
Guave	mittelgroß	2,2
Cantaloupe, Melone	1/8 mittelgroß	2,8
Himbeeren	1 Tasse	3,0
Clementine	mittelgroß	3,4
Kiwi	mittelgroß 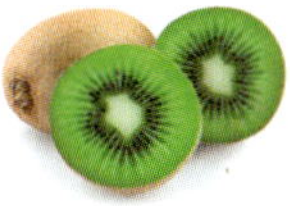	3,4
Brombeeren	1 Tasse	3,5
Sternfrucht	mittelgroß	3,6
Kirschen, süß	10 Stück	3,8
Erdbeeren	1 Tasse	3,8
Kirschen, sauer	1 Tasse	4,0
Ananas	1 Scheibe 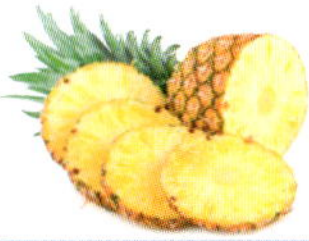	4,0
Grapefruit, rosa o. rot	1/2 mittelgroß	4,3
Boysenbeeren	1 Tasse	4,6
Mandarine/Tangerine	mittelgroß	4,8
Nektarine	mittelgroß	5,4

Früchte	Portionsgröße	Gramm Fruktose
Pfirsich	mittelgroß	5,9
Orange	mittelgroß	6,1
Papaya	1/2 mittelgroß	6,3
Honigmelone	1/8 mittelgroß	6,7
Banane	mittelgroß	7,1
Heidelbeeren	1 Tasse	7,4
Apfelkompott	mittelgroß	7,7
Persimmon	mittelgroß	10,6
Wassermelone	1/16 mittelgroß	11,3
Birne	mittelgroß	11,8
Rosinen	1/4 Tasse	12,3
Weintrauben, kernlos	1 Tasse	12,4
Mango	1/2 mittelgroß	16,2
Aprikosen, getrocknet	1 Tasse	16,4
Feigen, getrocknet	1 Tasse	23,0

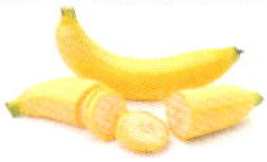

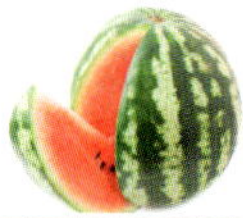

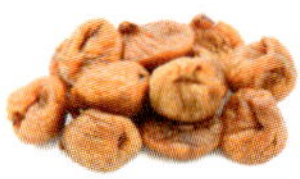

Diabetiker sind besonders gefährdet

Aktuelle Studien zeigen, dass diejenigen, deren Körper ohnehin schon unter der Zuckerlast in die Knie gegangen ist, zusätzlich auch noch besonders anfällig für Alzheimer werden. Doppeltes Schicksal. Das in vielen Fällen doppelt vermeidbar gewesen wäre.

Warum das so ist, erklärt Dr. Perlmutter in seinem Buch *Dumm wie Brot* so: »In Bezug auf die Alzheimer-Krankheit beginnen wir gerade erst zu begreifen, dass Insulinresistenz die Bildung jener berüchtigten Plaqueablagerungen auslöst, die im kranken Gehirn auftauchen. Sie sind Ansammlungen eines Proteins, das insbesondere das Gehirn kapert und normale Hirnzellen verdrängt.« Laut Perlmutter leiden fettleibige Menschen also an einem deutlich höheren Risiko für eine eingeschränkte Gehirnfunktion als Normalgewichtige.

2011 zeigte eine Studie in Japan, dass Teilnehmer mit Diabetes im Vergleich zu anderen Studienteilnehmern innerhalb von 15 Jahren sogar doppelt so häufig an Alzheimer erkrankten. Doppelt so häufig! Untersucht wurden 1000 Männer und Frauen über 60 Jahren.

Das klingt drastisch, das klingt ungerecht gegenüber denjenigen, die sich seit Jahren mit Diäten erfolglos bemühen, wenigstens ein paar Kilos loszuwerden. Deren Stoffwechsel aber so aus den Fugen geraten ist, dass es tatsächlich extrem schwer ist, den gesamten Körper wieder in seine ursprünglichen Fugen zurückzubringen.

Im Forum unter **www.strunz.com** verfolge ich regelmäßig die vielen Erfolgsgeschichten, aber auch etliche Leidenswege. Ich freue mich, wie viel Unterstützung sich die User gegenseitig geben. Ich staune, wie viel hoch spezialisiertes Fachwissen bei vielen Teilnehmern mittlerweile vorhanden ist. Wie viel Anteilnahme und Mitgefühl hier herrscht, oft über Monate und Jahre. Und wie oft hier wirklich und wirksam geholfen werden kann. Das könnte nicht besser sein, wie das Beispiel von Heike und Steffen zeigt:

Heike schreibt:

»*Gibt es eigentlich auch für Diabetiker Typ I so wie mich irgendwie Chancen, wieder gesünder zu werden? Ist mein Gehirn nicht schon durch die jahrzehntelangen schlechten Blutzuckerwerte geschädigt? Ich vergesse wirklich sehr viel und mache Dinge, die echt zum Lachen wären, wenn es nicht so ernst wäre. (...)*
Ich hab halt den Frust, dass ich manchmal denke, nach so vielen Jahrzehnten schlechter Blutzuckerwerte ist eh alles zu spät. Da ist mein Gehirn schon ›Matsche‹. Weisst du, was ich meine?«

Steffen antwortet:

»*Was ›Matsche im Kopf‹ angeht, habe ich die Erfahrung gemacht, dass dies bei länger andauerndem hohem Blutzucker fast immer so ist. Das ist eine konkrete Ursache, die beseitigt werden muss, und nur du kannst das beeinflussen. Da helfen Vitamine/NEMs allein nicht weiter, das gibt sich bei mir immer, wenn sich der Zucker normalisiert. Low Carb ist für dich sicherlich gut und weitere Vitamine/Ergänzungen auch. Bewegung (radeln) könntest du ausdehnen und die Spaziergänge mit den Hunden vielleicht auch – z. B. auch mal flotter vorangehen, sodass Herz/Kreislauf in Schwung kommen.*«

Der zentrale Satz aus Steffens Ermutigung lautet: »Nur du kannst das beeinflussen.« Verantwortung übernehmen. Kämpfen, immer weiterkämpfen. Hilfe holen, wenn die eigene Kraft nicht mehr ausreicht. Nicht nur im Forum, nicht nur beim Apotheker, sondern auch beim Molekularmediziner – und im Falle einer massiven »Zuckersucht«, vielleicht verbunden mit einer handfesten Essstörung, auch beim Verhaltenstherapeuten. Das ist alles keine Frage von Schwäche, von peinlich oder von Schuld. Das sind Sie sich selbst schuldig. Tun Sie was. Für sich. Für Ihr schönes Leben.

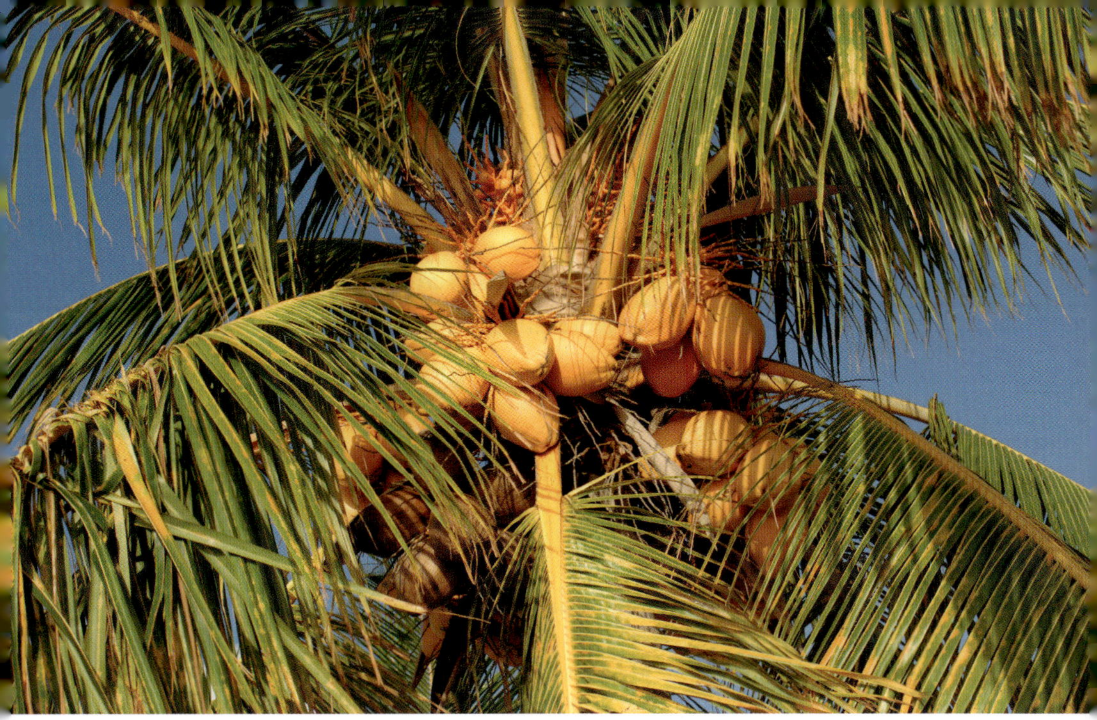

Was wieder schlau macht

Unser Körper verzeiht uns nicht alles. Aber vieles. Das ist gut so. Sonst hätte die Menschheit gar nicht überlebt. Auch erste Anzeichen von Alzheimer oder anderen Varianten der Demenz können wieder abklingen, wenn wir unserem Körper Gutes tun. Weg mit den leidigen Nudeln! Verwöhnen wir uns lieber mit Kokos und Kaffee, mit Omega 3 und Vitamin C, mit Sport, Meditation – und: mit genügend Schlaf!

Basta mit der Pasta – besser spät als nie!

Sie wissen es schon: Wenn Sie keine Kohlenhydrate essen, nehmen Sie dem Alzheimer die Chance, Ihre grauen Zellen zu zerstören. Was aber, wenn Sie das nicht wussten? Wenn Sie Jahre, Jahrzehnte Nudeln, Brot und Co. genossen haben? Und dann nicht mehr wissen, wie Ihr Regenschirm heißt und was Sie in der Küche holen wollten?

GUT ZU WISSEN ★★★★★

Der Körper räumt sich wieder auf

Auch wenn AGEs in Ihrem Körper bereits überall für Unordnung und Verstopfung gesorgt haben – Ihr Körper weiß, wie er sich selbst wieder aufräumen kann. Natürlich nur, wenn Sie ihm die Chance dazu geben. Mit No Carb.

Es sind die weißen Blutkörperchen, die Partikel wie die AGEs oder auch Bakterien ganz einfach auffressen. Eigentlich können sie pausenlos im Einsatz sein. Eine Putztruppe ohne Wochenende und Urlaubstage. Doch Studien haben gezeigt, dass Zucker die weißen Blutkörperchen lahmlegt. Schon nach einer einzigen, ganz normalen kohlenhydrathaltigen Mahlzeit sinkt die Aufräumkapazität der Blutkörperchen um fast 50 Prozent. Und auf diesem niedrigen Niveau bleibt sie dann fünf Stunden lang. Wollen Sie das? Natürlich nicht. Also: Schaffen Sie die Carbs ab. Oder lassen Sie Ihren Körper zumindest über lange Phasen in Ruhe, damit er sich aufräumen kann. Zehn Stunden, besser mindestens 14 Stunden am Stück. Meine Tochter macht das so. Sehr erfolgreich.

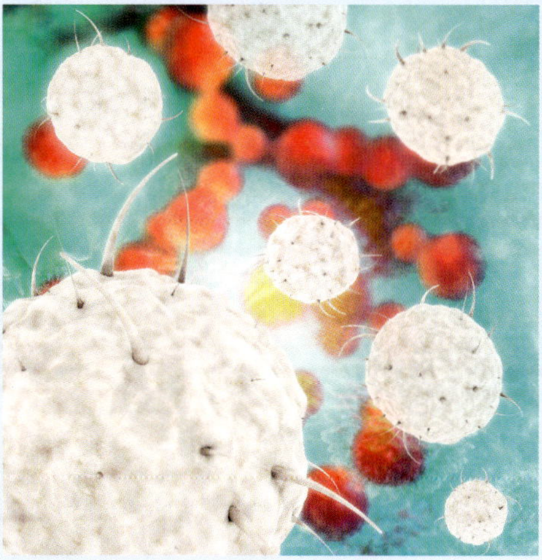

Weiße Blutkörperchen sind pausenlos im Einsatz.

Es gibt da, ziemlich neu, ein »therapeutisches System«. Schwant Ihnen da etwas? Es schwant richtig. Mit dem Programm wurden bisher neun von zehn Patienten geheilt. Waren wieder arbeitsfähig. Was ist das für ein Programm? Ach, lächeln Sie doch einfach mit:

- No Carb, dafür Gemüse, Obst, Fisch.
- Yoga. Meditation. Täglich.
- 30 Minuten Sport pro Tag.
- Vitamine (NEM).

Das war's. Diese kleine Kombination an Wundermitteln macht Alzheimer rückläufig. Demenz rückläufig. Menschen werden geheilt. Und zwar eben nicht mit den üblichen Pillen der Pharmaindustrie, sondern mit Frohmedizin. Mit Epigenetik. Ein Gedanke, der Ihnen ja nun seit 25 Jahren vertraut ist.

Ist das nicht aufregend? Wenn andere Wissenschaftler das Gleiche entdecken? Bewegen – Ernährung – Denken. Richtig interpretiert. Hilft! Hilft immer!

Omega 3 kann alles

Unsere brot- und nudelorientierte Erziehung verleitet uns dazu, unseren Körper mit allen möglichen Entzündungen zu überziehen: im Darm, in der Haut, in den Gelenken, in den Blutbahnen, nicht zuletzt auch im Gehirn. Das führt dann zu Morbus Crohn, zu Neurodermitis, zu Rheuma, zu Arterienverstopfung, zu Alzheimer. Ganz vereinfacht gesagt.

Fast alle deutschen Ärzte verschreiben Ihnen ASS. Wenn nötig. Aspirin. Gegen Entzündung, sogar gegen Darmkrebs, und zur Blutverdünnung. Die Idee ist richtig. Fast alle deutschen Ärzte wissen aber nicht, was dahintersteckt. Wissen nicht, was sie da tun. Sie folgen Leitlinien, folgen Richtlinien, die – selbstverständlich – auf die Pharmaindustrie zurückgehen. Sie wissen, dass ich nichts einfach so behaupte. Ich beziehe mich auf Professor Olaf Adam. Der wohl alles über Fettsäuren, über Omega 3 weiß, was es zu wissen gibt. Darf ich zitieren?

- Omega 3 wirkt wie das Aspirin, nur sanfter und umfassender.
- Aspirin verhindert die Bildung von *einigen* Entzündungsstoffen, die den Weg zur Gefäßverkalkung bahnen, während Omega 3 *alle* diese Entzündungsstoffe hemmt.
- Deshalb wirkt Omega 3 bei allen Krankheiten mit gesteigerter Bildung der Entzündungsstoffe, wie bei Allergien, Asthma und entzündlichen rheumatischen Erkrankungen.
- Aspirin übt seine Wirkung durch eine chemische Reaktion aus, während Omega 3 durch Verbesserung der Zellfunktion wirkt. Deshalb hat Omega 3 nicht die von Aspirin bekannten Nebenwirkungen.

Das war's. Deutsch und deutlicher geht's nicht. Links die Pharmaindustrie, rechts die Natur. Wenn die Präparate identisch wären – kein Problem. Sind sie aber nicht. Die Natur, also Omega 3, ist um ein Vielfaches wirksamer. Rettet Ihr Leben schneller und besser. Auf der anderen Seite die Chemie. Wirkt nicht so gut und hat Nebenwirkungen.

Manchmal tödliche Nebenwirkungen. Ich denke an die verzweifelte Samstagsmail eines Sohnes, die mich erreichte, während sein Papa in der Notaufnahme im Krankenhaus verblutete. Magenblutung. ASS. Hunderte von Todesopfern jedes Jahr. Wissen Ärzte, was sie da tun? Nein. Natürlich nicht. Die Inuit essen täglich so zehn Gramm Omega 3. Wir Deutschen begnügen uns mit 0,1–0,2 Gramm. Die DGE empfiehlt ein Gramm. Ich finde, es darf ruhig viel mehr sein. Gegen die Entzündungen. Für mehr Licht im Oberstübchen.

Die Pharmaindustrie ist nicht sehr daran interessiert, die unglaubliche Wirkung von Naturprodukten zu erforschen. Deshalb gibt es da wenig

Forschung. Viel Skepsis. Immerhin: Der *SPIEGEL* schreibt am 24.1.2014: »Omega-3-Fettsäuren senken Risiko einer Demenz.« Er bezieht sich auf eine Studie im Fachmagazin *Neurology*. Für diese Studie hatten US-Forscher 1111 Frauen im Alter von 65 bis 80 Jahren über einen Zeitraum von acht Jahren beobachtet. Ergebnis: Je höher der Omega-3-Spiegel, desto größer das Gehirn. Und je weniger Omega 3 messbar war, desto kleiner das Gehirn – wobei ein reduziertes Gehirnvolumen offenbar ein wichtiger Faktor für die Entwicklung von Alzheimer ist. Genauer: Gemessen wurden zwei Varianten der Omega-3-Fettsäuren, die in Fisch und Algen vorkommen: Docosahexaensäure (DHA) und Eicosapentaensäure (EPA). Die Logik spricht also für Omega 3. Doch, so schließt der *SPIEGEL*, »stichhaltige Belege für den Nutzen von Fischöl-Kapseln fehlen bisher jedoch«. Nur: Woher sollen sie denn kommen, die Studien, wenn sich die Pharmaindustrie nicht dafür interessiert?

Wunderwaffe Vitamin C

Oh Wunder! Offensichtlich beginnt man, über Vitamin C und Betacarotin verschärft nachzudenken. Und meint heute doch tatsächlich, dass diese zwei Vitamine vor Demenz, also Verblödung, schützen könnten. Dass es einen Zusammenhang geben könnte zwischen Vitaminmangel und Gedächtnisverlust. Da höre ich zu: In den Medien und den Ernährungsbehörden dieses Landes wird ja immer behauptet, dass die deutsche Bevölkerung einen Vitaminmangel gar nicht kennen könne. Außer, vielleicht, bei Vitamin D. Weil es hier so lange so dunkel ist. Sonst: Abwechslungsreiche Ernährung, und gut ist die Sache. Wirklich? Die Fakten sehen anders aus, meint die Uni Ulm.

Dort hat man im Rahmen der Querschnittstudie IMCA ActiFE Menschen mit leichter Demenz (Alzheimer) und eine gesunde Kontrollgruppe verglichen. Hat Blut abgenommen. Und hat gefunden, dass die dementen Studienteilnehmer signifikant weniger Vitamin C und Betacarotin im Blut hatten. Störvariablen wie Schulbildung, Familienstand, BMI, Zigaretten- und Alkoholkonsum wurden dabei sogar herausgerechnet.

Die deutschen Forscher raten jetzt aber nicht zur zusätzlichen Einnahme von Vitamin C und Betacarotin, sondern erklären uns, dass Sie Vitamin C in Citrusfrüchten, Betacarotin in Karotten, Spinat oder Aprikosen finden würden. Nun ja. Das behauptet und glaubt man genau so lange, bis man auch hier einmal messen würde. Es ist ja bekannt, dass der Vitamingehalt mit der Lagerdauer rapide in den Keller stürzt. Außerdem sehen neue Züchtungsergebnisse bei Obst und Gemüse oft ganz wunderbar aus, haben aber deutlich weniger Vitamine als die alten Sorten. Falsche Lagertemperaturen und eine Ernte lange vor der eigentlichen Reifezeit tragen zusätzlich dazu bei, dass unser schönes Obst erstaunlich leer ist, von innen.

Immerhin: Laut einer Studie des Ludwig-Boltzmann-Instituts in Wien stecken in Bio-Obst und -Gemüse 10 bis 50 Prozent mehr sekundäre Pflanzenstoffe als in konventionell angebautem Obst und Gemüse, außerdem mehr Mineralstoffe und Spurenelemente und viel mehr Vitamin C. Die Forscher haben dafür 175 internationale Studien ausgewertet. Für Sie heißt das: Bio plus Vitaminpulver – und schon stehen Sie auf der richtigen Seite.

Alpha-Liponsäure macht jung

Ich persönlich habe noch eine weitere Idee, wie man die AGEs im Gehirn wieder verschwinden lassen kann. Schließlich handelt es sich um die gleichen Eiweiß-Zucker-Verbindungen, die auch für die Altersflecken der Haut verantwortlich sind. Die AGEs in meiner Haut habe ich mit dem stärksten fettlöslichen Antioxidans, das wir haben, bereits erfolgreich verschwinden lassen: mit Alpha-Liponsäure. In der richtigen Dosis natürlich. Sechs Wochen Alpha-Liponsäure, und die Altersflecken am Unterarm waren weg. Verschwunden. Zugegeben: Das hat mich selbst überrascht.

Warum es funktioniert? Diese Fettsäure ist wasser- und fettlöslich, deshalb kann sie überall im Körper aktiv werden und sogar die Blut-Hirn-Schranke überwinden. In der Haut baut Alpha-Liponsäure dann also Altersflecken ab. Auch sonst wirkt sie Wunder, denn sie kann freie Radikale einfangen und unschädlich machen. Und nicht nur das: Sie kann auch im Körper bereits verbrauchte Antioxidantien wie Vitamin C oder E regenerieren – sehr gut so, denn diese verbrauchten Vitamine werden im Körper nicht nur unwirksam, sondern auch schädlich (das gilt für Vitamin E).

Das ist vor allem im Gehirn wichtig. Denn wenn Sie Ihrem Körper Nudeln und Zucker zumuten, entstehen gerade hier besonders viele freie Radikale. Alpha-Liponsäure räumt hier auf, ihre Mitochondrien können wieder in Ruhe arbeiten. Gut zu wissen: Alpha-Liponsäure ist mehr als ein schönes Extra für Ihre Zellen im Oberstübchen, sie ist hier wirklich notwendig. Die Mitochondrien brauchen sie, um aus Zucker, Fetten oder Eiweiß Energie überhaupt herstellen zu können.

Noch sympathischer wurde mir Alpha-Liponsäure, als ich lernte, dass Professor Ames, der bekannte Biochemiker, der Nobelpreisträger, es in einer eigenen Firma sogar verkauft. Der hatte die Entdeckung gemacht, dass Carnitin seine hochbetagten Ratten in ihrer Lebenseinstellung dramatisch verändert hatte: »Meine Ratten tanzten Makarena«, sagte er wörtlich. Dank Carnitin. Den kleinen Nachteil kannte er: Dabei entwickelten sich leider zu viele freie Radikale. Die hat er mit Alpha-Liponsäure weggepuffert. Und schon hatte er ein komplettes, rundes Präparat in der Hand – was mich begeistert. Carnitin plus Alpha-Liponsäure. Das mit dem täglichen Makarena-Tanzen gefällt mir. Ich vertrage kein träges, motivationsloses, müdes, leistungsarmes Leben. Mag ich nicht. Drum mag ich Professor Ames.

Alpha-Liponsäure kommt in den meisten Lebensmitteln vor, allerdings nur in Spuren. Wir finden das Wundermittel in Spinat, Brokkoli und Tomaten. Außerdem in Fleisch, besonders in rotem Fleisch und in Innereien wie

Leber, Herz und Nieren. Wer mag das schon? Ich kenne kaum jemanden. Gut also, dass man Alpha-Liponsäure einfach so kaufen kann, jetzt auch in Kombination mit Carnitin. Die regelmäßige Einnahme hemmt ganz offenbar altersbedingte kognitive Veränderung und hat eine positive Wirkung, wenn der Alzheimer schon da ist. Oder die Flecken. Wirklich erstaunlich.

Kokosöl macht das Gehirn geschmeidig

Der Hauptgrund für Alzheimer sind also AGEs, Verbindungen aus Eiweiß und Zucker, die Ihren Körper und Ihren Geist auf Dauer lahmlegen. Damit sie sich nicht bilden können, verzichten Sie einfach auf Kohlenhydrate, denn die braucht der Körper nicht. Füttern Sie nun Ihren Körper nicht mehr mit Kohlenhydraten, springt auch die Fettverbrennung an.

Nun hat man herausgefunden, dass mittelgroße Fettmoleküle (mittelkettige Triglyceride) in der Leber besonders schnell in Ketone verwandelt werden. Mittelgroße Fettmoleküle können auch die Darmwand sofort passieren und somit schnell durch die Blutbahn in die Leber gelangen. Anders sieht es mit langkettigen Fettmolekülen aus, hier werden im Darm zunächst Enzyme benötigt, um sie aus dem Darm in die Blutbahn zu transportieren. Der Verzehr von langkettigen Fettsäuren führt also nicht zu einer erhöhten Bildung von Ketonen.

Warum ich Ihnen das alles sage? Kokosöl beinhaltet besonders viele mittelkettige Triglyceride. Die US-amerikanische Ärztin Mary Newport, deren Mann an Alzheimer erkrankte, konnte eine erstaunliche Verbesserung der Erkrankung bei ihrem Ehemann erreichen, nur durch den Verzehr von Kokosöl! Sie hat ein ganzes, ein sehr schönes Buch darüber geschrieben: *Alzheimer vorbeugen und behandeln – Die Keton-Kur: Wie ein natürliches Fett die Erkrankung aufhält* (2014).

Mary Newport macht Mut, die Sache mit dem Kokosöl einfach mal auszuprobieren.

Kaffee stärkt das Gedächtnis

Gute Nachricht für alle, die Kaffee und Tee lieben: Auch diese herrlichen Muntermacher können Ihre Gehirnzellen schützen. Drei bis fünf Tassen täglich sollen das Demenzrisiko um 65 Prozent senken – so das Ergebnis der FINMONICA-Studie.

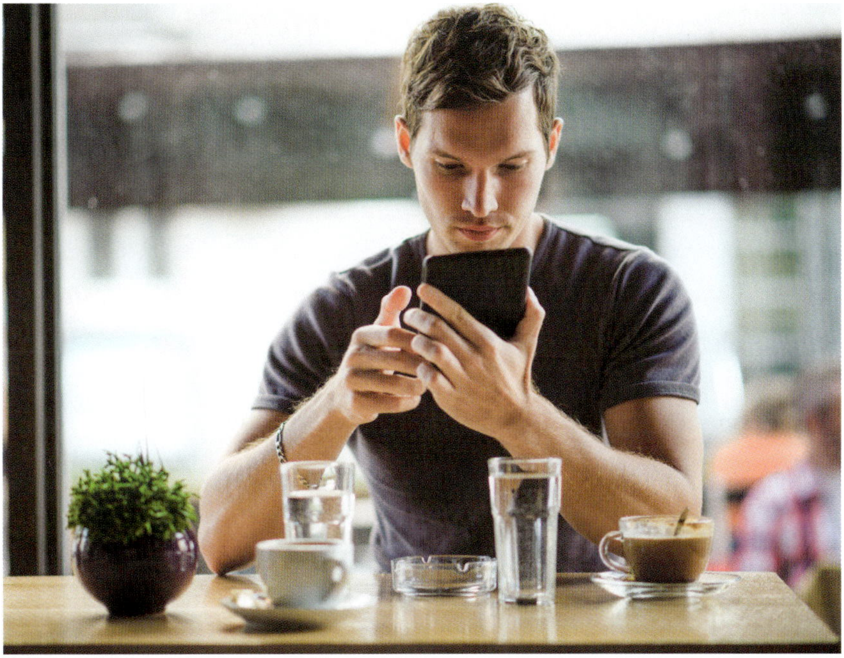

Kaffee genießen heißt, die Gehirnzellen fit zu halten. Drei bis fünf Tassen am Tag sind nicht nur erlaubt, sondern gut!

Zu einem ähnlichen Ergebnis kamen Prof. Christa Müller von der Universität Bonn und Dr. David Blum von der Universität Lille. Sie haben mit genetisch veränderten THY-Tau22-Mäusen experimentiert, bei denen es frühzeitig zu

Ablagerungen von Tau-Fibrillen kommt – auch das ist ein wichtiges Merkmal bei Alzheimer.

Die Forscher gaben Koffein ins Trinkwasser der Mäuse und stellten fest: Die Ablagerungen wuchsen langsamer. Infolgedessen schnitten die behandelten Tiere in Gedächtnistests, vor allem beim räumlichen Erinnerungsvermögen, deutlich besser ab als eine Vergleichsgruppe unbehandelter Tiere. Eine vergleichbare Wirkung zeigte eine neu entwickelte wasserlösliche Substanz, die ihm Gehirn ganz ähnlich wirkt wie Koffein – die aber, so die Forscher, wirksamer ist und besser vertragen wird.

Nun sind Mäuse aber keine Menschen. Und Kaffee ist billig. Deshalb musste ich beim Kommentar des *Ärzteblattes* schmunzeln: »Als Erstes müssen die Forscher einen Pharmakonzern finden, der an der klinischen Entwicklung interessiert ist. Dies dürfte nicht einfach sein. Die allgemeine und kostengünstige Verfügbarkeit des Adenosin A2A-Antagonisten Koffein könnte hier ein Hemmnis sein.«

Da kann ich wieder nur sagen: Tja. Uns kann es gleichgültig sein, was Pharma finanziert. Genießen wir einfach unseren Kaffee, unseren Tee. Am besten natürlich ohne Zucker.

Mit Muskelkraft gegen Demenz

Wozu brauchen wir sie eigentlich, die Muskeln? Gute Frage. Hat sich mir 45 Jahre meines Lebens so am Rande auch gestellt. Habe ich lange lieber mit »brauch ich nicht« beantwortet. Habe gemütlich Kaffee getrunken. Bis ich auf ein Geheimnis kam. Und wissen Sie, was ich herausgefunden habe? Sie ahnen es schon:

Muskeln machen Hormone. Muskeln verändern so Ihr Denken und Ihr Fühlen. Das wollte ich auch. Im Vordergrund standen dabei für mich die zwei Aufbauhormone Testosteron und Wachstumshormon HGH. Die schlank machen und inneren Antrieb geben. Also das Geheimnis wirklicher erfolgreicher

Menschen: Die können auch dann noch, wenn sie schon lange nicht mehr möchten.

Das war mein Stand 2001. Nachzulesen in *forever young: Das Muskelbuch*. Heute wissen wir mehr. Viel mehr. Fragen wir einfach den Nestor des Kraftsporttrainings in Deutschland, nämlich Prof. Wend-Uwe Boeckh-Behrens von der Uni Bayreuth. Ein selten fit wirkender 69-Jähriger mit dem typisch wachen Blick und dem kantigen Eiger-Nordwand-Gesicht. Der das heute so formuliert: »Die arbeitende Muskulatur ist ein endokrines Organ, das zahlreiche hormonartige Stoffe ausschüttet.« Das Wörtchen »arbeitende« ist hier ausschlaggebend. Muskeln, die nichts tun dürfen, die schenken uns auch keinen inneren Antrieb.

Was genau produzieren die denn eigentlich, die Muskeln? So genau weiß man das auch noch nicht. Immerhin hat man herausgefunden, dass es ungefähr 400 verschiedene hormonähnliche Botenstoffe sind, und man hat sie Myokine genannt. Vom griechischen Wort »mys« für Muskel und »kinos« für Bewegung.

Die dänische Forscherin Bente Pedersen konnte zeigen, dass erstaunlich viele und gute Prozesse durch Myokine ausgelöst werden: Sie wirken tatsächlich gegen Übergewicht, Diabetes, Krebs, Alzheimer und Depressionen. »Die Myokine wirken besser als jedes Medikament«, zitiert *Die Welt* Bente Pedersen, sie seien also ein perfektes, natürliches Anti-Aging-Mittel.

Warum ich Ihnen das in einem Buch über Nudeln ans Herz lege? Ganz einfach: Kombinieren Sie es doch. Keine Nudeln mit viel Kraftsport. Und Ihre Intelligenz wacht auf. Wetten? Übrigens: Wenn Sie das Fitnessstudio genauso mögen wie ich, dann holen Sie sich die gewünschten Hormone aus den »7 magischen Übungen«. Die finden Sie in *Die neue Diät. Das Fitnessbuch.* Es ist ganz gleich, für welchen Weg Sie sich entscheiden: Hauptsache, Sie geben Gas. Werden aktiv. Jetzt.

GUT ZU WISSEN ★★★★★

Freiheit macht schlau

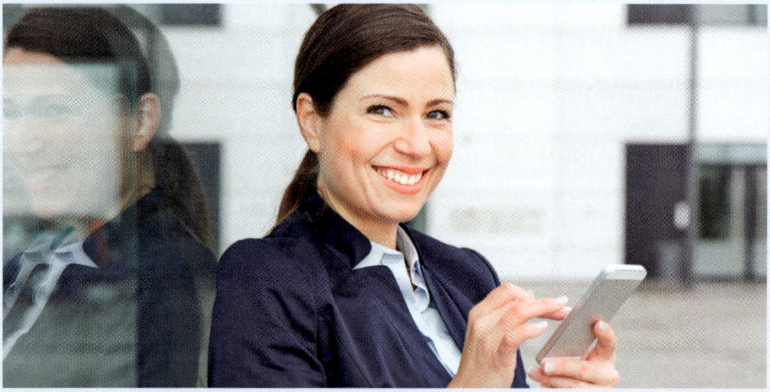

Wer im Job selbst entscheiden darf, hält sein Gehirn jung und fit.

Mit Nudeln hat diese Meldung nicht viel zu tun – aber mit einem Thema, das mir mindestens genauso am Herzen liegt: für das eigenen Leben aktiv werden, Verantwortung übernehmen, die eigene Freiheit nutzen, um das Leben mit Sinn, mit Glück, mit Gesundheit zu füllen. Mit so viel Leben, wie möglich ist.

Nun schreibt der *Focus,* dass Freiheit gegen Alzheimer wirkt: »Große Gestaltungsspielräume im Beruf halten das Gehirn gesund«, so steht es da. »Berufstätige, die sich selbst Ziele setzen und eigene Strategien verfolgen, senken ihr Risiko um gut ein Viertel im Vergleich zu weniger selbstbestimmten Kollegen.« Ich denke ja immer: Die Grenzen dieser »Gestaltungsspielräume« liegen gar nicht zuerst im Beruf. Sondern in Ihrem Kopf. Sie haben die Freiheit, diese Grenzen jederzeit wegzuräumen. Klingt gut, oder?

Darf's ein bisschen weniger sein?

Manchmal sind Studien ja lustig. Da wird nicht einer Gruppe etwas gegeben, was die andere Gruppe nicht bekommt. Sondern da wird einfach etwas weggenommen, das die Vergleichsgruppe behalten darf. 2009 hat man so etwas gemacht, veröffentlicht in den *Proceedings of the National Academy of Science:* Eine Gruppe älterer Erwachsener bekam ein Drittel weniger zu essen als sonst. Was passierte? Nach drei Monaten hatten die Teilnehmer mit weniger Essen ein deutlich besseres Gedächtnis!

Und noch eine Beobachtung, erzählt von Dr. Perlmutter in seinem Buch *Dumm wie Brot:* Einwanderer aus Nigeria in den USA bekommen häufiger Alzheimer als deren Verwandte, die in Nigeria geblieben sind. Warum? Die essen mehr, die Nigerianer in den USA. Ich möchte ergänzen: Die essen nicht nur insgesamt mehr, die essen vor allem mehr Carbs.

Wenn Sie also ein besseres Gedächtnis haben wollen, dann streichen Sie gelegentlich Ihr Abendessen – und trinken stattdessen hochwertiges Eiweiß. Wirkt Wunder ... auch auf Ihrer Waage.

Schlafen Sie doch mal gut

Es ist ja schön, wenn Sie mit mörderischer Willenskraft Tag und Nacht arbeiten, trainieren, arbeiten und wieder trainieren. Ich bewundere das. Aber ich weiß auch: Ihr Gehirn und Ihr Körper wollen, ja müssen sich auch ausruhen. Im Schlaf nämlich wollen Ihre Zellen weiterarbeiten, und zwar, ohne dass Sie stören. Da werden also Abfallstoffe aufgeräumt, da werden Zellen repariert – alles im Schlaf. Vor allem in den ersten Nachtstunden wird auch Ihr eigenes Wunderhormon, das Wachstumshormon HGH ausgeschüttet. Kein Wunder also, dass Sie sich alt und schlapp fühlen, wenn Sie die Nacht am Schreibtisch verbringen statt in den warmen Federn.

Experimente mit Mäusen haben gezeigt, dass im Schlaf wohl so etwas wie Stützzellen rund um die Nervenzellen winzige Kanäle bilden, durch die der molekulare Müll abfließen kann. Dafür sind offenbar mindestens sieben Stunden Nachtruhe notwendig.

Die Sache mit dem Gefäßsystem hat mich interessiert – das kannte ich nicht. Also: Neurowissenschaftler der University of Rochester (*Science Translat Med online*) haben dieses bisher unbekannte Gefäßsystem im Gehirn entdeckt. Ein Gefäßsystem für die Entsorgung von Abfallstoffen. So ähnlich wie das lymphatische System im Körper.

Sie nennen es das glymphatische System. Es ist dazu da, Hirnflüssigkeit aktiv abzupumpen, unter anderem mehr als die Hälfte des schädlichen Ei-

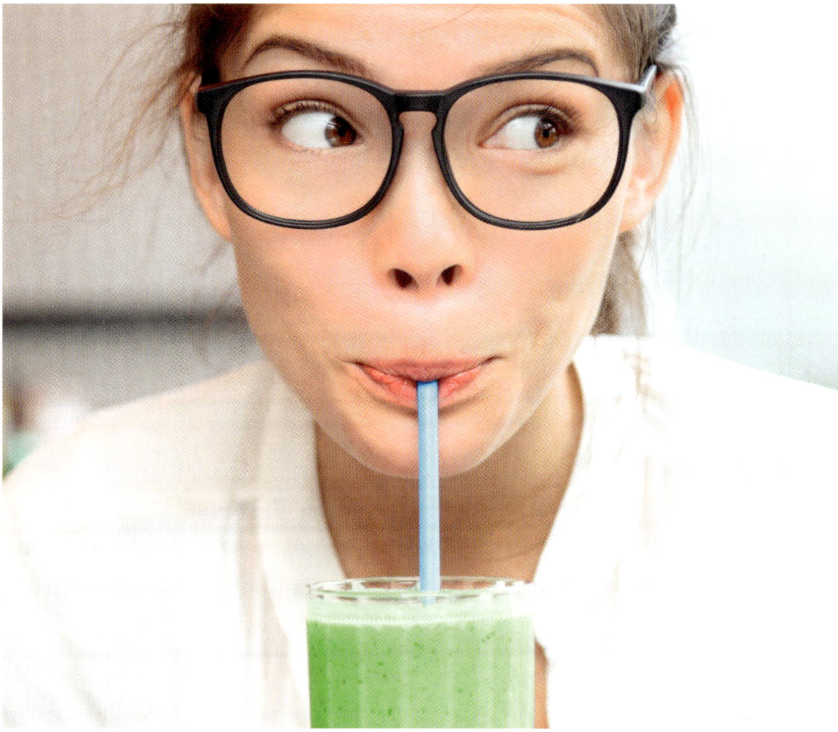

Gönnen Sie sich Antioxidantien und genügend Schlaf – und Ihr Geist gibt Gas.

weißstoffes Beta-Amyloid. Der Beförderungsdruck wird aus dem Blutkreislauf abgeleitet. Die sehr feinen glymphatischen Gefäße überlagern offenbar die normalen Adern wie ein zweites Leitungssystem und brechen beim Tod zusammen.

Jetzt kommt's: Das ist der Grund, warum sie bisher von den Anatomen nie gefunden wurden. Anatome untersuchen nun einmal nur Leichen. Deswegen gibt's in der üblichen Anatomie auch keine Matrix. Kein aktives Gewebe zwischen den Zellen. Denn auch das verschwindet mit dem Tod und ist dann unter dem Mikroskop nicht mehr sichtbar. Nun: Wie die Forscher in Rochester jetzt dieses neue Gefäßsystem im lebenden Maushirn unter dem Mikroskop entdeckt haben, das möchte ich lieber nicht wissen.

Aber gut. Wir lernen: Alzheimer ist auch eine Gefäßstörung. Dagegen können wir etwas tun. Mit den bekannten Antioxidantien. Mit No Carb. Und mit ausreichend Schlaf.

Lassen Sie es gar nicht erst so weit kommen

Wie hängen also Nudeln mit Alzheimer zusammen? Ganz einfach: Die Carbs aus der Nudel kleben sich unkontrolliert mit Eiweiß zusammen, beide verstopfen unseren Körper, machen uns krank und blöd. Dumm, wenn das passiert ist. Mit viel Arbeit – Sport, Krafttraining, gesunder Ernährung, geistiger Aktivität und Nahrungsergänzung – können wir den Prozess aber verlangsamen, stoppen, sogar umkehren. Mit Genuss sogar auch: Kaffee, Kokos und guter Nachtschlaf hellen unser Oberstübchen ebenfalls ordentlich auf.

Das ist für mich Frohmedizin. Das kann ich mir vorstellen, da habe ich Lust, sofort mitzumachen. Wie trocken klingen dagegen die dürren Worte: »Durch gesunde Ernährung sowie körperliche und geistige Aktivität können wir den Ausbruch von Demenz um fünf bis sieben Jahre nach hinten schieben.« Ja, ja! Schon verstanden. Ein wahrer Satz. Ich höre aber lieber *forever young* und:

» Demenz können wir vergessen. Weil wir wissen, was wir zu tun haben: Basta mit der Pasta. «

Aber das Gehirn, das braucht doch Zucker? Wie war das noch? Fakt ist: Das Volksmärchen, dass das Gehirn ohne Zucker nicht arbeiten kann, lässt sich offenbar nicht aus der Welt schaffen. Die Menschen lieben es. Zucker schmeckt ja auch so schön süß. Die Industrie liebt es, die mit farbenfrohen Zuckergebilden (Frühstückscerealien) und vor Zucker berstenden Fertiggerichten Millionen verdient. Es ist trotzdem ein Märchen.

Richtig ist: Das Hirn läuft dann zu Hochtouren auf, wenn es keinen Zucker bekommt. Überhaupt *keinen*. Es stellt sich die Energie, die es braucht, auch ohne Nudeln her. Und arbeitet damit sogar noch besser als zuvor. Als »Supertreibstoff fürs Gehirn« hatte denn auch der US-Wissenschaftler George F. Cahill die Ketonkörper bezeichnet. Diese wunderbaren Abbauprodukte des Fettstoffwechsels im menschlichen Körper.

Sie wissen es ja schon: Wenn der Mensch – wie unsere Vorfahren – ohne Ketchupnudeln und Schokocroissants lebt, wenn er dann also statt Zucker endlich Fett verbrennt, dann entstehen im Blut diese Ketonkörper. Und das Gehirn lernt, von diesen Wundermolekülen zu leben. Präzise: wenigstens zu 80 Prozent.

Ein gestörter Insulinstoffwechsel aber (also Insulinresistenz, wie es bei Übergewichtigen regelmäßig vorkommt) kann zu neurodegenerativen Erkrankungen führen. Also zu Parkinson, aber eben auch zu Demenz, zu Alzheimer.

Alzheimer mag ich nicht. Parkinson auch nicht. Ich mag lieber klare, helle Gedanken. Also füttere ich mein Gehirn mit Supertreibstoff. Mit Ketonkörpern. Praktisch: Verzichte auf künstliche Kohlenhydrate. Haben Sie auch Lust auf Supertreibstoff für Ihre grauen Zellen? Na, dann wissen Sie ja, was zu tun ist.

Wie exakt Sie das tun können, das erfahren Sie im nächsten Kapitel.

»fazit

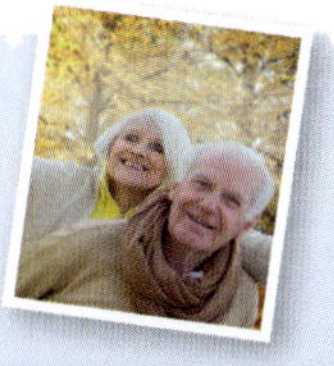

Altersvergesslichkeit ist keine »normale« oder »natürliche« Verfallserscheinung des Menschen.

No Carb, Sport und mentales Fitnesstraining können Alzheimer verhindern oder zumindest über viele Jahre verzögern.

In Dänemark und in England sind die Demenzzahlen bereits rückläufig.

Viele Carbs erhöhen das Risiko für Demenz massiv.

Umgekehrt gilt: Essen Sie ein Drittel weniger, wird Ihr Gedächtnis besser.

Diabetiker sind besonders gefährdet, Alzheimer zu entwickeln. Denn ein gestörter Insulinstoffwechsel im Gehirn macht, pardon, blöd.

Auch Patienten mit Zöliakie können Gehirnschäden erleiden.

Wenn Zucker und Eiweiß im Körper unkontrolliert reagieren, kann es zu Ablagerungen (AGEs) kommen – überall im Körper, auch im Gehirn.

Diese Ablagerungen führen zu Alzheimer. Gut zu wissen: Sie sind reversibel durch Alpha-Liponsäure.

Auch Omega 3, Vitamin C, Kokosöl und sogar Kaffee wirken sich positiv auf die Gedächtnisleistung im fortgeschrittenen Alter aus.

Ihre Intelligenz wacht außerdem auf, indem Sie Ihre Muskeln regelmäßig trainieren und über diesen Weg von besonderen Hormonausschüttungen profitieren.

Gegen Demenz und Alzheimer hilft außerdem ein gutes Maß an Gestaltungsspielraum und persönlicher Freiheit.

Und ausreichend Schlaf.

Ich bin überzeugt davon, dass heute niemand mehr Alzheimer bekommen müsste.

No Carb heißt der Weg.

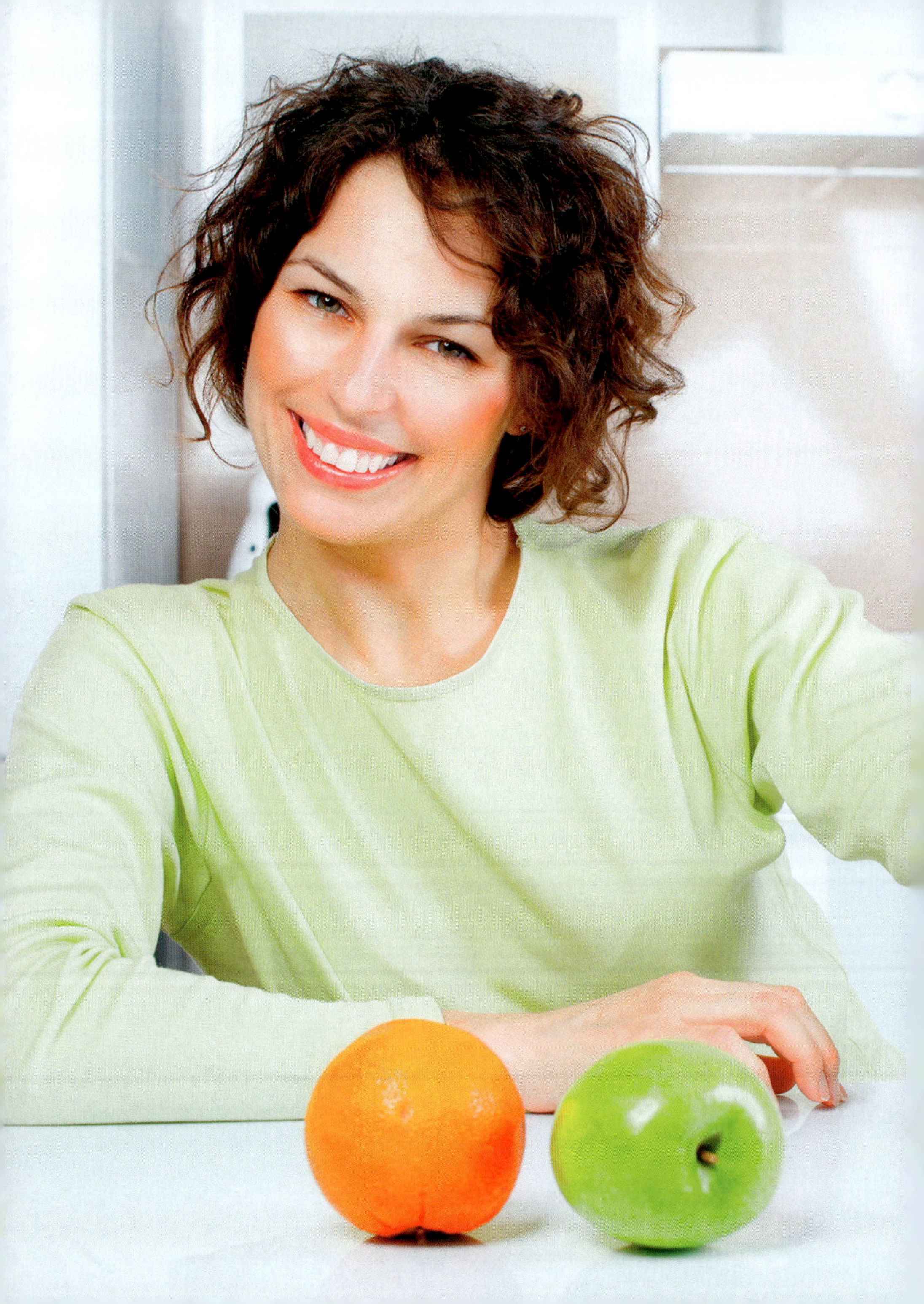

Das Step-by-Step-Entwöhnungsprogramm

7

Basta mit der Pasta! Das ist leicht gesagt. Aber was tun, wenn der Heißhunger kommt? Was tun, wenn es in der Kantine nur Nudelauflauf gibt? Was tun, wenn Oma mit Torte Geburtstag feiert? Und wie durchhalten, wenn die Laune nicht aus dem Keller kommen will? Mit den richtigen Tricks kommen Sie los von der Nudel.

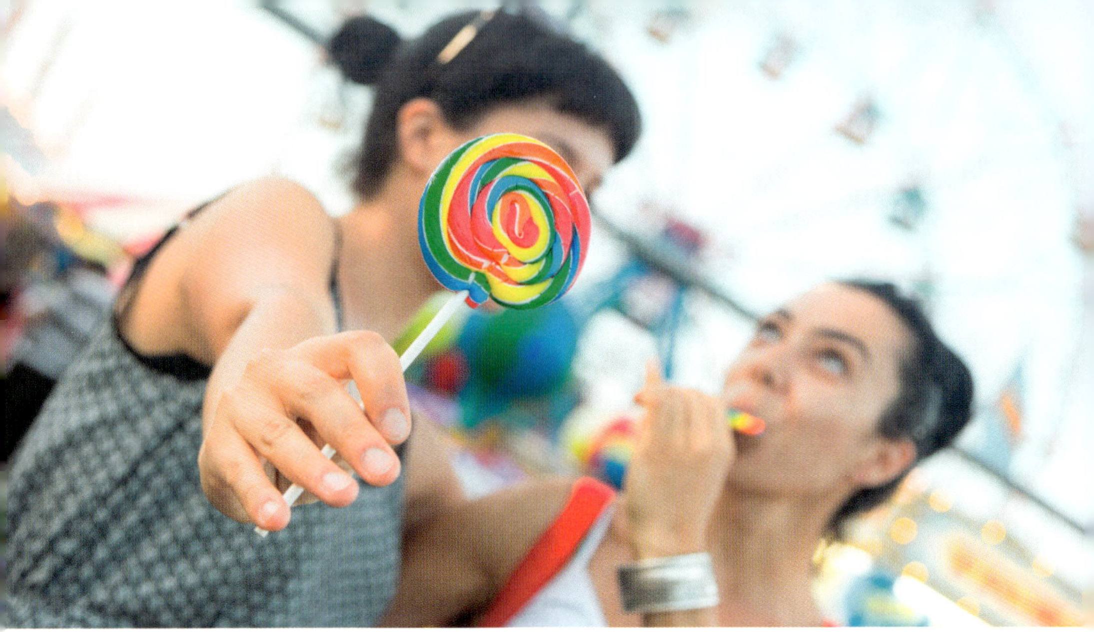

Carb-Entzug ist kein Zuckerschlecken

Im Forum unter **www.strunz.com** lese ich regelmäßig, dass der Entzug von Nudeln, Kuchen und Co. keine so angenehme Sache ist. Der mit viel Durchhaltewillen und viel Zuspruch aus dem Forum dann aber doch geschafft wird. Hier kämpft zum Beispiel

Elisabeth D.

» *Noch mal ist ein Kilo gewichen. Der unangenehme Geschmack im Mund zeigt mir, dass ich mich am Übergang in die Ketose befinde. Ich fühle mich auch leicht erkältet und habe gleich eine Vitamin-C-Zink-Kur gestartet. Der fehlende Hunger, die Schlappheit und die beginnende Ketose haben dazu geführt, dass ich nur drei Shakes trinken konnte (habe auch viel geschlafen, hatte frei), dafür mussten es für das Wohlbefinden diesmal zwei Tassen Brühe sein. (...)*

Die 70 min Laufen waren sehr anstrengend und am Ende im Schneckentempo (habe nur knapp über 9 km in der Zeit geschafft), aber ich habe durchgehalten und hatte danach sehr lange den ›Ketose-Geschmack‹ im Mund.
Die Verdauungsbeschwerden und Bauchschmerzen sind fast weg, vielleicht lag es am Salzmangel, der jetzt durch die Brühe behoben ist. Oder es war nur eine vorübergehende Störung in der Anpassungsphase. Wie auch immer, ich bin froh, dass es damit jetzt wieder besser geht. «

Von Milchschokolade, weißen Brötchen und Pasta »loszukommen«, das ist kein Kinderspiel. Das ist ein Entzug. Ein kalter Entzug. Es kann Monate, sogar Jahre dauern, bis sich Körper und Psyche vom Zucker verabschiedet haben. Das ist eine lange Zeit.

Weil »kein Zucker mehr« so schnell nach erzieherischen Vorstellungen von Kleinkindeltern klingt, können sich tatsächlich die meisten Menschen nicht vorstellen, wie radikal die Entscheidung ist: keine Kohlenhydrate mehr. Überhaupt keine. Komplett weg damit. Wie schwer die Umstellung fallen kann.

Gute Nachricht: Wenn Sie einmal durch das »Tal der Tränen« durch sind, gibt es kein Zurück mehr. Es geht Ihnen spürbar besser, jeden Tag. Viele können sich irgendwann gar nicht mehr vorstellen, warum sie überhaupt jemals Lust auf Schokobonbons haben konnten. Manche entwickeln sogar Ekelgefühle gegenüber den bunten, pappsüßen Sachen, von denen sich Kinder so schwer fernhalten lassen.

Ein neuer Lebensstil

Das Umdenken, das Umgewöhnen hat aber nicht nur mit Ihrem Körper und mit Ihrem Geist zu tun. Es geht auch um eine komplette Neuorganisation Ihres Tagesablaufs und Ihrer Einkäufe. Statt Cornflakes, Toast, Nudeln und

Bier stehen jetzt Eier, Quark, Beeren und Eiweißshakes auf Ihrer Einkaufsliste. Statt in der Kantine einen großen Teller gelber Pampe mit brauner Soße aufzuladen (Pardon, liebe Kantinenköche ...), müssen Sie sich Salat und Fleisch organisieren. Gebackenen Käse mit Tomaten. Gedünsteten Fisch mit Fenchel. Was sagen da die werten Kollegen?

Sie merken es schon: Das Umsteigen auf Low Carb, besser noch No Carb ist viel mehr als ein Abschied von der Nudel. Es ist ein ganz anderer Lebensstil. Vor allem dann, wenn Sie No Carb mit regelmäßigem Ausdauersport, mit Krafttraining und Meditation verbinden. Nicht jeder wird dafür Verständnis haben. Um ein paar Klischees zu bemühen: Der Nachbar mit dem Bierbauch wird sich amüsieren. Die Schwiegermutter wird spitze Bemerkungen machen. Der gute Freund ist vielleicht besorgt (»Ist das nicht gefährlich, so viel Sport und keine Nudeln?«). Der Chef wird die Stirn runzeln.

Kurz: Machen Sie sich auf Gegenwind gefasst. Der ist ganz normal. Sie gewöhnen sich dran ...

Freie Fahrt in ein leichteres Leben

Es ist ganz praktisch, den Kohlenhydrateentzug an einem Wochenende zu beginnen und sich noch zusätzlich einige Tage frei zu nehmen. Es ist wohlinvestierte Zeit in Ihre Gesundheit! Sie haben weniger Druck, können sich mehr auf sich selbst konzentrieren und müssen sich keine Kommentare anhören.

Das erhöht Ihre Erfolgschancen. Denn unter Stress fallen wir schneller in unsere gewohnten Verhaltensmuster zurück und können weniger souverän mit zusätzlichen Herausforderungen umgehen. Da ist der Griff zum Schokoriegel schneller passiert. Wenn Sie sich wertvolle Zeit nehmen, zeigen Sie sich selbst damit, wie wichtig Ihnen der Umstieg auf No Carb ist. Wenn Sie in den Beginn Ihres gesünderen Lebens bereits viel investieren, ist auch langfristig Ihre Motivation größer, dabeizubleiben.

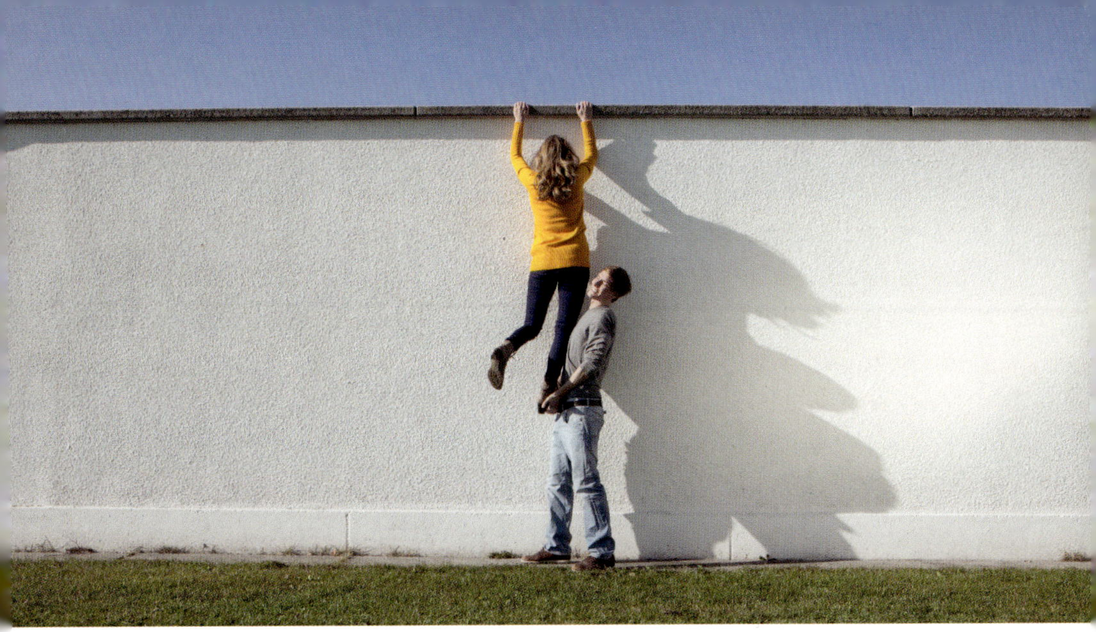

Step 1: Klar zum Start

Nehmen Sie sich Zeit, um Ihre Ernährungsumstellung vorzubereiten. Zwei Wochen sind realistisch, gerne planen Sie auch vier Wochen ein. In dieser Zeit machen Sie sich klar,

- warum Sie basta mit der Pasta machen wollen,
- welches Ziel Sie dabei genau verfolgen,
- mit welchen persönlichen Herausforderungen Sie rechnen müssen,
- und zwar, was Ihren Körper angeht
- und auch Ihr soziales Umfeld.

Es ist sinnvoll, wenn Sie sich im Vorfeld informieren, wie Sie Ihren Körper mit allen wichtigen Nährstoffen versorgen können – auch ohne Carbs. Wenn Sie das alles klarhaben, dann sind Ihre Erfolgsaussichten sehr viel größer als ohne solche Vorbereitung. Freuen Sie sich auf ein gesundes Leben ohne Kohlenhydrate!

1. Ihr individuelles Ziel

Natürlich wissen Sie, dass Kohlenhydrate Krebs, Diabetes, Autoimmunerkrankungen, Demenz und Alzheimer mit auslösen können, aber sicherlich haben Sie neben dem Wunsch, allgemein gesünder und fitter zu werden, noch ein ganz individuelles Ziel.
Möchten Sie

- Schmerzen loswerden,
- Probleme mit Ihrer Haut zum Verschwinden bringen,
- endlich einen Darm mit Charme,
- keine Allergien mehr,
- loskommen von Migräne
- oder Depressionen,
- Ihrem Cholesterinspiegel etwas Gutes tun,
- Ihre Arterien weit stellen,
- Ihr Herz stark machen,
- Ihre Intelligenz aufwecken
- oder viele Pfunde purzeln lassen?

Professor Kern, Universitätsklinik Lübeck, hatte das ja sehr schön zugespitzt:

> »*Je dicker ein Mensch ist, desto geringer ist der Insulinanteil in der Hirnflüssigkeit – und desto schlechter ist ganz offensichtlich sein Denkvermögen.*«

Zugegeben: Das war jetzt ein wenig drohmedizinisch formuliert. Aber es motiviert Sie vielleicht gerade deshalb. Fakt ist: Kohlenhydrate können Sie krank machen. No Carb kann Sie gesund machen.

- Wollen Sie das?
- Was genau wünschen Sie sich?
- Was genau soll endlich passieren?

Schreiben Sie es auf! In einem extra No-Carb-Tagebuch … oder Sie nutzen

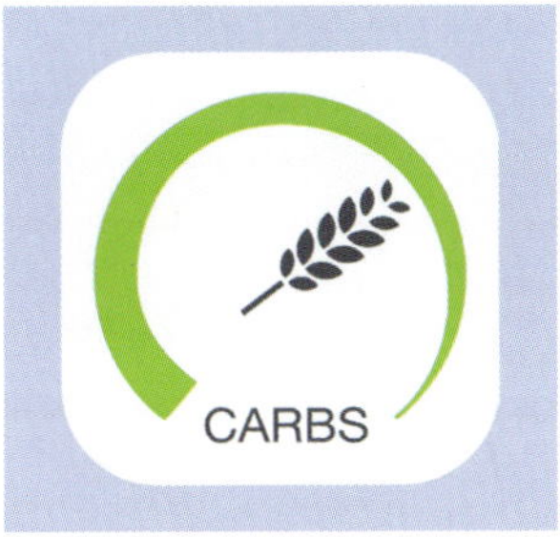

No Carb Coach, die App, die für dieses Buch entwickelt wurde und die Sie für IOS- und Android-Geräte herunterladen können. Sie wird Ihr verlässlicher Begleiter und unermüdlicher Motivator auf dem Weg in ein carb-freies Leben sein. Sie analysiert, dokumentiert und versorgt Sie mit zusätzlichem Wissen.

2. Der Blutcheck

Ihr Körper ist dann gesund und fit, wenn er alle Bausteine bekommt, die er zum Leben braucht. Das reicht von Mengenelementen und Spurenelementen über Vitamine bis hin zu Aminosäuren. Ganz schön viel! Und wenn nur eine Substanz fehlt, dann merken Sie das.

Deshalb ist es sinnvoll, wenn Sie Ihr Blutbild kennen. Nicht nur die Werte, die immer gemessen werden: Cholesterin und so weiter. Sondern alle Werte. Dieser Wunsch löst bei den meisten Hausärzten Erstaunen aus. Lassen Sie sich davon nicht irritieren. Suchen Sie sich einen Experten, der sich mit Blutmessungen auskennt.

Im Forum unter **www.strunz.com** finden Sie viele Erfahrungsberichte zu diesem Thema. Und den einen oder anderen klugen Hinweis, wie Sie mit den Kosten für derartige Tests umgehen können.

Wichtig: Die Werte ermitteln, das ist nur der erste Schritt. Die Werte richtig interpretieren, das ist es, was medizinische »Wunder« auslöst – die letztendlich nur logische Folgen der behobenen Vitalstoffmängel sind.

Experten streiten sich immer. Naturgemäß auch über die »richtigen« Blutwerte. Häufig kommt es vor, dass Hausärzte zum Beispiel einen Ferritinwert zwischen 15 und 150 µg/l als völlig normal einstufen. Ich nicht! Meiner Einschätzung nach sind Ihre Eisenspeicher unter 15 µg/l komplett leer; zwischen 15 und 50 µg/l ist funktioneller Eisenmangel immer noch möglich. Aus meiner eigenen Erfahrung weiß ich, dass es einen großen Unterschied macht, ob ich einen Ferritinspiegel von 100 oder 200 µg/l habe, ich fühle mich im oberen Bereich wohler.

Die von mir empfohlenen Werte finden Sie unter http://drstrunz.de/bluttuning.php.

3. Der Kohlenhydrateentzug

Viele wissen es nicht: Wenn Sie Carbs »absetzen«, können Sie Entzugserscheinungen bekommen. Heftige sogar. Die Symptome können vier Tage lang anhalten, manche werden auch 14 Tage lang davon gebeutelt. Und zwar von:

- Kopfschmerzen,
- Zittern,
- Muskelverspannungen,
- Durchfall,
- Übelkeit,
- Abgeschlagenheit,
- Gereiztheit bis hin zu Aggressivität und
- Konzentrationsschwäche.

Warum das? Ganz einfach: Es hängt mit der Umstellung des Stoffwechsels zusammen. Durchfall und Übelkeit können auftreten, da sich der Körper erst an die neue Zusammenstellung der Nahrung gewöhnen muss. Er braucht andere Enzyme, um die Nährstoffe verstoffwechseln zu können. Bis Ihr intelligenter Körper diese Stoffe am Start hat, kann es ein paar Tage dauern.

Die Umstellung gelingt tendenziell schneller und weniger unangenehm, wenn Sie Ihrem Körper quasi den kompletten Bausatz zur Verfügung stellen: Versorgen Sie sich mit viel Eiweiß, Vitaminen sowie Spuren- und Mengenelementen. Mit allem, was wichtig ist. Sind die Baustoffe da, dann hat Ihr Körper die neuen Enzyme schnell montiert.

Die Konzentrationsschwäche hängt damit zusammen, dass der Körper nicht sofort Ketonkörper bilden kann, sondern zunächst seine Energie aus den freien Fettsäuren bezieht. Freie Fettsäuren können aber im Gegensatz zu Ketonkörpern die Blut-Hirn-Schranke nicht überwinden. Das Gehirn schlägt also Alarm: »Ich werde nicht ausreichend versorgt!« Und fährt seine Leistung herunter. Verursacht bei vielen sogar richtig miese Laune. Keine Angst, das ist zwar unangenehm. Aber Schäden entstehen dadurch nicht.

Nach ein bis zwei Tagen beginnt die Herstellung von Ketonkörpern in der Leber, das Gehirn blüht dank seiner neuen Enerigequelle wieder auf. Nach etwa vier Tagen erreicht die Ketonkörperproduktion einen konstanten Wert, die Versorgung ist wieder gewährleistet. Gut zu wissen: Von der ersten Bereitstellung von Ketonkörpern im Gehirn bis zu dem Zeitpunkt, an dem das Gehirn die Energiequelle tatsächlich nutzen kann, vergehen in der Regel ein bis zwei Tage. Denn im Gehirn muss zunächst ein bestimmtes Enzym gebildet werden, das die Ketonkörper zu Energie umsetzen kann.

Im Forum finden sich etliche Beschreibungen dieser schwierigen Phase. Zum Beispiel von

Michael K.

» *Ich habe sehr schwere Konzentrationsprobleme in meinem Bürojob. Es fühlt sich an, als würde Energie fehlen. Als ob die anderen mit ihrem Vollkornbrot, Brötchen etc. doch besser dran wären als ich.*

Ich bin extrem oft gedanklich zerstreut und finde keine klare Linie in meinem Kopf, oft weiß ich selbst nicht mehr, wo ich war oder was mich genau verwirrt. Ich denke, dass es irgendwie auch an der Ernährung liegen muss. Aber woran genau?«

Die Antwort: Die anderen sind mit ihrem Vollkornbrot nicht automatisch besser dran. Möglich, dass sich Herr K. nicht voll in der Ketose befindet. Dass er insgesamt zu wenig isst. Dass er vielleicht zu wenig schläft. Nicht ganz unwahrscheinlich ist es sogar, dass sein längst hellwaches Gehirn in seinem »Bürojob« völlig unterfordert ist und seine Gedanken gerade deshalb Achterbahn fahren. Boreout nennt man so etwas heute. Ausbrennen durch permanente Unterforderung und Langeweile.

Völlig unterschätzt in unserer hoch arbeitsteiligen Welt. Passiert leicht in Büros.

BASTA MIT DER PASTA

Erleichtern Sie Ihren Kühlschrank

Verschenken oder entsorgen Sie am besten alle kohlenhydratreichen Lebensmittel, die Sie im Haus haben. Und zwar unbedingt, *bevor* Sie mit der Ernährungsumstellung beginnen. Eine Heißhungerattacke kann man viel leichter überstehen, wenn eben nur dunkle Schokolade und 100-prozentiges Mandelmus im Haus ist anstelle einer umfangreichen Auswahl an Süßigkeiten, Brot und Pasta. Natürlich heißt es dann beim Einkaufen Kontrolle bewahren und keine Rückfallprodukte einkaufen. Dies ist leicht, wenn Sie vor dem Einkauf schon etwas Leckeres gegessen haben – am besten mit vielen Proteinen. Eiweiß macht satt, sehr satt.

4. Ihr Gehirn braucht Zeit

Stellen Sie sich Ihre Gewohnheiten einmal vor wie eine verschneite Fläche mit vielen Fußwegen. Das, was Sie sehr oft auf die gleiche Weise tun, ist im Laufe der Zeit zu einem breiten Trampelpfad geworden. Das, was Sie sehr selten tun, erkennt man nur undeutlich an einzelnen Fußstapfen. Die schnell wieder verwischen.

Das ist der Grund, warum es so viel Arbeit macht, sein Verhalten zu ändern. Neue Trampelpfade müssen her! Alle neuen Gewohnheiten brauchen Wiederholung und Übung, Wiederholung und Übung und noch einmal Wiederholung und Übung. Bis der Pfad dann endlich steht. Das kann dauern.

Im Gehirn sieht das so aus: Die neuronalen Vernetzungen im Gehirn formen sich ständig um. Bei Menschen, die wenige Veränderungen in ihrem Leben haben, recht wenig. Und bei Menschen, deren Leben sich ständig ändert und die ständig neue Dinge lernen, recht schnell. Wenn Sie nun Ihr Verhalten verändern, und die Umstellung auf No-Carb-Ernährung ist eine massive Verhaltensänderung, dann bilden sich im Gehirn neue Vernetzungen zwischen einzelnen Nervenzellen. Sie sind zunächst nur sehr schwach, werden aber mit jeder Wiederholung gestärkt.

Solange die Verbindungen noch sehr schwach sind, möchte das Gehirn am liebsten zum gewohnten Verhaltensmuster wechseln. Klar: Die zu diesem Muster verknüpften Nervenzellen sind stark vernetzt. Nicht erst seit gestern: Die entscheidende Prägung Ihres Essverhaltens erfolgte schon in Ihrer frühen Kindheit, und seitdem wiederholen Sie dieses Verhalten mehr oder weniger konstant.

Diese Prägung ist sehr stark. Um diese Prägung zu überwinden und neue Muster zu schaffen, braucht es einen starken Willen. In der Regel braucht es etwa drei Monate konsequenten neuen Handelns, bis das Gehirn dieses Verhalten als »normal« abspeichert und schließlich automatisiert reagieren kann.

Anders sieht es aus bei psychischen Störungen im Zusammenhang mit dem Thema Essen: Dies sind zum Teil schwere Krankheitsbilder, die die Lebensqualität der Betroffenen massiv beeinträchtigen und die sich mit starkem Willen allein nicht aus der Welt schaffen lassen. Hier ist professionelle Hilfe notwendig. Bis eine Magersucht (Anorexie), eine Ess-Brech-Sucht (Bulimie) oder ein zwanghaftes Gedankengekreise um das Thema Essen (Orthorexie) überwunden sind, können Jahre vergehen.

Seien Sie sich über die Dauer der Umstellung bewusst und verzweifeln Sie nicht, wenn Sie sich plötzlich vor einem Stück Torte wiederfinden. Ihr Gehirn ist seinem eingeschliffenen System gefolgt. Machen Sie sich deswegen nicht selbst »verrückt«. Beobachten Sie lieber Ihr eigenes Verhalten nüchtern, ohne es gleich zu bewerten, ziehen Sie Ihre Schlüsse daraus und versuchen Sie, mit Ihrem Gehirn und Ihrem Körper besser zusammenzuarbeiten.

Schwierig ist es für Ihren Stoffwechsel, wenn Sie Ihr Verhalten innerhalb kurzer Zeit häufig radikal umsteuern. Erst konsequent No Carb. Nach einem Ausrutscher »ist dann alles egal«, und Sie baden Magen und Seele in zu-

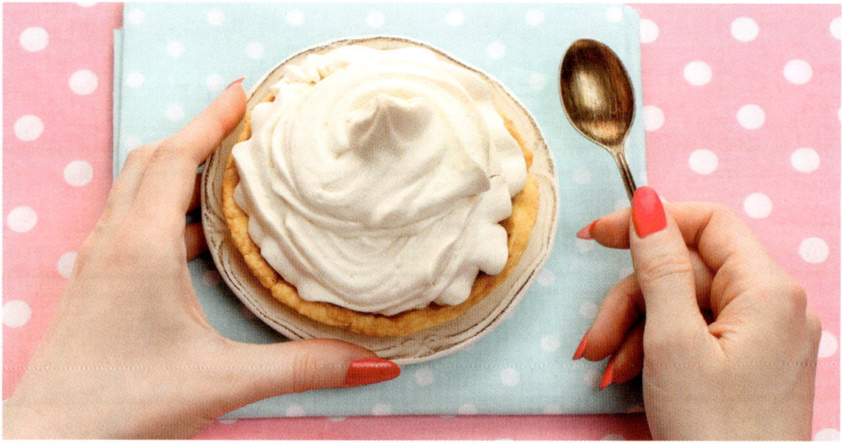

Kurz mal nicht aufgepasst, und schon hat sich die Torte wieder ins Blickfeld geschoben … Nicht verzweifeln, das ist am Anfang normal.

ckersüßem Comfort Food. Bis dann die Haut, die Gelenke, Herz und Hirn Alarm schlagen und Sie wieder umschwenken auf radikales No Carb. Bis zum nächsten Ausrutscher ... Weder Ihr Hirn noch Ihr Stoffwechsel werden mit dieser Achterbahn zurechtkommen. Ein strukturierter Verhaltenswechsel funktioniert so auch nicht. Neue Verhaltensmuster können sich so im Gehirn nicht niederschlagen. Holen Sie sich Hilfe von einem Verhaltenstherapeuten, wenn Sie allein aus diesem Teufelskreis nicht mehr herauskommen.

Vielen gelingt die Umstellung relativ problemlos innerhalb von drei Monaten. Loben Sie sich selbst für jede Woche, die Sie sich No Carb ernährt haben. Das unterstützt Sie in der ersten Zeit. Später brauchen Sie das nicht mehr. Ihr Körper wird den Heißhunger auf Kohlenhydrate vergessen. Und irgendwann wird Ihr Körper nach No Carb verlangen – weil es ihm damit besser geht.

5. Gemeinsam schaffen Sie das

Wenn möglich suchen Sie sich einen *Buddy,* also eine Freundin oder einen Arbeitskollegen, Ihre Partnerin oder Ihren Nachbarn, und bereiten Sie sich auf No Carb gemeinsam vor. Später unterstützen Sie sich dann gegenseitig bei der Durchführung des Vorhabens. Warum? Es tut gut, sich über die Erfahrungen und die auftretenden Herausforderungen auszutauschen und sich gegenseitig Mut zuzusprechen, wenn es einmal nicht so leicht sein sollte. Meistens treten die Herausforderungen nicht zeitgleich auf, da kann immer einer dem anderen helfen, bei der Stange zu bleiben.

Wenn Sie eine Gruppe von drei bis fünf, vielleicht sogar noch mehr Personen für den Ausstieg aus der Welt der Kohlenhydrate begeistern, können Sie sich regelmäßig treffen und Ihre Erfahrungen teilen. Bergsteiger ziehen sich auch erfolgreich gegenseitig hoch.

Finden Sie Ihre Mitstreiter an Ihrem Arbeitsplatz, dann können Sie sogar die gemeinsame Mittagspause für diesen Austausch nutzen. Genießen

Sie gemeinsam Ihren Salat, Ihr Fleisch und machen Sie sich gegenseitig Lust auf ein leichteres Leben. Das ist für Ihre mentale Gesundheit viel besser, als heimlich und alleine im Hinterzimmer Eiweißshakes zu trinken. Die Kunst, gemeinsam zu essen, ist ein wichtiges Stück unserer Kultur. Unseres Menschseins. Beobachten Sie mal eine Meute Hunde beim Fressen. Da wissen Sie, was ich meine. Schon der alte Immanuel Kant wusste, dass ein gemeinsames Essen etwas besonders Schönes ist: Hier kommen Sinn, Verstand, Genuss und Freundschaft zusammen. Und das immer wieder. Wenn Kant das sagt, klingt das freilich komplizierter:

> »*Es ist keine Lage, wo Sinnlichkeit und Verstand, in einem Genusse vereinigt, so lange fortgesetzt und so oft mit Wohlgefallen wiederholt werden können als eine gute Mahlzeit in guter Gesellschaft.*«

6. Vitamine, Mineralstoffe und Proteinpower

Wenn Sie kein Blutbild erstellen lassen, können auch ein Multivitaminpräparat hoher Qualität sowie hochwertige Öle und ein gutes, mit Spuren- und Mengenelementen sowie Vitaminen angereichertes Proteinpulver einen guten Grundstock Ihrer No-Carb-Ernährung legen.

Sehr wichtige Rechenübung vor dem Start: Überschlagen Sie Ihren Proteinbedarf! Sie sollten täglich zwischen ein und zwei Gramm pro Kilogramm Körpergewicht zu sich nehmen. Der Bedarf ist sehr unterschiedlich, Sportler und Schwangere sowie Kinder im Wachstum brauchen viel mehr als normale Büroarbeiter mit mäßigem Auslauf.

Wie lieben Sie Ihr Eiweiß? In Form von Lachs, Rinderfilet, Hühnereiern oder Tofu? Um nur wenige Beispiele zu nennen ... Ein Hühnerei enthält beispielsweise nur sechs bis acht Gramm Eiweiß, da können Sie ruhig vier Eier pro Tag und mehr essen! Ein gutes Proteinpulver wird Ihnen dabei helfen, den Bedarf zu decken, besonders am Anfang, wenn Sie noch keine No Carb-Ernährungsspezialisten sind. Das findet auch

Gundula K.

»*Pulver sind eine sehr gute Hilfestellung. Auch hier: kein Muss! Was mir gefällt, nach dem Eiweißshake fühle ich mich auch weiterhin leicht und unbelastet. Esse ich ein Steak, komme ich mir ›schwer‹ und belastet vor. Es hat überhaupt nichts mit langsam oder schnell oder zu viel oder zu wenig essen zu tun, es ist einfach mein Gefühl. Und deshalb bin ich sehr glücklich mit den Eiweißshakes. Ab und zu habe ich Appetit auf Fisch, Steak und fette Wurst, dann esse ich das auch mit Genuss.*«

7. Erobern Sie den Herd

Je mehr Spaß Sie am Kochen haben, desto schöner wird No Carb. Ganz einfach deshalb, weil fast alle Fertiggerichte Zucker oder andere Kohlenhydrate enthalten. Wenn Sie bislang nicht gerne gekocht haben oder sich als kochuntauglich eingestuft haben, dann nutzen Sie jetzt die Chance und überraschen Sie sich selbst und lernen Sie kochen!

Jeder kann das, wenn er sich damit eine Zeit lang beschäftigt, davon bin ich überzeugt. Salat putzen, Gemüse schneiden, Soßen zubereiten, Fleisch oder Fisch braten ist kein Hexenwerk. Es geht wirklich leicht – und mit unterschiedlichen Variationen aus Salat/Gemüse und Fleisch/Fisch können Sie den größten Teil Ihrer Ernährung schon abdecken.

Passionierte Hobbyköche empfinden das Werkeln mit Zutaten, Töpfen und Feuer sogar als meditativ. Bauen so Stress ab. Profitieren also doppelt. Natürlich werden Sie in einer ein- bis zweiwöchigen Vorbereitungszeit nicht zu einem Sternekoch – aber wer will denn auch jeden Tag Sterneküche essen. Ich jedenfalls nicht.

So gelingt der erste Schritt

Hier ein Überblick über alles, was Sie in der Vorbereitungsphase bedenken und organisieren dürfen.

- **Setzen Sie sich ein individuelles Ziel.** Nehmen Sie sich Zeit und reflektieren Sie Ihre Motivation. Was genau soll anders werden?
- **Lassen Sie Ihre Blutwerte untersuchen.** Viele wundern sich: Da essen sie keine Carbs mehr, und es geht ihnen trotzdem noch nicht gut. Das ist kein Wunder, wenn Vitalstoffe fehlen. Stellen Sie deshalb Ihr Blut auf den Prüfstand. Bei einem Profi.
- **Informieren Sie sich über mögliche Kohlenhydrat-Entzugserscheinungen.** Dann wundern Sie sich auch nicht über Ihr kleines Tief in den ersten Tagen.
- **Staunen Sie über die Umstrukturierung Ihres Gehirns.** Machen Sie sich bewusst, wie sich Verhalten langfristig ändern lässt und welche Herausforderungen damit einhergehen.
- **Finden Sie, wenn möglich, Buddys, Freunde oder Arbeitskollegen, für das gemeinsame No-Carb-Experiment.** Gemeinsam ist man stärker, das gilt auch für eine Ernährungsumstellung!
- **Besorgen Sie sich Nahrungsergänzungsmittel und ein hochwertiges Proteinpulver.** Entsprechend Ihrer Blutanalyse sollten Sie die leeren Speicher auffüllen. Liegt kein Blutbild vor, dann rate ich zu einem Multivitaminpräparat und gutem Proteinpulver.
- **Lernen Sie kochen!** Dies gilt natürlich nur für diejenigen, die es noch nicht genüsslich jeden Tag tun. Nicht nur Ihre Familie und Freunde werden sich freuen, Ihr eigener Körper und Ihr Gaumen freuen sich besonders.

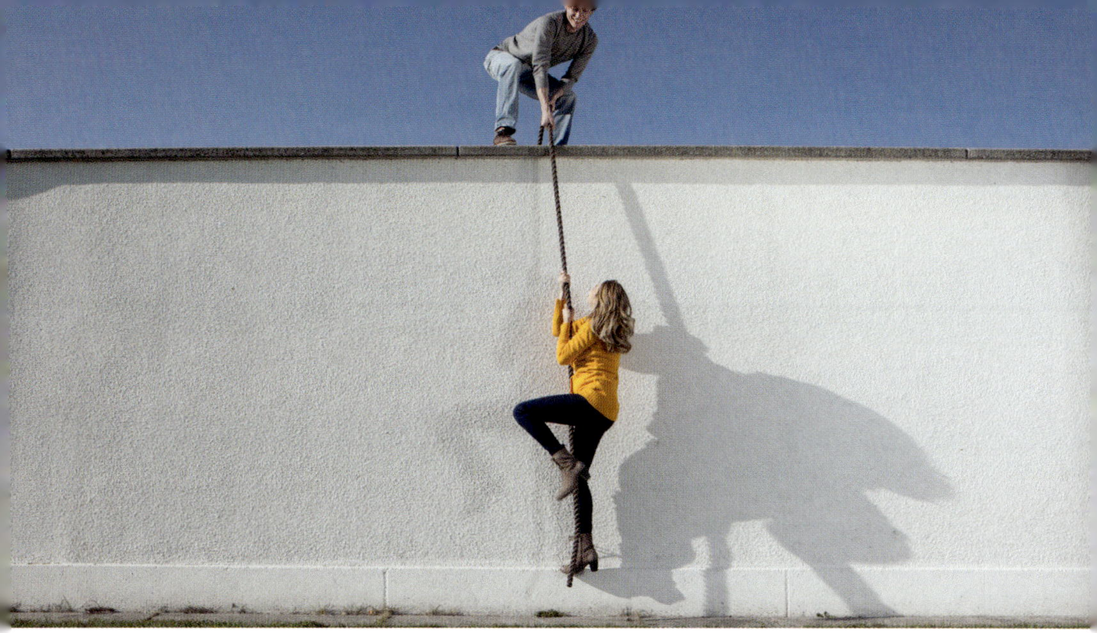

Step 2: Jetzt geht's los

Sie haben sich also für den Beginn Ihrer Ernährungsumstellung Zeit genommen. Gönnen Sie sich einen schönen Start in ein gesünderes und fröhlicheres Leben. Während dieser freien Tage können Sie eventuell auftretende Entzugserscheinungen besser meistern und in Ruhe die ersten No-Carb-Gerichte kochen und genießen.

1. Das erste No-Carb-Frühstück – ein Fest

Zelebrieren Sie Ihr erstes No-Carb-Frühstück. Rezepte finden Sie in meinen Büchern *Wieso macht die Tomate dick?*, *Die Neue Diät* und *Neue Diät – das Rezeptbuch* sowie auf **www.strunz.com**. Darüber hinaus gibt es viele weitere Rezeptbücher mit inspirierenden No-Carb- oder ketogenen Gerichten.

Beginnen Sie Ihren Tag zum Beispiel mit einem klein geschnittenen Apfel mit Nüssen, Sonnenblumenkernen, Leinsamen, Sesam und Naturjoghurt oder mit zwei Frühstückseiern und einer halben Avocado. Die Möglichkeiten sind endlos.

Bereiten Sie Ihr erstes Frühstück in Ruhe vor. Wenn Sie mögen, decken Sie sich selbst einen Festtagstisch. Sollten Sie Ihr neues Leben mit Ihrer Partnerin oder Ihrem Partner, mit Ihrer ganzen Familie oder mit einem Freund oder einer Freundin beginnen, dann zelebrieren Sie am besten auch Ihr erstes No-Carb-Frühstück zusammen.

2. Der erste No-Carb-Monat

Sollte das erste Ziel Ihrer Nahrungsumstellung die Gewichtsreduzierung sein und sind Sie bisher eher ein Kochmuffel gewesen, dann empfehle ich Ihnen die drei Stufen aus meinem Buch *Die neue Diät*.

Besteht Ihr hauptsächliches Interesse allerdings darin, bestimmte Krankheitssymptome zu reduzieren oder sind Sie einfach neugierig auf No Carb, können Sie sich auch von Anfang an Ihren persönlichen Speiseplan zusammenstellen.

Streichen Sie also alle kohlenhydratreichen Nahrungsmittel. Manche Gerichte verwandeln sich schon in perfekten No-Carb-Genuss, wenn Sie die Sättigungsbeilagen weglassen. Gemüse, Fleisch, Salat schmecken ganz wunderbar auch ohne Weißbrot, Kroketten, Bratkartoffeln. Bei anderen Gerichten findet sich kreativer Ersatz.

- Lieben Sie beispielsweise asiatische Gemüsepfannen mit Reis, können Sie den Reis durch eine Portion Rührei ersetzen.
- Ist Ihr Leibgericht Spaghetti Bolognese, dann kaufen Sie sich eines dieser Geräte, die aus Gemüse schmale Streifen herstellen. Seien Sie nicht überrascht, wenn Ihre Karotten-, Zucchini- oder Pastinaken-Nudeln mit Soße gar nicht so anders schmecken als normale Hartweizennudeln. Die Soße macht den Geschmack aus, nicht das bisschen getrockneter Weizen.
- Ein Brot mit Frisch- oder Hartkäse können Sie durch belegte Gurkenscheiben ersetzen.

- Wenn Sie ein großes Stück Fleisch mit Gemüse oder einer Portion Salat essen, fehlt Ihnen ebenfalls nichts.

Alkohol streichen Sie am besten komplett. Warum? Erstens ist Alkohol ein Zellgift. Zweitens stoppt Alkohol die Fettverbrennung. Drittens machen Sie Ihrem Körper zusätzlich Arbeit, weil er den Alkohol mühsam abbauen muss. Und viertens enthalten 500 Milliliter Bier bereits 20 Gramm Kohlenhydrate, ein Radler sogar 35 Gramm. Da ist es schwierig, die gewünschte Obergrenze von 50 Gramm Kohlenhydraten pro Tag einzuhalten.

Und wenn Sie einmal ausnahmsweise ein kleines Glas Wein oder Bier trinken sollten, dann genießen Sie es. Ein kleiner Kohlenhydratausrutscher ist kein Weltuntergang. Ziehen Sie Ihre Laufschuhe an und laufen Sie: 45 Minuten sind gut, 90 Minuten sind besser, denn nach dieser Zeit sind die Kohlenhydratspeicher wieder leer.

Eiweiß steht jetzt ganz oben auf Ihrem Speiseplan. Das Weglassen der Kohlenhydrate alleine führt noch nicht zu einer gesunden Ernährung. Jeder Körper braucht unbedingt Eiweiß, viel Eiweiß. Ihre Blutwerte, die ich mir täglich ansehe, sehen oft tieftraurig aus. Vor allem die Aminosäuren sind gar nicht selten viel zu niedrig. Das muss nicht sein. Passiert zumeist auch nicht mit der Faustregel:

- Kohlenhydrate: weniger als 50 Gramm pro Tag
- Eiweiß: ein bis zwei Gramm pro Kilogramm Körpergewicht pro Tag
- Hochwertige Fette und Öle – dazu zählt Omega 3

Viele von Ihnen haben sich über Jahre mit viel zu wenig Eiweiß versorgt – vor allem trifft das auf Vegetarier, mehr noch auf Veganer zu. Das Loch ist deutlich messbar, und oft ist es auch spürbar. Defizite im Aminosäurenhaushalt können sogar Depressionen auslösen.

Dieses Loch können Sie am effektivsten mit Proteinpulver füllen. Ein bis drei Shakes am Tag werden Ihnen helfen, die empfohlene Eiweißmenge aufzunehmen. Beim Kauf von Proteinpulver achten Sie bitte auf eine ausgewogene Zusammensetzung der Aminosäuren. Sie sollte auf jeden Fall auf der Verpackung aufgelistet sein. Die Qualität eines Proteinpulvers können Sie an seiner biologischen Wertigkeit bzw. dem Chemical Score (CS) erkennen.

GUT ZU WISSEN ★★★★★

Biologische Wertigkeit – Chemical Score (CS)

Hühnerei wird vom Körper mit einer konstanten Effizienz aufgenommen, ihr wurde die biologische Wertigkeit von 100 zugeordnet. Proteine aus Rindfleisch oder Edamer Käse kann der Körper etwas schlechter aufnehmen, hier liegen die Werte bei 92 bzw. 85. In der heutigen Zeit werden allerdings Proteinpulver aus einer Mischung von Milch-, Molke-, Soja- und Hühnereiweiß hergestellt, die eine biologische Wertigkeit bzw. einen Chemical Score (CS) von weit mehr als 100 aufweisen. Versorgen Sie sich mit einem guten Proteinpulver, es hat eine möglichst hohe biologische Wertigkeit.

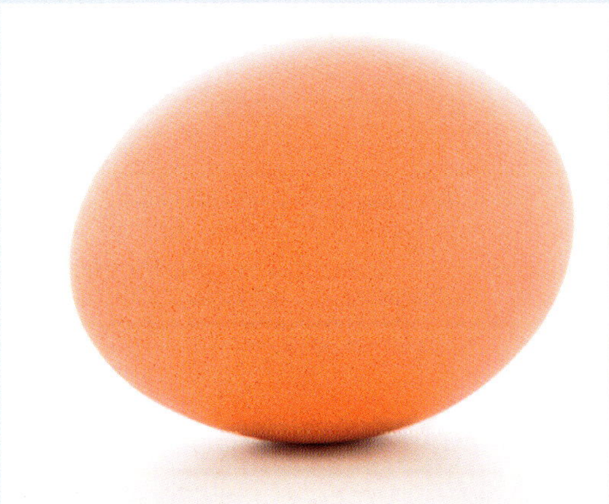

Ein einfaches Ei: beste biologische Wertigkeit!

Wundern Sie sich nicht, wenn plötzlich Ihr Appetit verschwindet. Das ist normal, wenn Ihr Körper und Ihr Gehirn nicht mehr den Schwankungen des Blutzuckerspiegels ausgesetzt sind. Achten Sie bitte trotzdem darauf, regelmäßig zu essen. Nach einiger Zeit werden Sie merken, dass Sie eine neue Art des Hungers entwickeln. Ein angenehmes leichtes Gefühl des Hungers, der Ihnen die Lust auf Eiweiß, Gemüse, Fleisch, Salat und gute Fette mitteilt. Der unbändige Schlechte-Laune-Hunger aber, der kommt nicht mehr zurück.

3. Ihr No-Carb-Tagebuch

Am besten nehmen Sie sich jeden Tag Zeit für Ihr Tagebuch. Protokollieren Sie Ihren Gesundheitszustand entlang der Werte, die Ihnen wichtig sind: Blutzucker, Blutdruck, Gewicht, Zustand der Haut, der Gelenke, Gewicht, Maß des persönlichen Wohlbefindens – was auch immer. Wenn es Ihnen um die Senkung des Cholesterinspiegels geht, dann lassen Sie ihn vor Beginn Ihrer Ernährungsumstellung testen und wiederholen Sie den Test nach ca. drei bis sechs Monaten. Notieren Sie sich die Werte und freuen Sie sich schon auf die nächste Kontrolle.

Machen Sie sich auch Notizen zu Ihrem Gefühlsleben und zu Ihrem Körpergefühl. Sie können eine Skala nutzen, die von »sehr ausgeglichen« bis »sehr unausgeglichen« bzw. »sehr fit« bis »sehr erschöpft« reicht, oder Sie überlegen sich Bezeichnungen oder Werte, die besser zu Ihren Bedürfnissen passen.

Viele, pardon, Kohlenhydrat-Junkies erleben nach den ersten drei bis vier Tagen ihres Entzuges ein kräftiges Hoch mit einer enormen geistigen Klarheit und körperlichen Fitness. Bei anderen kann es auch bis zu 14 Tage dauern, bis dieses Hoch eintritt. Bei wieder anderen bleibt das deutliche Hochgefühl ganz aus. Warum? Jeder Jeck ist anders, sagt der Kölner. Recht hat er.

Wie mit den meisten Dingen im Leben gewöhnen sich der Körper und auch der Geist an die Klarheit und die neue Kraft. Daher erscheint sie nach einigen Wochen nicht mehr so deutlich fühlbar zu sein. Sie ist aber noch da – und das zeigt sich an anderen Stellen. Zum Beispiel wird Ihnen Ihre Arbeit zu langweilig. Sie haben den Eindruck, Ihre Brille ist zu stark. Sie haben plötzlich Lust, sich mehr zu bewegen. Da passiert alles Mögliche. Jeder beschreibt es anders – nur, dass die Worte »klar« und »kraftvoll« fast immer auftauchen. Zum Beispiel auch bei

Gundula K.

»*Heute war mein Kopf wieder klar und der ganze Mensch kraftvoll. Und ich brauchte kein Flosapur, der Körper hat sich anscheinend an die vielen NEMs gewöhnt. Die 6 Shakes waren wie üblich gut, kein Leeregefühl im Bauch, keine Gelüste. Ich konnte die Woche sehr gut durchstehen. Sie war ganz anders als die üblichen Nulldiäten mit Schwäche und Verfall.*«

Wie geht es Ihnen? Ob bei Schmerzen, Beschwerden oder der Beschreibung des Gefühlszustandes, das Arbeiten mit einer Skala von eins bis zehn ist sehr hilfreich.

Bei Schmerzen/Beschwerden

keine Schmerzen/ Beschwerden — mittlere Schmerzen/ Beschwerden — am stärksten vorstellbare Schmerzen/ Beschwerden

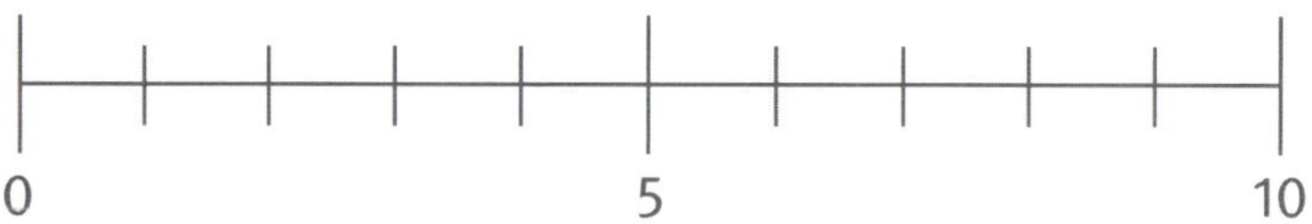

Für den Gemütszustand

absolut deprimiert — neutral — super glücklich

Machen Sie sich ein Bild. Falls Ihre Hauptmotivation das Abnehmen ist, dann starten Sie doch den ersten Tag mit einem Selbstporträt und speichern Sie das Bild. Fotografieren Sie sich jede Woche oder alle zwei Wochen. Sie werden erstaunt sein über die Veränderungen. Wenn Sie an sichtbaren Beschwerden wie Neurodermitis, Akne oder nicht verheilenden Wunden leiden, dann können Sie auch diese fotografieren. Es wird Ihnen helfen, die Verbesserungen zu erkennen.

Was sagt die Waage? Wenn Ihr Ziel die Gewichtsreduzierung ist, sollten Sie regelmäßig Ihr Körpergewicht und Ihren BMI notieren. Falls Sie die Möglichkeit haben, Ihr Körperfett in regelmäßigen Abständen zu messen, dann notieren Sie sich bitte auch diese Werte. Sie sind aussagekräftiger als der BMI.

Wiegen Sie Ihr Eiweiß. Notieren Sie nach jeder Mahlzeit Ihren Kohlenhydrat- und Ihren Eiweißgenuss. Wie viel war es? Davon profitieren Sie doppelt: Sie wissen genau, wie wenige Carbs Sie gegessen haben. Je weniger, desto besser. Und Sie wissen auch, ob Sie in Sachen Eiweiß auf dem richtigen Weg sind. Ob die Menge also reicht oder ob es noch mehr sein müsste. Je nachdem, wie akribisch Sie vorgehen möchten, können Sie eine grobe Einschätzung von wenig – mittelmäßig – viel vornehmen. Oder Sie ermitteln die genauen Grammzahlen und notieren diese.

Wie das? Auf vielen Produkten und auch Grundnahrungsmitteln sind die durchschnittlichen Nährstoffwerte pro 100 Gramm angegeben. Wenn Sie es ganz genau wissen wollen, wiegen Sie also die Menge, die Sie essen werden, und errechnen den Anteil an Eiweiß und Kohlenhydraten. Auf Gemüse und Obst finden Sie natürlich keine Angaben, hier können Sie sich im Internet informieren.

Im Internet finden Sie auch kostenlose Ernährungstagebücher, die viele Anwender als sehr hilfreich einschätzen (z. B. http://fddb.info/).

4. Coachen Sie sich selbst

Langfristig können Sie anhand Ihres Tagebuchs erkennen, wie Ihr Körper und Ihr Gefühlsleben sich verändern. Sie können ebenfalls erkennen, welche körperlichen und emotionalen Konsequenzen Kohlenhydratrückfälle mit sich bringen.

- Nudeln gegessen? Da ist er wieder, der juckende Ausschlag.
- Über Milchschokolade hergefallen? Da ist es wieder, das matschige Gefühl im Kopf.
- Omega 3 vergessen? Da sind sie wieder, die schmerzenden Gelenke.

Stellen Sie sich vor, Sie sind Ihr eigener Arzt und beobachten sich selbst von außen. Dieser Arzt macht eine Langzeitstudie mit Ihnen. Konsequent. Allein das Aufschreiben dessen, was passiert, verändert Ihr Verhalten. Warum?

» *Erkenntnis ist der erste Weg zur Besserung.* «

Bleiben Sie besonders in den ersten 14 Tagen möglichst strikt. Das Ergebnis wird Sie motivieren, weiterzumachen. Aber verwickeln Sie sich nicht in einen Kampf mit Ihrem inneren Schweinehund, indem Sie unsinnig gnadenlos mit sich selbst umgehen. Oder mit Ihrem Körper, Ihrer somatischen Intelligenz, indem Sie überhaupt nicht auf Ihren Körper hören.

Beobachten Sie lieber alle zusammen: Ihren starken Willen und seinen Gegenspieler, den ollen Schweinehund. Ihre erwachende somatische Intelligenz und Ihre alte Sucht nach Carbs. Behalten Sie alle vier im Blick und führen Sie diesen wilden Haufen wie ein richtig guter Chef. Leichter gesagt als getan? Stimmt: Wenn Sie mögen, lesen Sie Marco von Münchhausen: *So zähmen Sie Ihren inneren Schweinehund – vom ärgsten Feind zum besten Freund* (2005).

5. Somatische Intelligenz

Ihr Körper sagt Ihnen, was er braucht. Eigentlich. Beobachten Sie mal Kinder: Wenn die tagelang nur Eier essen wollen oder Wurst, dann brauchen die das auch. Leider wird unsere somatische Intelligenz im Laufe der Jahre von Zuckerbergen begraben. Wir kriegen dann nur noch die Lust auf das nächste Schokobonbon mit – die Werbeindustrie hat dafür extra das Wort »Yieper« erfunden. Was der Körper wirklich will, kapieren wir nicht mehr.

Dazu kommt, dass in vielen Familien die somatische Intelligenz und der intelligente Umgang mit Emotionen immer noch als nicht salonfähig gelten. Unseren Vorfahren und auch noch den Generationen, die bis etwa zur Mitte des 20. Jahrhunderts geboren wurden, denen hat man Gefühle systematisch abtrainiert. Härte galt als erstrebenswert. Härte gegen die Kinder, gegen sich selbst. So etwas wie Zuneigung, Liebe wurde lieber nicht gezeigt – man wollte die Kinder nicht verweichlichen. Doch irgendwie wollte die eine oder andere Mutter vielleicht doch ihre Zuneigung zeigen. Nur, wie sollte sie das tun? Aha, mit dem Kochlöffel. Süße Nachspeisen. Oder mit der Süßigkeitendose. So kam und kommt es immer noch zu folgenden Reflexen: Fällt das Kind auf die Nase: Schokolade. Ist das Kind quengelig: Schokolade. War das Kind brav: Schokolade. Hat das Kind Ärger, fühlt es sich traurig, einsam: Schokolade.

Wenn das Kind erwachsen ist, fällt ihm bei miesen Gefühlen mit Sicherheit nur noch eins ein: Sie wissen schon. Und so wird das an die nächste Generation weitergegeben.

Beobachten Sie Ihr Körper- und Hungergefühl! In welchen Situationen haben Sie plötzlich das Verlangen nach etwas Süßem?

- Haben Sie Lust auf Süß, wenn Sie nach Hause kommen – weil Sie eigentlich müde sind?

- Oder haben Sie Lust auf Süß, wenn Sie sich innerlich leer fühlen, traurig, abgeschlagen, einsam?
- Kriegen Sie den »Yieper«, wenn Sie unter Stress stehen oder sich vor einer unangenehmen Aufgabe drücken?

Wenn Sie unter Heißhungerattacken leiden, kann es sinnvoll sein, auch diese in Ihrem Tagebuch zu dokumentieren.

- Wie fühlten Sie sich davor, wie währenddessen, wie danach?
- Was war der Auslöser?
- Wie, was und wo haben Sie gegessen?

Im Forum entdecke ich immer wieder den Hinweis, dass tatsächlich Kohlenhydrate, wie etwa weiße Brötchen, eine Gier nach noch mehr Kohlenhydraten auslösen können. Umgekehrt heißt das nach meiner Logik: Schluss mit den Kohlenhydraten – kein Ärger mehr mit Heißhungerattacken.

Ihr Tagebuch wird Ihnen schnell zeigen, dass Sie sich nach einer Heißhungerattacke nicht besser fühlen als davor. Eher noch schlechter. Da liegt es nahe, schlechte Gefühle auf andere Weise loszuwerden.

- Vielleicht reicht es, ein paar Minuten innezuhalten, tief ein- und auszuatmen, die Schultern fallen zu lassen. Sagen Sie IAMON. Das bedeutet nichts. Genau deshalb kommt Ihr Gehirn dadurch zur Ruhe.
- Hören Sie Musik.
- Verausgaben Sie sich auf Ihrer Laufstrecke, auf Ihrem Fahrradergometer, auf dem Crosstrainer – was immer Ihnen guttut.
- Versetzen Sie sich mental an den schönsten Ort, den Sie jemals erlebt haben.
- Oder Sie gönnen sich etwas dunkle Schokolade! Das ist völlig in Ordnung.

6. No-Carb-Buddys

Nutzen Sie die Unterstützung von Freunden oder Arbeitskollegen. Wenn Sie niemanden in der Nähe kennen, schließen Sie sich über soziale Netzwerke zusammen. Oder nutzen Sie das Forum unter **www.strunz.com**.

Tauschen Sie sich über Gerichte aus, die Ihnen besonders gut geschmeckt haben. Beschreiben Sie sich gegenseitig Ihr Körpergefühl. Warum? Wenn Sie etwas in Worte fassen wollen, konzentrieren Sie Ihre Wahrnehmung noch einmal intensiver auf sich selbst. Das hilft beim Training der somatischen Intelligenz.

Wenn Sie anderen zuhören, erfahren Sie außerdem von Veränderungen durch No Carb, die Sie selbst noch nicht kannten, auf die Sie sich aber schon freuen können. Außerdem können Sie die Hintergründe zu Problemen, die

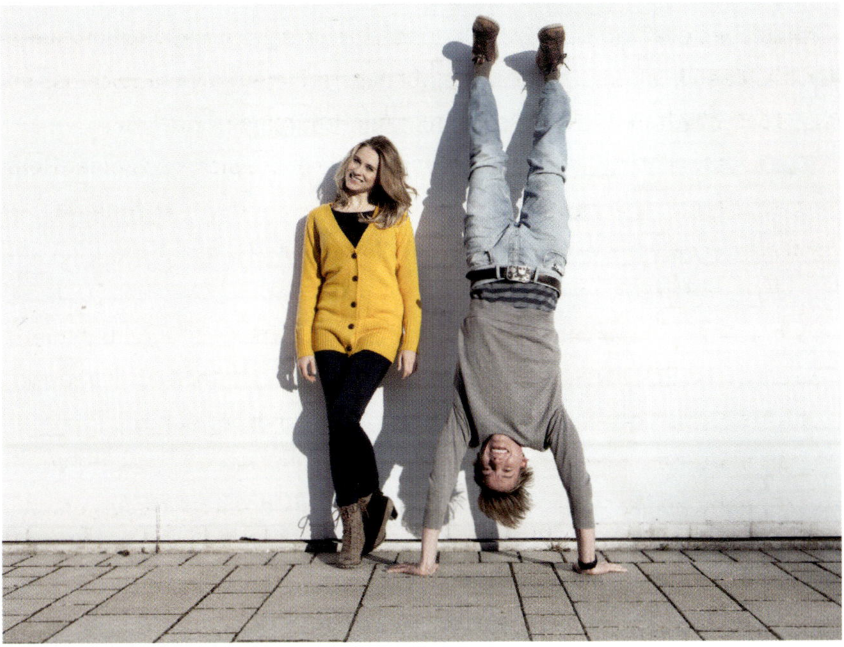

Das Leben auf den Kopf stellen: Zusammen geht es leichter und macht viel mehr Spaß.

in diesem und anderen No-Carb-Büchern nicht beschrieben werden, gemeinsam im Internet und in Fachliteratur recherchieren.

Sehr hilfreich für das Durchhalten ist es, Ihre Ziele öffentlich zu machen! Und Ihre Erfolge auch. Lassen Sie sich von Ihren Buddys trösten, loben, feiern!

7. Feiern Sie sich!

Feiern Sie die ersten kohlenhydratfreien 14 Tage. Feiern Sie mit einem besonderen, selbst zubereiteten Menü und vielleicht einem Wellnesstag in der Sauna, einem Konzert, einem Eishockeyspiel, was auch immer Ihnen viel Freude bereitet.

Nehmen Sie sich Zeit und lesen Sie Ihr Tagebuch. Wenn Sie wollen, können Sie auch ein weiteres Foto von sich aufnehmen. Zudem können Sie neue Ziele und neue Motivationsgründe in Ihrem Tagebuch hinzufügen oder auch die bestehenden verändern.

Wichtig: Beißen Sie sich nicht zu hart an Ihren Zielen fest. Jeder Tag bringt neue Erkenntnisse und Erfahrungen für Sie – so kann es sein, dass Ihre zuerst gesetzten Ziele viel zu lasch sind oder viel zu hoch gesteckt oder dass sie durch andere Ziele ersetzt werden müssen. Passen Sie also den Plan an Ihre Bedürfnisse an – und nicht umgekehrt Ihre Bedürfnisse an einen starren Plan. Das funktioniert erfahrungsgemäß nicht, sondern treibt nur den inneren Schweinehund auf die Barrikaden.

Nicht falsch verstehen: Das soll nicht heißen, dass Sie alles über den Haufen werfen, wenn es etwas schwieriger wird. Es bedeutet, dass Sie nicht nur mit Mut und Tatkraft ans Werk gehen (»Ich nehme 100 Kilo ab!«), sondern auch mit Klugheit (»Ist das realistisch?«). Erst in Verbindung dieser Tugenden wird Ihr Vorhaben intelligent und machbar (»Ich nehme im ersten Schritt 30 Kilo ab!«). Tatkraft ohne Klugheit ist Tollkühnheit – keine gute Idee auf dem Weg zu forever young.

BASTA MIT DER PASTA

So geht der zweite Schritt ganz leicht

- **Zelebrieren Sie Ihr No-Carb-Frühstück.** Konzentrieren Sie sich auf das, was Sie dazugewinnen. Neue Geschmackserlebnisse, weniger 11-Uhr-Loch-Katastrophen nach dem Frühstückszucker ... Es wird herrlich!
- **Neues Essen für ein neues Leben.** Je nach Motivation empfehle ich Ihnen für den ersten Monat das Programm der *Neuen Diät* oder Ihr individuell gestaltetes No-Carb-Essvergnügen.
- **Führen Sie Ihr Tagebuch.** Ihr Körpergefühl, Ihr Gewicht und hoffentlich auch Ihre Krankheitssymptome werden sich verändern. Schreiben Sie es auf, genauso wie die Kohlenhydrat- und Eiweißmengen, die Sie zu sich nehmen. Nur messen heißt wissen.
- **Coachen Sie sich selbst.** Besonders in der Entwöhnungszeit verlangt der Körper häufig nach Kohlenhydraten. Beobachten Sie das und finden Sie Ihren individuellen Weg zwischen harter Disziplin und fröhlicher Sorge für sich selbst.
- **Wecken Sie Ihre Körperintelligenz.** Lernen Sie, auf Ihren Körper zu hören. Was will er? Was braucht er wirklich? Und was sind nur die letzten Ausläufer der Zuckersucht?
- **Finden Sie No-Carb-Freunde.** Entweder haben Sie Ihre No-Carb-Buddy-Group oder Sie kennen andere, die No Carb leben. Reden Sie darüber und unterstützen Sie sich gegenseitig.
- **Feiern Sie Ihren erfolgreichen ersten No-Carb-Monat.** Sie haben es geschafft! Herzlichen Glückwunsch!

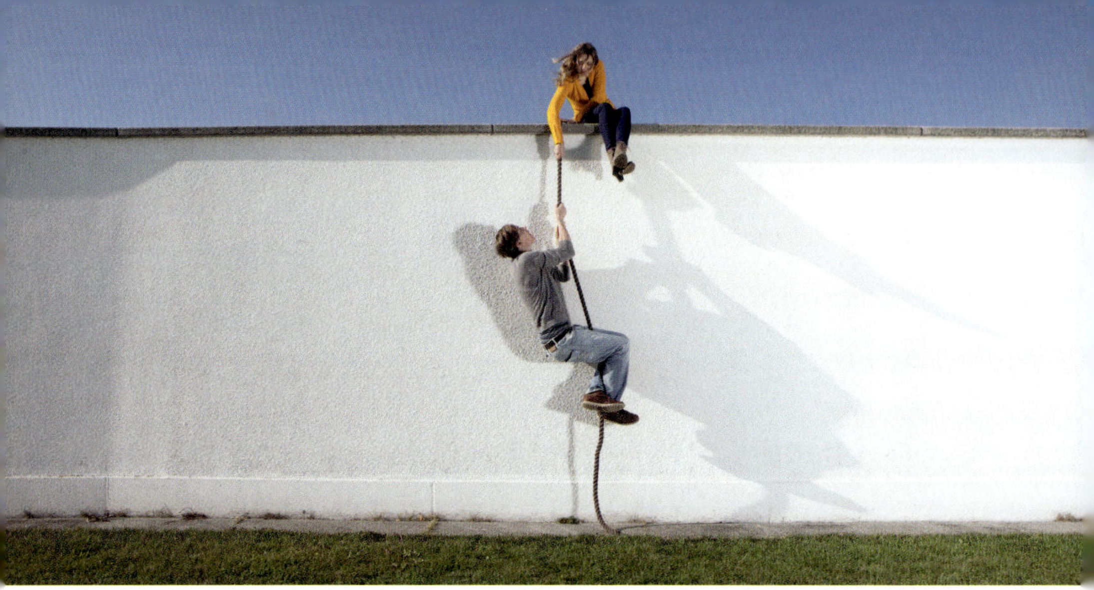

Step 3: Dranbleiben

Bleiben Sie realistisch, gehen Sie kleine Schritte und gehen Sie konsequent. Da haben Sie mehr davon, als wenn Sie die Latte sofort sehr hoch legen und diese dann ganz unfeierlich reißen.

1. Ihr Blut sagt, was los ist

Es kommt nicht nur darauf an, Ihren Körper von belastenden Kohlenhydraten zu befreien, sondern ihn auch mit allen Stoffen zu versorgen, die er braucht. Da die heutigen Lebensmittel keinen ausreichenden Nährstoffgehalt gewährleisten, sind Nahrungsergänzungsmittel grundsätzlich eine gute Idee. Aber welche? Und wie viele?

Gut zu wissen: »Viel hilft viel« gilt hier garantiert nicht. Jeder Körper ist anders, jedem Körper fehlt etwas anderes, und jeder Körper geht mit dem, was wir ihm an Nahrungsergänzung schenken, einzigartig um. Dazu kommt, dass verschiedene Vitamine, Mineralstoffe und Spurenelemente miteinander reagieren. Also: Nicht einfach einwerfen. Sondern erst messen, dann nachdenken, dann einen Plan schmieden, dann NEM nehmen, dann wieder kontrollieren, den Plan anpassen und so weiter. Warum geht das nicht einfacher? Weil der Körper komplizierter funktioniert als ein Auto.

- **Zink** beispielsweise ist ein wichtiger Baustein für die Zellen des Immunsystems, außerdem für die Enzyme, die den Zucker-, Fett- und Eiweißstoffwechsel steuern. Viele Hormone benötigen Zink, um ihre Wirkung entfalten zu können. Ein Zinkmangel ist weit verbreitet, und daher ist es für viele Menschen wichtig, Zink als Nahrungsergänzungsmittel einzunehmen. Aber: Da Zink, Eisen und Kupfer ähnlich reagieren, kann eine lang anhaltende Überdosierung von Zink zu Problemen in der Blutbildung führen, an der Eisen und Kupfer beteiligt sind.
- **Aminosäuren** sind zentral für Ihre Gesundheit. Nun passiert es aber immer wieder, dass Menschen sich so auf das Thema Vitamine, Mineralstoffe und Spurenelemente konzentrieren, dass sie die Aminosäuren aus dem Blick verlieren. Besonders schnell kommt es zu Engpässen bei allen, die sich hauptsächlich von Obst und Gemüse ernähren. Fehlen die Bausteine für die Enzymbildung, können die Mineralstoffe, Spurenelemente und Vitamine auch nicht ihre Ko-Faktor-Wirkung entfalten und den Enzymen zum richtigen Zeitpunkt am richtigen Ort zu ihrer aktiven Wirkungsform verhelfen. Dann verschwindet Ihr innerer Antrieb. Ihre Laune versteckt sich im Keller. Nichts geht mehr. Dabei wäre es so einfach.
- **Hormone** spielen eine große Rolle für das Wohlbefinden. Immer wieder spreche ich mit Patienten, die alles, wirklich alles richtig machen: viel Sport, keine Carbs, ausreichend NEMs. Und trotzdem fühlen sie sich mies. Wie das sein kann? In solchen Fällen messen wir zum Beispiel den Testosteronspiegel. Füllen auf. Und schon ist das gute Lebensgefühl wieder da.

Wenn Sie auch nach Ihrer Umstellungsphase für No Carb extrem viel Disziplin aufbringen müssen, dann sind vielleicht Ihre Vitalstoffe nicht optimal eingestellt. Oder Sie essen zu wenig. Oder Sie schlafen zu wenig. Oder Sie laufen zu wenig. Klären Sie im Zweifelsfall bei einem Molekularmediziner, was los ist. Denn eigentlich geht No Carb leicht.

2. Auf den Körper hören

Haben Sie die Entzugsphase durchgestanden, wird die Intelligenz Ihres Körpers wach. Plötzlich meldet Ihr Körper beispielsweise laut und deutlich:

- Bitte keinen Käse. Vertrage ich nicht.
- Heute viele Eier. Ich brauche Energie.
- Ein Steak bitte nicht. Danach fühle ich mich schlapp.
- Am Abend nur Salat. Ich will mich leicht fühlen.
- Bitte keinen Wein. Kann ich nicht mehr leiden.
- Oder: Sofort Leber. Morgen auch. Und übermorgen auch.

Das, was Ihr Körper anfordert, kann völlig anders aussehen als das, was Sie sich auf Ihren Speiseplan geschrieben haben. Mehrere Tage Leber? Furchtbar! Keinen Wein mehr? Erstaunlich. Genau das kommt aber vor. Weil Ihr Körper Folsäuremangel meldet (deshalb die Leber). Oder keine Lust mehr hat auf tägliche Entgiftung.

Hören Sie auf Ihren Körper mehr als auf Ihre Speisepläne. Er hat Ihnen was zu sagen, Ihr Körper.

3. Den Heißhunger aushebeln

Jetzt kommt das *Aber:* Leider wird Ihre somatische Intelligenz ziemlich oft von Störfaktoren überdeckt. Die kennen Sie schon:

- **Der Steini:** Da in Ihnen immer noch der Steini steckt, der sich auf die seltenen Kohlenhydrate in seiner Welt stürzen will, kann der Anblick einer

Torte Sie schwach machen. Oder der Duft eines frischen Baguettes. Was jetzt? Nehmen Sie Ihren inneren Steini an die Hand und trösten Sie ihn mit dunkler Schokolade. Mit Nüssen. Mit Mandelmus. Meistens reicht ihm das auch.

- **Der innere Schweinehund.** Das ist der, der auf die Barrikaden steigt, wenn Sie sich selbst zu viel Druck machen. Der Sie zu Schwarz-Weiß-Denken treibt. Nach dem Motto: »Jetzt habe ich ein Stück Torte gegessen, dann ist ja auch alles egal, ich gebe komplett auf.« Unsinn! Ein Stück Torte ist kein Kapitalverbrechen. Verklickern Sie das Ihrem Widersacher.
- **Das übersehene Kind:** Sind Sie mit Härte, um nicht zu sagen mit Gefühlskälte erzogen worden und gab es statt Zuneigung Torte, dann ruft Ihre somatische Intelligenz auch heute noch nach »Torte«, obwohl Sie eigentlich Zuneigung brauchen. Das Gleiche gilt für die Sehnsucht nach Ruhe, nach Trost, nach Harmonie. Schwer zu unterscheiden. Aber Sie können das lernen.

Wichtig: Wenn Sie Ihre inneren Störsender ausgeschaltet haben und immer noch Hunger verspüren, dann gönnen Sie sich etwas Gutes zu essen. No Carb ist kein Hungerprogramm! Nehmen Sie Ihren Hunger ernst. Nicht den heißen auf Kohlenhydrate, sondern den anderen, den auf Vitalstoffe aller Art.

4. Nach vorne schauen

Mal angenommen, Sie waren bei Omas Geburtstag und haben geschlemmt. Danach war Betriebsausflug, und Sie haben geschlemmt. Dann hatten Sie den Eindruck, jetzt ist sowieso alles zu spät, und haben weitergeschlemmt. Was dann?

Ganz einfach: Schwamm drüber. Grämen Sie sich nicht über das, was Ihnen nicht gelungen ist. Bringt überhaupt nichts. Konzentrieren Sie sich auf das, was vor Ihnen liegt. Nur auf das. So habe ich es in meinem Leben immer

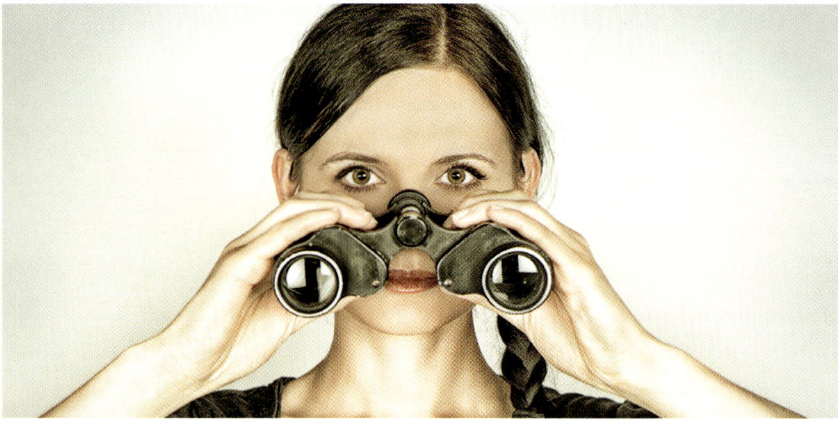

Grämen Sie sich nicht über das, was Sie nicht geschafft haben. Bringt nichts. Schauen Sie lieber auf den Moment, auf »jetzt« und nach vorne. Auf das, was kommt.

gemacht. Krise? Blick nach vorne. Unfall? Radikal nach vorne. Nur so geht es weiter. Den Diskussionen im Forum entnehme ich, dass bei schwierigen Phasen der »Geheimplan« Wunder wirken kann. Das heißt; eine Woche lang ausschließlich Proteinshakes. Um den Schalter wieder umzulegen.

Danach – alles auf Anfang. Alle billigen Carbs raus aus der Speisekammer. Neu einkaufen. Mit Muße kochen und genießen. Natürlich kostet das mehr Zeit als ein kurzer Stopp beim Fast-Food-Laden. Natürlich kostet ein hochwertiges Biosteak mit einem raffinierten Salat auch mehr Euros. Ich meine: Das sind gut angelegte Ressourcen. Ich sehe es jeden Tag in meiner Praxis: Ein schwerer Diabetes kostet noch viel mehr Zeit, Geld – und Lebensglück. Harald Lemke hat die Knauserigkeit der Deutschen beim Essen übrigens sehr treffend beobachtet.

Messen statt raten – das ist mein Motto. Das gilt nicht nur für Ihre Blutwerte, sondern auch für Ihr Verhalten. Wenn Sie Ihr Tagebuch konsequent schreiben, dann wissen Sie irgendwann ganz genau, was Sie aus der Kurve fliegen lässt. Es sind immer die gleichen

- Nahrungsmittel (z. B. weiße Brötchen),
- Situationen (z. B. Stress),
- Personen (z. B. die Großeltern),
- Orte (z. B. das Elternhaus, der Wochenmarkt),
- Gefühle (z. B. Einsamkeit, Trauer).

Und dann geht es los mit der Carb-Schaufelei. Was danach kommt, sind ebenfalls immer die gleichen

- miesen Gefühle (z. B. Selbstvorwürfe),
- gesundheitlichen Einbrüche (z. B. Neurodermitis-Schub),
- mentalen Einbrüche (z. B. depressive Verstimmung),
- Zweifel (z. B. »Macht No Carb wirklich Sinn?«).

GUT ZU WISSEN ★★★★★

Zur Not haben Sie den Geheimplan

Wenn Sie Bedenken haben, dass Ihre Fettverbrennung nicht gut in Gang kommt, dann beginnen Sie Ihre Nahrungsumstellung mit einer verschärften Form der Stufe 1 der *Neuen Diät* für einen Zeitraum von etwa einer Woche. Nehmen Sie rund sechs Eiweißshakes am Tag zu sich, den ersten am Morgen und den letzten vor dem Schlafengehen. Bitte achten Sie darauf, dass das Eiweißpulver von guter Qualität ist und neben den Aminosäuren auch Vitamine und Mineralstoffe enthält, die auch jeweils mit ihren Mengenanteilen aufgelistet sind. Sie erkennen die Qualität an der Angabe zur biologischen Wertigkeit, auch Chemical Score (CS) genannt. Auch wichtig: Der Shake muss Ihnen schmecken! Da gilt: Probieren geht über Studieren.

Wenn Sie diesen Teufelskreis mehrmals durchexerziert und Ihrem Tagebuch anvertraut haben, dann geht er Ihnen irgendwann so auf die Nerven, dass es leichter wird auszusteigen. Und wenn es nicht leichter wird? Dann holen Sie sich Unterstützung von Ihren »Buddys« oder von einem Profi für Verhaltenstherapie.

5. In Bewegung bleiben

Ihr wunderbarer Steini-Körper ist nicht dazu gemacht, über Stunden in Besprechungen oder Flugzeugen zu sitzen. Er ist auf Anstrengung programmiert: vor dem Säbelzahntiger fliehen, Steine schleppen, harte Winter durchstehen.

Ein Leben mit Sofa und Zentralheizung, ohne Jagd und Not ist Ihrem Körper zu lahm. So kann er nicht arbeiten. Er braucht Anstrengung, um die Stoffkreisläufe ordentlich in Schwung zu bringen, um Kohlenhydrate restlos zu verbrennen, um Hormone zu bauen, um Glück zu empfinden.

Ich bin überzeugt: No Carb bringt dann besonders viel, wenn Sie sich intensiv bewegen. Und dann intensiv ausruhen. Sie erinnern sich: Das Wachstumshormon. Der Jungbrunnen. Sie haben ihn schon, müssen ihn nur sprudeln lassen.

6. Gute Gedanken genießen

Stellen Sie sich vor, Sie haben alles richtig gemacht: No Carb, perfekte Blutwerte, eine wache Intelligenz. Und Sie sind trotzdem schlecht drauf. Ist das möglich?

Klar! Es ist ganz leicht, sich stundenlang im Geiste über den Chef aufzuregen, über das Finanzamt, über den Partner oder die Partnerin, den Elektriker, die Schwiegermutter. Bei konsequent durchgehaltenem Ärger bekommen Sie unschöne Quittungen: hängende Mundwinkel, Zornesfalte auf der Stirn, Verspannungen im Schulterbereich, im Nacken oder im Rücken,

Magenprobleme, verkrampfter Unterleib, auch Gallenprobleme werden in Zusammenhang mit permanentem Ärger genannt.

Daher ist es so wichtig, nicht nur die Carbs aus dem Körper zu verbannen. Sondern auch die dunklen Wolken aus der Seele. Sie können sich jeden Tag entscheiden, wie sehr Sie sich Ihrem Ärger ausliefern wollen. Ganz? Oder doch lieber gar nicht?

Sie kennen mich. Ich werte jeden Tag unzählige Studien aus, zahllose Beiträge aus den Medien. Über das, was ich da täglich finde, könnte ich mich stundenlang aufregen. Tue ich aber nicht. Ich laufe lieber. Ich lächle. Ich lasse die Schultern fallen und atme tief durch. Und im Geiste mache ich zwischendurch Urlaub. Auf Hawaii.

7. Fokus auf das eigene Leben

Da haben Sie also für sich entdeckt, dass durch No Carb alle Ihre Krankheiten verschwunden sind, Sie sich wacher und leistungsfähiger fühlen und zu allem Überfluss auch noch bestens gelaunt sind. Angenommen, Sie begegnen jetzt einem typischen Risikopatienten. Juckt es Sie da nicht, ihm sofort haarklein zu erzählen, wie er zu einem »besseren Leben« finden könnte?

Ja, es juckt Sie. Ich weiß das aus eigener Erfahrung. Leider aber juckt das Ihr Gegenüber überhaupt nicht. Sehr oft ist es so, und das ist ganz normal. Niemand will zwischen Tür und Angel offensiv »bekehrt« werden.

Also wählen Sie einen anderen Weg. Konzentrieren Sie sich im ersten Schritt auf sich selbst. Da haben Sie schon genug zu tun. Wenn Sie andere unterstützen wollen, dann tun Sie dies im Forum unter **www.strunz.com** und natürlich im Kreise Ihrer Buddys. Interessant ist auch die Erfahrung, die eigene Ernährungsumstellung nicht zu verstecken, sondern ganz offen zu zeigen. »Ja, ich esse heute Mittag nur Salat und Fleisch. Es geht mir super dabei.« »Ja, ich habe Proteinshakes dabei. Fitter und klarer habe ich mich nie gefühlt.« »Ja, ich habe dieses Buch gelesen und habe No Carb ausprobiert. Meine Neurodermitis ist übrigens weg.« Wenn andere neugierig werden, geben Sie gerne weiter Auskunft. In die Rolle eines marktschreierischen Kohlrabi-Apostels steigen Sie aber nicht ein – das haben Sie nicht nötig.

Bewiesen hat das eine Ärztin. Eine sehr energische Frau, wie ich dem Forum-Beitrag vom 26.8.2013 entnehme. Da werden Sätze formuliert, die mein Herz lächeln lassen. Da hat jemand sein Leben voll im Griff. Beneidenswert. Aber lesen Sie doch selbst:

»Ich lebe seit vier Jahren ohne Kohlenhydrate. Ich bin inzwischen 51 Jahre alt und habe insgesamt 93 kg abgenommen. Ich habe weder Probleme mit der Verdauung noch mit meiner Gesundheit – im Gegenteil, ich habe kein Rheuma mehr, keinen Diabetes und war seit vier Jahren nicht mehr krankgeschrieben.

Ich kann als Ärztin meine Blutwerte immer überprüfen lassen – alles top! Inzwischen reagiert auch niemand mehr verächtlich, sondern fragt mich um Rat (Danke an Dr. Strunz für die täglichen News – ich kann immer klugscheißern), und alle jungen Kollegen beneiden mich, wenn ich zur Arbeit und abends wieder nach Hause jogge.

Wenn mich manche Blödmänner fragen, was ich denn in Gottesnamen esse, dann frage ich immer, was denn am Essen so wichtig ist. Dann kommt oft: Na ja, wenigstens samstags Chips und Bier, das muss doch drin sein. Wenn ich dann sauer werde, sage ich gerne, dass mein ebenso fitter Mann und ich stattdessen lieber dreimal hintereinander (Arginin!) Bettsport betreiben – dann ist grundsätzlich Ruhe!

Also: No Carb hat mein Leben gerettet und wird es auch weiterhin verschönern! Ich kann nämlich mit meinen Enkeln mithalten, und die finden das toll!«

Wieder etwas gelernt: Falls auch Sie einmal gefragt werden, falls Sie auch einmal sauer werden, hier eine wunderbare Antwort. Überzeugend.

Schlussendlich die gelungene Quintessenz: Frohmedizin! No Carb rettet nicht nur Leben, sondern verschönert es sogar.

BASTA MIT DER PASTA ✕

So meistern Sie den dritten Schritt

- ✕ **Regelmäßig Blutwerte kontrollieren.** Nur wenn Sie Ihren Körper wirklich mit allen Nährstoffen versorgen, die er braucht, ist er gesund. Und nur dann sind Sie gut drauf. Gut also, wenn Sie messen lassen, statt nur zu raten.
- ✕ **Auf Ihren Körper hören.** Viele haben ihr natürliches Gefühl für ihren Körper verloren. Erwecken Sie Ihre somatische Intelligenz zu neuem Leben!
- ✕ **Den Heißhunger aushebeln.** Immer wieder kann es vorkommen, dass Sie Heißhunger auf Kohlenhydrate verspüren. Entwickeln Sie Ihre individuelle Strategie, damit umzugehen.
- ✕ **Nach vorne schauen.** Auch wenn es mal nicht so gut funktioniert – grämen Sie sich nicht über Krisen. Die Zukunft liegt immer vor Ihnen.
- ✕ **Lassen Sie sich von Ihren Muskeln beschenken.** Ihre Muskeln überschütten Sie mit Wunderstoffen, wenn sie sich bewegen dürfen.
- ✕ **Gute Gedanken genießen.** Finden Sie Ihren Weg zu positiven Gedanken und zu weniger Stress. Das tut nicht nur Ihrer Seele gut, sondern auch Ihrem Körper.
- ✕ **Überzeugen Sie sich selbst, nicht andere.** Natürlich wollen Sie Ihre guten Erfahrungen an andere weitergeben. In Ordnung. Aber mutieren Sie nicht zum Kohlrabi-Apostel …

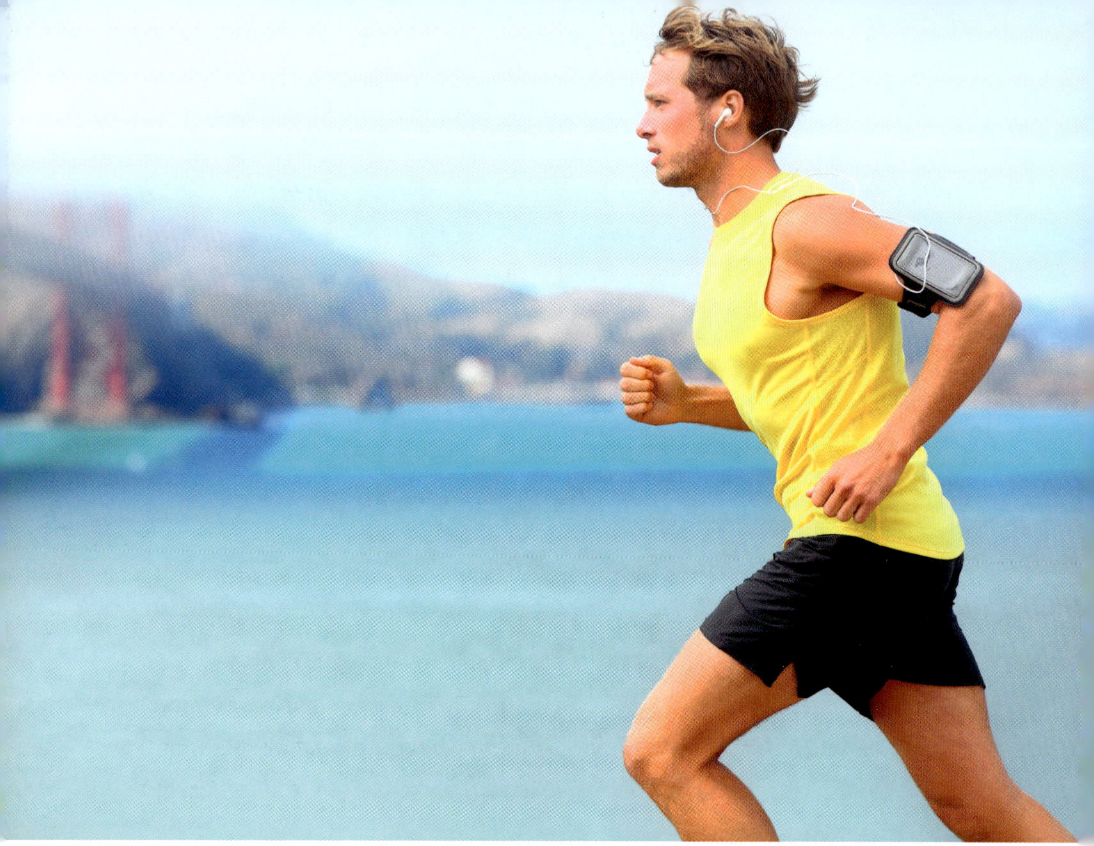

»Ich ess' sogar in Sonderfällen ...«

Wir können unserem Körper nichts Besseres schenken als ein Leben ohne Kohlenhydrate. Dennoch gibt es Fälle, in denen wir genauer hinschauen müssen: Was zählt jetzt wirklich? Das eiserne Festhalten an unseren Plänen? Oder der intelligente Weg zu unserer ganz persönlichen Gesundheit?

Sonderfall Leistungssport

Immer wieder tauchen im Forum dramatische Geschichten rund um das Thema No Carb auf. Zum Beispiel diese hier, beschrieben von P.E.:

»Nun in Phase 1 der Strunz-Diät habe ich seit einem guten Tag stetige Kreislaufprobleme (habe das Gefühl, es wird mir schwarz vor Augen) sowie trotz Einnahme des Proteinshakes kontinuierlichen Hunger, der auch nach Verzehr des Salates nicht besser wird. Ich gehe 5-mal in der Woche zum Dressurreiten, werde dort auch körperlich ausgelastet (auch wenn es für manche nur draufsitzen ist), so mindestens 1- bis 2-mal in der Woche zum Tanzsport. Im Sommer gehe ich auch regelmäßig in die Berge. Für Mountainbiken fehlt mir momentan leider die Zeit.«

Respekt! Hier treibt jemand Leistungssport! Derartig gut trainierte Sportler verbrennen so viel Energie, dass sie ohne Weiteres auch Kohlenhydrate verbrennen können. Restlos. Sie erinnern sich an die Massai? In Afrika? Kerngesunde Menschen, die sich natürlich auch von besten, eben natürlichen Kohlenhydraten ernähren. Niemals kämen die Massai auf die Idee, eine Ohnmacht zu riskieren, nur weil sie sich an ein bestimmtes Ernährungsprogramm halten wollen.

Also: Es kommt auf Ihre Lebensumstände an. Leiden Sie unter massivem Übergewicht, unter Autoimmunerkrankungen, unter Bewegungsmangel, vielleicht sogar zusätzlich unter Stimmungsschwankungen, Antriebslosigkeit – dann hilft Low Carb, besser noch No Carb, in Kombination mit viel Bewegung an der frischen Luft, mit Kraftsport, mit Meditation. Am besten zusammen mit guten Freunden, mit der Familie. Und immer *in Kombination!* Ich rechne es vor allem den Menschen, die von diesem Schicksal betroffen sind, hoch an, wenn sie sich mit ihrem Körper befassen. Sogar mit der komplexen Molekularmedizin.

Aber der Blutspiegel ist eben nicht alles. Es geht darum, ein ausgeglichenes, bewegtes, genussvolles, glückliches Leben zu führen. Sie sind ja nicht vor allem deshalb auf der Welt, um Kohlenhydrate zu zählen und Nahrungsergänzungsmittel einzunehmen! Es ist genau umgekehrt: Die gute Ernährung, die wertvollen Nahrungsergänzungsmittel sollen Ihnen helfen, damit Sie sich besser fühlen.

Treiben Sie also sehr viel Sport und fällt es Ihnen auf, dass Ihre Ernährungspläne Ihrem Körper nicht guttun – dann stellen Sie die Pläne um! Probieren Sie so lange, bis Sie für sich ein gutes Ergebnis ermittelt haben. Weil jeder Körper mit seinem komplexen Zusammenspiel von Hormonen, Enzymen und so weiter völlig einzigartig ist und ganz anders reagieren kann als ein anderer, können für Sie persönlich auch Pläne sinnvoll sein, die der herrschenden Lehrmeinung widersprechen.

Vielleicht brauchen Sie viel mehr Eiweiß als Ihr Nachbar. Oder viel weniger. Sie selbst sind der Maßstab, Ihre somatische Intelligenz. Und nicht allein die Theorie.

Sonderfall Schwangerschaft

Sie sind schwanger? Herzlichen Glückwunsch! Jetzt geht es darum, Ihrem Kind alle essenziellen Vitalstoffe zu schenken, die es braucht. Ganz wichtig sind jetzt Folsäure *und* Eisen.

Für Sie selbst gilt: Jetzt ist *nicht* die Zeit für radikale Experimente. Es ist *nicht* die Zeit für Fastenkuren. Und *nicht* die Zeit, 20 Kilo abnehmen zu wollen. Tatsächlich ist jetzt auch *nicht* die Zeit für vegane Experimente ohne zusätzliche Zufuhr von Aminosäuren. Wussten Sie, dass Aminomangel beim ungeborenen Kind zu Hirnschäden führen kann? Irreversibel? Essen Sie also. Gesund!

Umgekehrt gilt: Weil Sie jetzt unweigerlich Gewicht zulegen werden, heißt das auf keinen Fall, dass »jetzt sowieso alles egal ist«. Ihr Kind und Sie selbst haben überhaupt nichts davon, wenn Sie sich jetzt ungezügelt der Lust nach Kohlenhydraten hingeben. Im Gegenteil! Deshalb: Finden Sie ein gesundes Maß für Sie beide. Übernehmen Sie Verantwortung für Sie beide. Jetzt sofort.

Sonderfall Depression

In vielen Fällen führt der Umstieg auf No Carb langfristig zu einer deutlich besseren Stimmung. Schon allein deswegen, weil die permanente Achterbahnfahrt Ihres Blutzuckerspiegels ein Ende hat.

Immer wieder wundern sich nun aber Patienten, dass sie trotz No Carb nicht aus der Depression herauskommen. Auch nach der miesen Anfangsstimmung nicht, die durch die Stoffwechselumstellung völlig normal ist. Was ist da los?

Ein Missverständnis ist da los. Gut gemeinte Tipps wie »Reiß dich doch mal zusammen« oder »Fahr in Urlaub, das tut mir auch immer gut« helfen den Betroffenen überhaupt nicht. Auch Hinweise wie »Schaff doch deine Hunde ab, dann hast du weniger Stress« sind nicht wirklich hilfreich.

Tatsächlich erleben wir auch bei psychischen Problemen Wunder mit der Molekularmedizin – nachzulesen in meinem kürzlich erschienenen Buch *Wunder der Heilung*. Die Hintergründe sind klar: Wir können uns nur dann wohlfühlen, wenn unser Körper in der Lage ist, die typischen Wohlfühlhormone zu bauen – Dopamin und Serotonin zählen dazu. Fehlen wichtige Bausteine, fallen die Enzyme aus, die diese Hormone eigentlich herstellen sollen. Dann bleibt auch das Glück weg.

Ähnliches passiert bei massivem Testosteronmangel: Es ist kein Antrieb da. Auch nicht bei mehr Urlaub, auch nicht bei weniger Stress. Der Motor ist aus.

Füllen wir die fehlenden Stoffe auf, geht für die Betroffenen oft die Sonne wieder auf. Oft. Aber nicht unbedingt bei einer schweren Depression. Leiden Sie unter einer Depression, so lässt sich diese weder mit besten Vitalstoffen noch mit nudelfreier Ernährung einfach so vom Tisch wischen. Eine Depression ist eine ernste Erkrankung, die unbedingt ärztlich oder/und psychologisch behandelt werden muss. Deshalb an dieser Stelle eine Ausnahme: Hier geht es oft nur mit Pharma.

Sonderfall Orthorexie

Mit Erstaunen verfolge ich die Diskussion um das Krankheitsbild »Orthorexie«. Was ist das nun schon wieder? Orthorexie ist verwandt mit Magersucht. Das Wort leitet sich ab vom griechischen »orthos« für »richtig« und »orexis«, das für Begierde oder Appetit steht.

Wer von Orthorexie betroffen ist, kreist mit seinen Gedanken praktisch pausenlos um das Thema Ernährung. Das ist bei Magersucht ähnlich. Problematisch ist das deshalb, weil die Auseinandersetzung mit Essen oder Nicht-Essen, mit »verbotenen« und »erlaubten« Lebensmitteln so zwanghaft wird, dass die Lebensqualität massiv darunter leidet.

Betroffene lehnen gemeinsame Essen mit Freunden ab aus Angst, ihre strengen Pläne nicht mehr einhalten zu können. Sie verlieren berufliche Ziele oder sogar ihren selbst gesteckten Lebenssinn aus dem Blick, weil die »gesunde Ernährung« oder das Erreichen einer bestimmten Zahl auf der Waage zum einzigen Lebensinhalt wird.

»Dann hat gesundes Essen krankhafte Ausmaße angenommen«, erklärte der Psychiater und Psychotherapeut Ulrich Voderholzer, ärztlicher Direktor der Schön Klinik Roseneck in Prien am Chiemsee, gegenüber dem *SPIEGEL* (25.8.2014). »Das Risiko für eine Depression ist wegen des weggebrochenen Beziehungsnetzes deutlich erhöht.«

Oft leiden Betroffene auch unter massiven Ängsten: Sie könnten krank werden, sobald sie »Verbotenes« gegessen haben. Ihr Körper könnte »von innen verkleben«. Wie es dazu kommt, erklärt Voderholzer so:

> » *Orthorexie ist vielfach das Ergebnis einer Suche nach Orientierung in einer komplexen Gesellschaft. Gesundes Essen wird zur Ersatzreligion, stabilisiert das Selbstwertgefühl.* «

Gleichzeitig aber kommt es schon bei einer mittelschweren Orthorexie zu einem Leidensdruck, außerdem verringert sich die Lebenszufriedenheit, von persönlichem Wohlbefinden ganz zu schweigen. Werden sehr viele Lebensmittel in die Schublade »böse« sortiert und nehmen die Betroffenen außerdem keine Nahrungsergänzung zu sich, kann es zu schweren Mangelerscheinungen kommen – bis hin zu Symptomen, die einer Magersucht sehr ähnlich sind.

Ich habe dieses Buch absichtlich »Warum macht die Nudel dumm?« genannt. Weil es auf der Hand liegt, dass Sie sofort gesünder werden, wenn Sie Limo und Süßigkeiten verbannen. Ziel dieses Buchs ist es natürlich *nicht*, Sie mit starren Regeln »in den Wahnsinn« zu treiben. In die Orthorexie.

Haben Sie den Eindruck, die Umstellung auf No Carb hat Sie psychisch massiv aus dem Gleichgewicht geworfen, dann organisieren Sie sich Hilfe. Am besten bei Profis, die auf Essstörungen spezialisiert sind. Die gibt es heute in jeder Stadt.

» Lebensziele können sein, andere Menschen zu unterstützen, eine Formel zu finden, eine Schule zu bauen, einen Marathon zu laufen. Ein gesundes Gewicht hilft dabei, diese Ziele zu erreichen. Das Gewicht allein aber ist nicht gewichtig genug, um das wichtigste Lebensziel zu sein. «

Glauben Sie nicht? Dann machen Sie doch einmal folgendes Gedankenexperiment: Wo wären wir heute, wenn die vielen Menschen in den Industrienationen, die seit vielen Jahren mit hohem Einsatz gegen ihr Gewicht kämpfen, ihre Energie statt in sinnlose Diäten lieber in soziale, kreative oder unternehmerische Projekte gesteckt hätten? Tja. Kaum auszudenken wäre das.

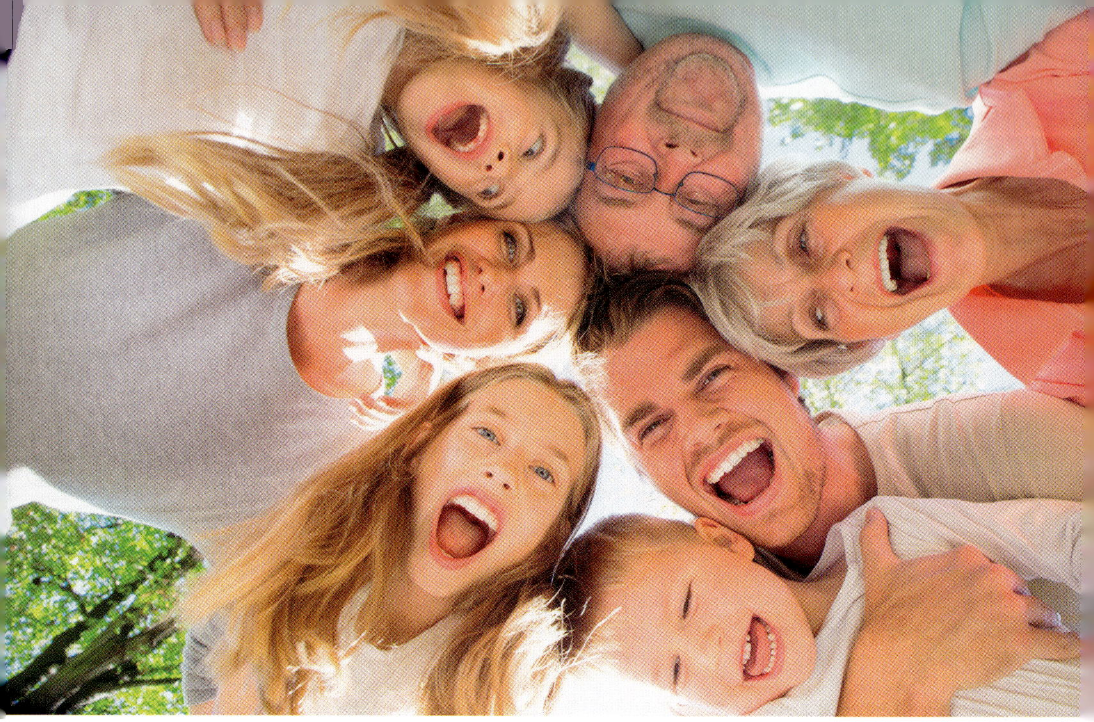

forever young mit No Carb

No Carb bedeutet, dass Sie den Krankmacher Nummer eins eliminieren. Gratulation! Ihr Körper braucht aber mehr, er braucht die Gesundmacher: Eiweiß, gesunde Fette, Vitamine, Mineralstoffe, Spurenelemente, Ballaststoffe und ausreichend Flüssigkeit. Das haben wir an vielen Beispielen gesehen. Jetzt kommt's aber: Wenn Sie Kohlenhydrate streichen, dann haben die Gesundmacher viel bessere Chancen, Sie tatsächlich auch gesund zu machen!

Essen: Die Frage nach der Dosis

Nachdem wir uns schon so viel mit Nudeln beschäftigt haben, schenke ich Ihnen hier noch ein Schmankerl zum Thema »Megadosis«: Der Begriff Megadosis wird lächerlich, wenn man ein kleines bisschen Chemie versteht. Wenn man weiß, dass Vitamin C chemisch praktisch identisch ist mit normalem Zucker. Dass die Moleküle für den Laien absolut identisch aussehen. Und seit wann werden wir vor mehr als 150 Milligramm Zucker gewarnt? Nie. Und seit wann gelten sogar 110 Gramm Zucker als Megadosis? Entspricht nämlich gerade mal einem Liter Cola. Peinlicherweise erlauben die DGE bzw. die Europäische Behörde (EFSA) ja täglich 120 Gramm Zucker. Wer spricht hier von Megadosis? Niemand. Aber 100 Gramm Vitamin C? Das ist auf jeden Fall Teufelszeug.

Die strukturelle Ähnlichkeit zwischen Vitamin C und Zucker hat enorme gesundheitliche Bedeutung: Die zwei Stoffe hemmen sich gegenseitig im Körper. Nennt man konkurrierende Hemmung. Heißt also: Zucker stoppt die Aufnahme von Vitamin C. Beispielsweise in Ihren Fresszellen (Immunabwehr).

Diese Fresszellen, die Phagozyten, suchen und attackieren Bakterien, Viren, Krebszellen und befreien das Blut von Eindringlingen und inneren Feinden. Nur: Zu Beginn einer Infektion halbiert sich der Vitamin-C-Gehalt in den Phagozyten. Um dieses Defizit auszugleichen, benötigt man Vitamin C in Grammmengen.

Nach Cola und Nudelauflauf hat Vitamin C nur leider keine Chance. Selbst dann, wenn man es in Grammmengen zu sich genommen hat. Denn der Zucker verhindert die Aufnahme von Vitamin C in den Phagozyten. Wenn also 200 Gramm Zucker gegen zwei Gramm Vitamin C antreten, passiert nichts Gutes. Dann kann das Vitamin uns vor nichts schützen. Vor Erkältung nicht. Vor Alzheimer nicht. Und vor Krebs auch nicht.

Das war's eigentlich schon. Jetzt könnte man ja über ein erwünschtes Verhältnis von Zucker zu Vitamin C nachdenken. Da kopiere ich das bekannte Problem Omega 6 zu Omega 3. Hier wünscht man sich ein ideales Verhältnis von 1:1, üblich sind leider 20:1. Wenn Sie das 1:1-Verhältnis auf Zucker und Vitamin C übertragen, kommen Sie darauf, dass Sie täglich genauso viel Gramm Vitamin C wie Gramm Zucker zu sich nehmen sollten.

Wenn uns also offiziell 120 Gramm Zucker täglich erlaubt sind, müsste die Behörde uns doch auch die gleiche Menge Vitamin C empfehlen. Tut sie aber nicht. Das gilt als höchst ungesunde Megadosis.

Denken wir es also wieder umgekehrt: No Carb heißt freie Bahn für Vitamin C. Klingt gut? Detaillierte Erklärungen finden Sie bei Dr. Dirk Klante – sein Buch heißt *Mir geht's gut. Was Vitamine & Co wirklich leisten* (2011). Wirklich lesenswert.

Und noch etwas zum Thema Dosis. Hochleistungsgetreide enthält heute bis zu 40-mal mehr Gluten als das Korn, das unsere Vorfahren anbauten. 40-mal! Diese hohe Dosis macht uns nicht nur süchtiger nach Weizen als je zuvor. Sie macht uns auch kränker, dicker und blöder. Mehr dazu in *Dumm wie Brot* von Dr. David Perlmutter (2014). Auch Gluten stört die Gesundmacher in unserem Körper.

Laufen: Und wie ist das mit den »Luxus-Carbs«?

Muss man wirklich viele Kohlenhydrate essen, um ein Training zu verkraften? Um Muskeln aufzubauen? Nein. Aber: Es kann sein, dass man eine gewisse Menge Kohlenhydrate braucht, um bei Wettkämpfen zu gewinnen. Um über sich selbst hinauszuwachsen. Um weit im sauren Bereich für kurze Zeit Gas zu geben. Dann brauchen Sie Kohlenhydrate. Kohlenhydrate sind Brennstoff wie für Raketen.

Nur: Machen Sie täglich einen Wettkampf? Bei dem Sie sich komplett erschöpfen wollen? Wohl eher nicht. Wenn Sie Muskelpakete wünschen, die fest wie Granit sind, dann müssen Sie sich kohlenhydratarm ernähren, idealerweise mit ketogener Kost und Sport betreiben. So einfach ist das.

Wenn Sie viel Sport treiben, können Sie stolz auf sich sein. Freuen Sie sich. Sie brauchen auf Kohlenhydrate gar nicht so streng zu verzichten wie jemand, dessen Gesundheit unter der Last der Nudeln schon zusammengebrochen ist. Der so wenig zu Fuß geht wie 44 Prozent der Amerikaner: weniger als zehn Minuten pro Woche. Also weniger als 85 Sekunden pro Tag! Doch Sie sind ja Läufer. Hoffentlich sportlicher Läufer. Hoffentlich über die Anfangsphase der täglich 30 Minuten leicht locker lächelnd längst hinaus ...

Denn genau dieses »hinaus« war ja meine Absicht, als ich diese Formel geprägt hatte. Ich sprach von einer Einstiegsdroge, in der Hoffnung, dass Sie süchtig würden. Dass das Laufen auch Sie packen würde, mitreißen und zum Marathon führen würde.

Denken: Raus mit den Schrottgedanken

Es ist das Geheimnis der Erfolgreichen: mentales Training. Gesunde Gedanken. Meditation. Dahinter steht die Erkenntnis: Es ist falsch, dass ich zuerst mein Leben ändern muss und ich dann glücklich werde. Richtig ist: Zuerst werde ich glücklich, dann ändere ich mein Leben. Und wie geht das: glücklich werden?

Entscheiden Sie sich dafür. Setzen Sie die dunkle Brille ab. Vertreiben Sie negative Schrottgedanken aus Ihrem Hirn. Mit regelmäßiger Meditation. Das kann heißen, dass Sie, wenn Sie nach Ihrer Arbeit nach Hause kommen, sich eine Tasse Tee zubereiten und sich aufs Sofa setzen. Dann sehen Sie selbst Ihren Gedanken zu. Wenn Sie plötzlich ganz in Ihre Gedanken hineingezogen werden, erinnern Sie sich wieder daran: den Gedanken zugucken, nicht sich von ihnen verschlingen lassen. Es kann sein, dass Sie sich jede halbe Minute daran erinnern müssen. Macht nichts, genau auf diese Weise trainieren Sie Meditation.

Oder Sie träumen täglich mehrmals für fünf Minuten oder wiederholen Gedanken, die Ihnen guttun. Ich persönlich praktiziere den Formel-1-Reflex:

Aaaaauuuuusatmen und Schultern fallen lassen.

Sofortige Entspannung! Das ist nachgewiesen durch Messung von Adrenalin und Kortisol. Werden Sie unangreifbar für den täglichen Stress. Dann kommen Sie zur Ruhe und haben nicht mehr das Verlangen, ständig »busy, busy« zu sein.

Meditieren ist in

Meditation also. Kommt Ihnen trotzdem komisch vor? Klingt nach urbanem Yogastudio, nach Räucherstab und Indienreise? Nö. Meditation ist längst Mainstream. Gerade weil sie so erfolgreich macht. Beweis gefällig? Der Journalist Harald Martenstein hat mich darauf gebracht: Sie finden in Deutschland, in den Wohnungen wie auch in den Gärten, mehr und mehr Buddhafiguren. Auffällig. Die fülligen Sitzfiguren, häufig in Gold, lösen die Gartenzwerge ab. Kann man beweisen. Übrigens typisch Martenstein: »Am Tage des Verfassens dieses Textes wurden auf eBay 3887 Gartenzwerge angeboten, 13 571 Spardosen und 37 892 Buddhas. Am Verhältnis zwischen Spardosen und Buddhas lässt sich erkennen, dass uns spirituelle Werte längst wichtiger sind als das Geld.«

Am besten jeden Tag

Tauschen Sie Ihren Zwerg also ruhig gegen Buddha. Andere haben es längst schon getan. Nicht nur, weil Meditation den Kopf heller schaltet. Das Immunsystem umkrempelt. Das Leben verlängert.

Die Entscheidung, täglich zu meditieren, ist tatsächlich messbar wichtiger als Sport oder gesünderes Essen. Wer mir das greifbar bewiesen hat? Mönche. 80-jährige Herrschaften, die aus meiner Sicht furchtbar viel falsch machen, mich aber dennoch mit hellwachen Augen intensiv ... durchschauen. Mir mental weit überlegen sind.

GUT ZU WISSEN ★★★★★

Launen draußen lassen

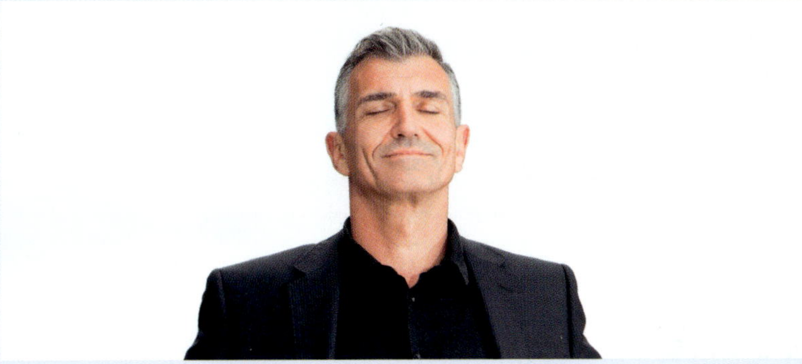

Schöne Idee: Laden Sie doch mal gute Laune zu sich ein. Das geht!

Und es gibt noch einen Grund, warum Sie das Meditieren üben sollten! Um einen inneren Abstand zu Ihren Gedanken und Ihren Emotionen zu bekommen, das macht das Leben leichter.

Sie können auch meditieren, wenn Sie auf einen Zug, einen Flieger oder einen Termin warten. Sie beobachten wiederum Ihre Gedanken und Ihre Körpergefühle. Sie werden nie mehr Langeweile haben.

Geübtere können sich auch selbst beobachten, wenn sie ihre Arbeit erledigen oder wenn sie mit anderen im Gespräch sind. Sie merken, ob Sie angespannt sind, Sie können Aufregung, Freude, Ärger oder Unsicherheit von außen beobachten. Und umsteuern.

Denn: Sie *sind* ja nicht Ihre guten oder schlechten Launen. Sie *haben* sie bloß. Wie unangemeldeten Besuch. Sie machen ja auch nicht jedem Besuch die Türe auf, oder? Umgekehrt: Laden Sie doch mal neue Stimmungen ein. Das geht!

Eine neue Lebenseinstellung

Jeden Tag bekomme ich Besuch von hochleistungsfähigen, kerngesunden Menschen, die sich weiter optimieren wollen. Aber auch von sehr schwer kranken Patienten. Diabetes, Krebs, Tourette – alles ist dabei. Immer wieder sehe ich, dass die Gesunden nicht zwangsläufig »besser drauf« sind als die schwer Kranken. Manchmal ist es umgekehrt: Die Gesunden sind unzufrieden, weil sie noch mehr aus sich herausholen wollen. Und die Kranken, die Krebspatienten, haben gerade durch die Konfrontation mit ihrer Krankheit eine neue Perspektive in ihrem Leben entdeckt. Das Leben hat ihnen sozusagen einen Streich gespielt, um sie aufzuwecken.

Genau das beschreibt auch ein außergewöhnliches Buch des Wissenschaftsjournalisten Norman Cousins: *Der Arzt in uns selbst*. Den es eines Tages erwischt hat. Er wurde ins Krankenhaus eingeliefert mit hohem Fieber, schrecklichen Rückenschmerzen und einer Blutsenkung von über 100. Gesagt wurde ihm, er hätte eine Spondylarthritis, eine Entzündung der Wirbelsäule. Und die Prognose sei schlecht: Er habe eine Überlebenschance von 1:500. Viele Patienten wären an dieser Stelle verzweifelt, hätten den Ärzten geglaubt, wären gehorsam gestorben – das ist *self-fulfilling prophecy*.

Cousins war einer dieser Menschen, die sich an ärztliches Wissen einfach nicht halten. Der wollte nicht sterben. Der wollte leben. Solche Leute gibt's. Also ist er geflohen. Aus dem Krankenhaus. Und hat sich selbst geheilt. Wie das? Cousins hat nachgedacht. Und hat seine Krankheit verschwinden lassen mit zwei Prinzipien:

- Lachen. Viel Lachen.
- Vitamin C als Infusion.

Das war's. No Carb war nicht einmal dabei. Laufen auch nicht. So stark ist allein der menschliche Wille. Was heißt das für Sie?

Wenn Sie ein für alle Mal keine Lust mehr haben auf Ihre Probleme mit der Haut, mit dem Herzen, mit den Gelenken, mit dem Diabetes, mit was auch immer, dann gehen Sie auf Nummer sicher und stellen alle drei Schalter um. Alle drei:

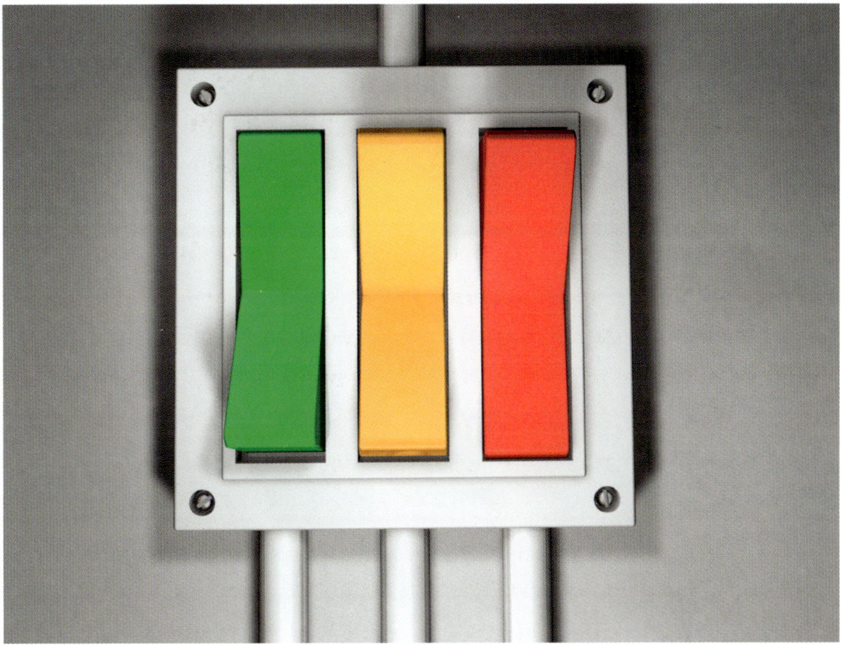

Bitte drei Schalter umstellen: Ernährung, Bewegung, Denken.

- **Erster Schalter:** No Carbs. Viele Vitalstoffe. Das ist Epigenetik.
- **Zweiter Schalter:** Viel Bewegung. Immer. Das ist ebenfalls Epigenetik.
- **Dritter Schalter:** Gesunde Gedanken. Lachen. Das ist Psychoneuroimmunologie.

Das krempelt Ihr Leben komplett um. Bewiesen.

Ein Wort zum Schluss

No Carb ist modern. Das aber ist nicht der Grund, warum ich mich so intensiv damit befasse. Ich sehe in No Carb einen existenziell wichtigen Hebel für mehr Gesundheit, für mehr Lebensglück, für forever young. Der Ansatz ist, das gebe ich zu, radikal. Nicht jeder kann mit dieser Radikalität umgehen. Und oft kommt es zu Missverständnissen. Die ich hier ein für alle Mal ausräumen will:

1. Es geht mir nicht darum, mit No Carb, Nahrungsergänzungsmitteln und Proteinshakes den ganz neuen, den besseren Menschen zu propagieren. Das wäre anmaßend.

Ich träume aber davon, dass viel mehr Menschen ein Leben ohne Diabetes, ohne Krebs und ohne Alzheimer leben können. Einfach gesund. Das ist kein elitärer, sondern ein sozialer Gedanke. Das ist machbar. Mehr noch: Das ist meine Vision. Das ist die bessere, die humanere Welt, die ich uns allen wünsche.

2. Es geht mir nicht darum, auf die Menschen herabzuschauen, die von Ketose noch nie etwas gehört haben. Das wäre überheblich.

Ich arbeite aber daran, dieses Konzept möglichst vielen Menschen zu zeigen. Tatsächlich ist die Grundlage ja leicht zu verstehen: Weg mit den billigen Nudeln, den billigen Süßigkeiten, den billigen Limos. Das ist schon alles. Das bewirkt viel. Meine Vision ist, dass dies möglichst viele wissen.

3. Es geht mir nicht darum, dem Schicksal das Heft komplett aus der Hand nehmen zu wollen. Das wäre naiv.

Ich setze mich trotzdem dafür ein, dass forever young wahr wird. Gesunde Ernährung trägt massiv dazu bei. Auch wenn wir trotz gesunder Ernährung weder erleuchtet noch erlöst noch allmächtig werden und gelegentlich noch vom Fahrrad fallen – der Weg lohnt sich immer. Er führt uns in ein gesünderes, ein leichteres, ein glücklicheres Leben. Warum ich da so sicher bin? Die Antwort heißt Epigenetik.

4. Es geht mir nicht darum, Menschen in den ärmsten Ecken dieser Welt ihre Ernährungsgrundlage abzusprechen. Das wäre unmenschlich.

Ich ringe darum, dass möglichst vielen Menschen möglichst gute Lebensmittel zur Verfügung stehen. Deshalb beobachte ich die Zuckerindustrie, die Pharmaindustrie, die Convenience-Food-Industrie und die mit diesen Industrien kooperierenden Behörden sehr, sehr skeptisch. Ich halte es für unverantwortlich, wenn durch falsche Informationen wie »Esst mehr Vollkornbrot« oder »Das Gehirn braucht Zucker« Millionen von Menschen immer schwerer krank werden. Todkrank. Das kann und darf unser Weg nicht sein.

Wenn ich »Keine Nudeln!« sage, dann verkünde ich nicht nur eine neue Diät. Ich plädiere für eine komplett neue Sichtweise auf unsere Kultur, unsere Ernährungsindustrie, unsere Gesundheit.

Es ist nicht weniger als eine Kulturrevolution, wenn wir von »Unser täglich Brot …« auf »Unser täglich Eiweiß und unsere tägliche Tomate …« umsteuern. So etwas, das ist mir klar, braucht Zeit.

Dieser große Schritt für alle ist jedoch für Sie, liebe Leserin und lieber Leser, nur ein kleiner Schritt. Sie können ihn gehen, wann immer Sie wollen. Zum Beispiel jetzt. Heute.

Ich wünsche Ihnen alles erdenklich Gute dabei.

Und guten Appetit!

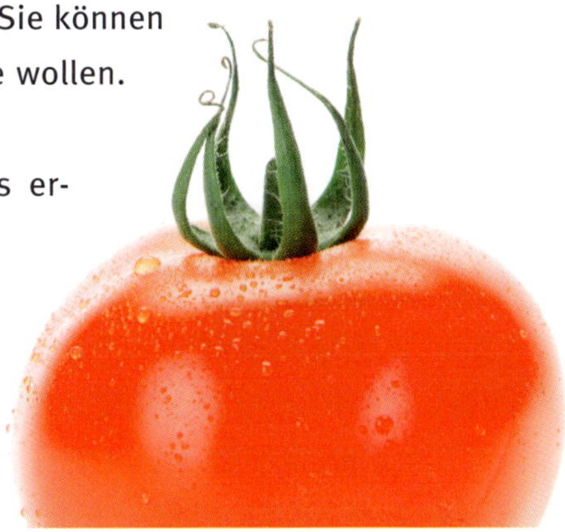

Literatur

Davis, William: Weizenwampe. Warum Weizen dick und krank macht. München: Goldmann 2013

Grimm, Hans-Ulrich: Garantiert gesundheitsgefährend. Wie uns die Zucker-Mafia krank macht. München: Droemer 2013

Halle, Martin: Zellen fahren gerne Fahrrad. Mit gesunden Gefäßen länger jung bleiben. München: Mosaik Verlag 2012

Kämmerer, Ulrike et al: Ketogene Ernährung bei Krebs. Die besten Lebensmittel bei Tumorerkrankung. Dortmund: Systemed Verlag 2014

Klante, Dirk: Mir geht's gut. Was Vitamine & Co wirklich leisten. Fazit: Gesund Verlag, 2011

Lemke, Harald: Über das Essen. Philosophische Erkundungen. München: Wilhelm Fink 2014

Perlmutter, David: Dumm wie Brot. Wie Weizen schleichend Ihr Gehirn zerstört. München: Mosaik 2014

Strunz, Ulrich: Das neue forever young. Einfach jung bleiben mit dem 4-Wochen-Erfolgsprogramm. München: Heyne 2014

Strunz, Ulrich: Die neue Diät. Fit und schlank durch metabolic power. München: Heyne 2008

Strunz, Ulrich: Das Geheimnis der Gesundheit. Verblüffende neue Erkenntnisse aus der Welt der Medizin. München: Heyne 2010

Strunz, Ulrich; Jopp, Andreas: Forever Young – Geheimnis Eiweiß. Die Protein-Diät – aktualisierte Neuausgabe 2014. München: Heyne 2014

Strunz, Ulrich: Wunder der Heilung. Neue Wege zur Gesundheit – Erkenntnisse und Erfahrungen. München: Heyne 2014

Strunz, Ulrich: Vitamine. Aus der Natur oder als Nahrungsergänzung – wie sie wirken, warum sie helfen. München: Heyne 2013

Register